S w e d e n M a s s a g e

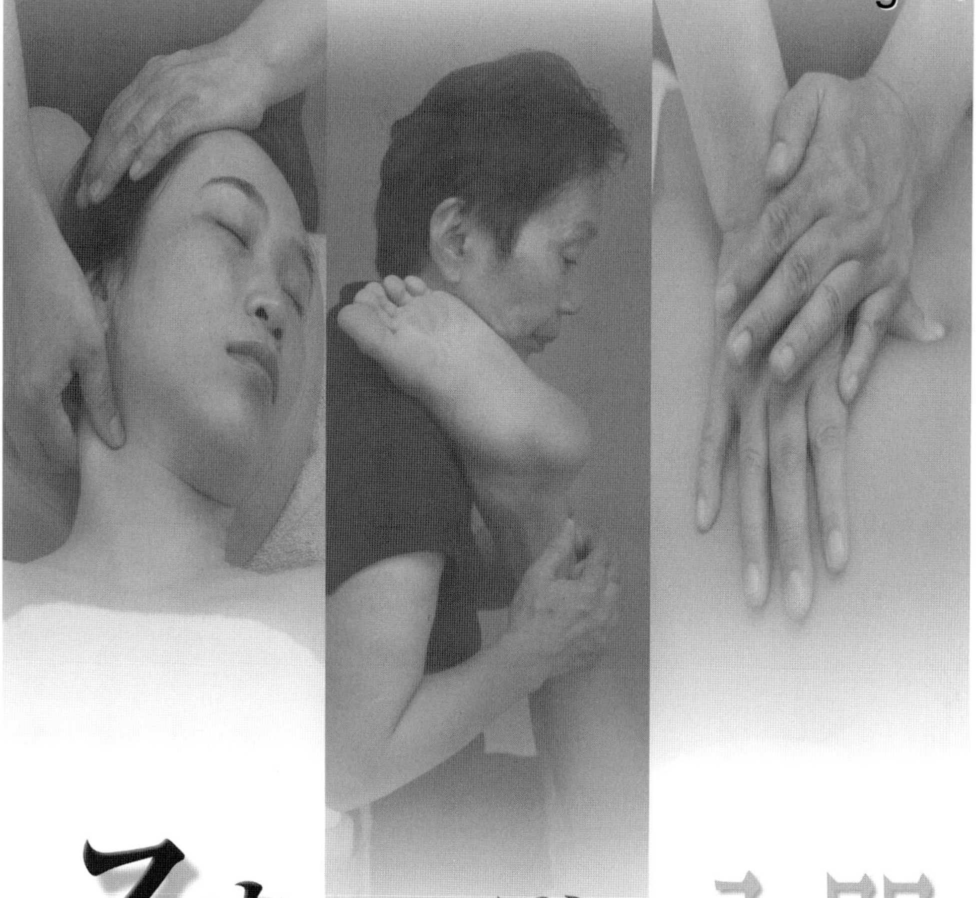

スウェーデンマッサージ入門

著：広橋憲子

医道の日本社

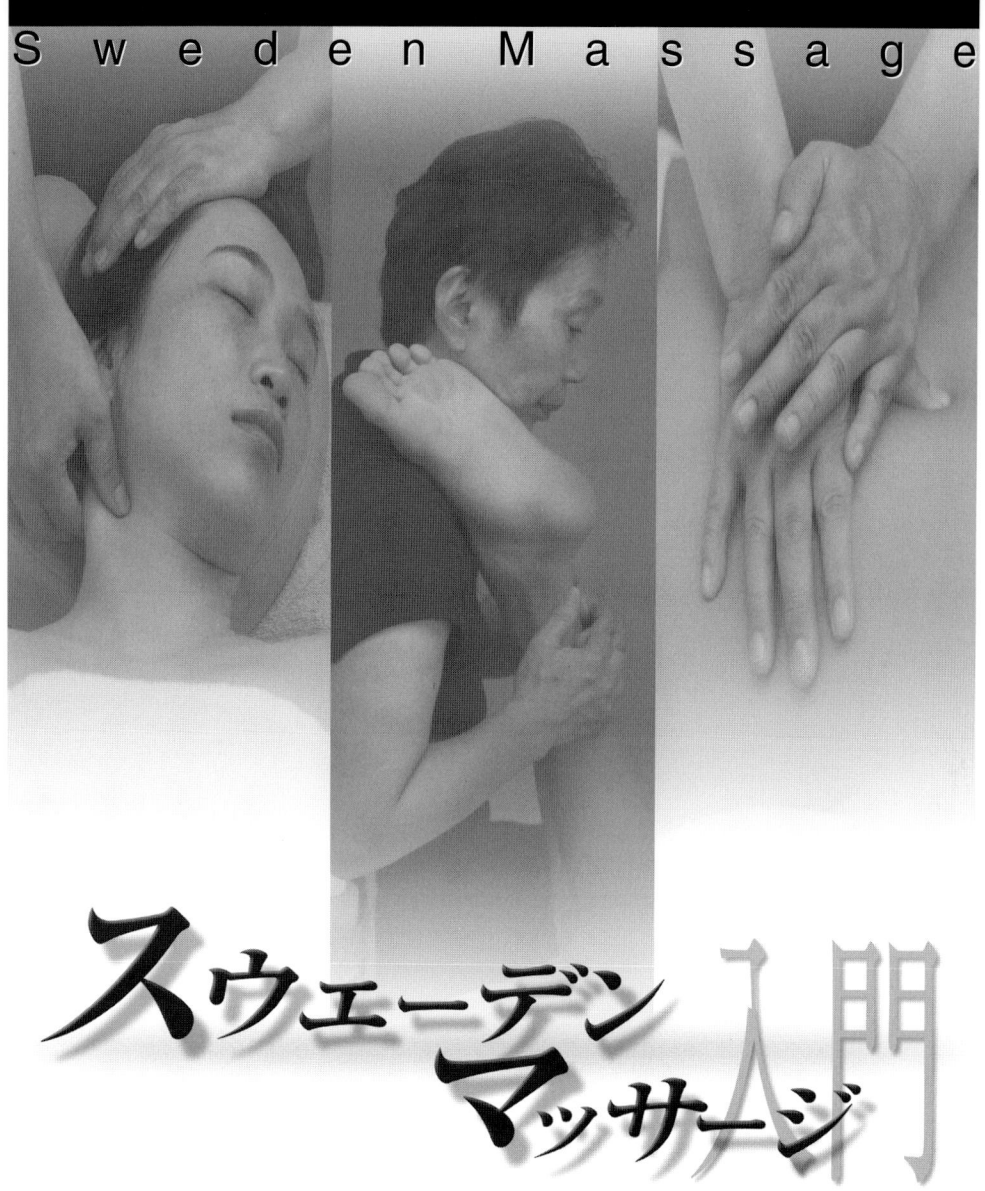

はじめに

マッサージがブームとなってから数年が経ちました。それは一過性のものではなく、人々の間で広く浸透し、今ではすっかり定着したと言ってよいでしょう。

マッサージやボディケアを受けられる場所が急増し、オフィス街や駅、高速道路のサービスエリア、さらには、デパートやスーパーの中にも見つけることができます。従来のマッサージではなく、タイ式マッサージ、クイックマッサージ、リフレクソロジーなどその内容も多様化しています。着衣のまま受けられるため、衣服をわざわざ着替えるわずらわしさもなく、忙しい時には15分や20分でも受けることが可能になりました。今やマッサージやボディケアは、誰でも、ごく気楽に、いつでも、どこでも受けられるようになったのです。

このように施術所が増加している理由は、もちろん施術者の努力もありますが、それだけ人々のマッサージへの需要が増大していることを意味しています。最近では、マッサージに来院する患者の「疾患や愁訴の範囲」が顕著に広がっています。私は専門学校でマッサージ実技の教師をしながら、午後は自分の治療所で患者にマッサージをしてきました。私の治療所でも、以前のような単なる「疲労回復や肩こり」だけでなく、「婦人科疾患」「うつ病」「コンピューターによる眼精疲労」「スポーツ障害」など、以前にはなかった愁訴で来院する患者が増えています。

マッサージは、薬や外科的な処置に比べて自然な治療法として、また、ストレスに満ちた社会でダメージを受けた心身への回復法として、患者に期待されています。これからもその需要は増えこそすれ、減ることはないでしょう。このようにマッサージへの人々のニーズが増え、しかもそのニーズに応える施術側の提供法が多様化していることは業界全体としてよいことです。

しかし、このことは同様に私たちマッサージ業界内の競争が激化することも意味しています。これからは、マッサージ業界も今まで以上に「勝ち組」「負け組」がはっきりしてくることでしょう。評判がよい所にはどんどん患者が来て、患者の少ない所はぼんやりしていると、あっという間に、閑古鳥が鳴く状態になってしまいます。個人的には、私たちマッサージ治療家は、技術で勝負する職人です。競争が激化すればするほど、私たちは真摯に技術向上に努めなければなりません。今は患者がたくさん来ている治療所でも、技術向上を怠れば、間違いなく患者は減ってしまいます。

このように厳しい状況にあるマッサージ業界ですが、現在のところ一度学校を卒業してしまうと、自分の知識や技術を向上させる機会はほとんどありません。せいぜい自分の勤務先の院長や先輩に学ぶ程度で、講習会や研究会が目白押しにある鍼灸や、理学療法士の世界に比べて、マッサージ業界のそれは薄ら寒い状態なのです。

この本は、私のマッサージ教育と臨床現場、国外でのマッサージ研究を総合して、マッサージ教育の現場と臨床の現場、その両方に役立つ、「実用的な本」を目的に書きました。スウェーデンで学んだマッサージを基本に、毎年国外で研究して来た諸外国のマッサージや、日本ではあまり行われていない新しい実用的なテクニックまでを多数加えた私流のスウェーデンマッサージを紹介しています。マッサージの治療所で働いている人達には、すぐ使える実用書として、また学校で学びつつある生徒達には教材の一つとして役立ててもらえればと思います。

マッサージを仕事として選んだ以上、物まねだけで終わらないようにすることが大事です。マッサージの世界は、あなた自身の創造性が自由に生かせる世界です。ある意味で芸術（アート）なのです。ですから、自分の創意工夫で、誰にもまねすることのできない自分だけの素晴らしいマッサージを作り上げることが可能です。

そのための素材とヒントをこの本ではたくさん提供します。みなさん自身の頭と手と感性で、素晴らしいオリジナルなマッサージを作り上げて下さい。

本書の主な特徴

本書は「明日の臨床から、すぐに使えること」を目的とした実用書です。一通り読んでいただければ、あなたのマッサージ技術は、確実に広がり、そして深まります。この本を片手に、肩肘張らず、楽しんで新しいテクニックをマスターして下さい。

本書の特徴は以下の4つです。

1. できるだけ実際の臨床で使えるような手技を厳選しました

テクニックがあまりにも高度だと、習得が本だけでは難しい場合がありますが、実際には、それほど苦労せず習得できる新しいテクニックは多々あります。「実際の臨床ですぐ使える手技」をできるだけ多く本書に入れました。

2. 手技を多様化しました

施術者は、普段使っているテクニックでは思うような効果が出なかったときや、リピーターの患者に飽きられないよう、自分の引き出しの中に、できるだけ多くのテクニックを入れておく必要があります。同じ手技のみの反復では、患者に飽きられてしまうだけでなく、患者の体がテクニックに慣れてしまうため、以前と同じように施術してもあまり効果が出なくなってしまいます。それを防ぐため、今まで日本で紹介されていない「新しいテクニック」をできるだけ多数入れました。

この本で述べているマッサージの基本はスウェーデンマッサージですが、私が日々の臨床で使っている様々なその他のマッサージも入れています。

3. 初心者でも簡単にマスターできます

スウェーデンマッサージの初心者でもマスターできるよう400枚以上の写真で解説しました。手指のかたちだけではなく、姿勢などを含め、全体像が初心者にもつかめるようになっています。

4. 注意点を詳しく

実際に施術するときの注意点を、できるだけ詳しく記述しました。自分の体を痛めないため、また、そのマッサージの狙いを的確に達成するための注意点です。教育と臨床現場の経験から「ここは注意した方がよいな」というところがいくつもありますので、それも記述しました。

CONTENTS

第１部　基礎編

CONTENTS

カバーデザイン・本文レイアウト；ナノネット

第1部

基礎編

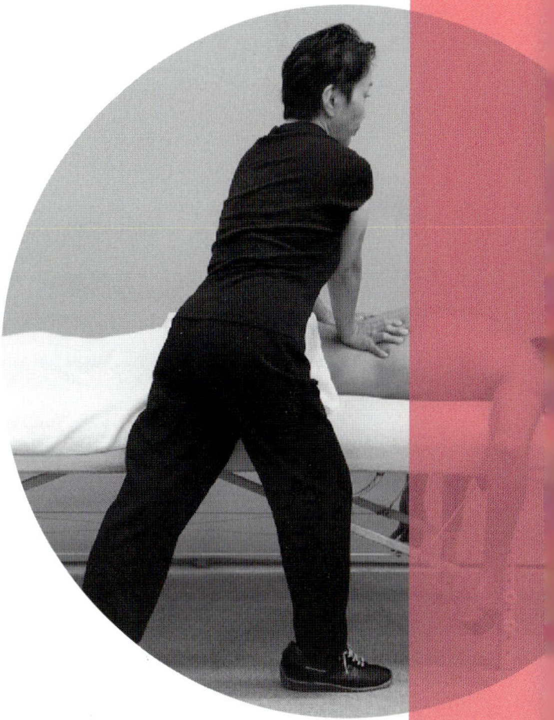

第1章 スウェーデンマッサージとは

1. スウェーデンマッサージとは

体の調子が悪かったり、痛みがあったりするとき、その場所に手を直接触れて治そうとする行為が、マッサージの原点だと言われています。調子の悪い所を、手や指で撫でたり、揉んだり、押したりして改善しようとする治療法は、人類の起源と共に始まったといってもよいでしょう。

こうした「人間の最も基本的な治療行為」から始まったマッサージ治療は、古来より現在に至るまで、民間、医学界を問わず、世界中の国々で幅広く行われています。それぞれの国により、マッサージの歴史は異なり、有史以降の「発展経過や法的な整備」、「教育と実技訓練のシステム」、「実際のテクニックの内容」、そして現代社会での「受け入れられ方や評価」も実に様々であり、バラエティーに富んでいます。

日本にマッサージが初めて輸入されたのは、明治20年。ヨーロッパ式の術式が、軍医の橋本乗晃氏によってもたらされたのが嚆矢と言われています。そして欧米で行われているマッサージの源の一つが「スウェーデンマッサージ」です。

実際、アメリカなどに行ってみると、「スウェーデンマッサージスクール」と謳っている学校がいくつもあり、多くの学校のカリキュラムの中に「スウェーデンマッサージ」が入っています。「スウェーデンマッサージを教えますよ」と謳うことは、「本校は本格的なマッサージを教える学校です」ということを意味するようです。ですから、アメリカの多くのマッサージ治療所では、「当院では本格的なスウェーデンマッサージが受けられます」というのが売りになっているくらいです。

日本の教科書にも「欧米式のマッサージの基本は、スウェーデンマッサージにある」とされています。ただ現在、日本で目にするマッサージの文献は、アメリカやドイツのものが多く、スウェーデンのマッサージについての報告はあまり目にすることができません。

2. スウェーデンマッサージの歴史

スウェーデンマッサージの基礎を作ったのは、スウェーデン生まれの詩人であり、かつ医師でもあったP. H. Ling（1766年－1839年）です。彼は、医学や各種の運動療法を学ぶ傍ら、20代の時にフェンシングの練習を開始し、その練習を通じて、身体動作について様々なことを学びました。

医学部の教授になり、後には権威あるスウェーデンロイヤルアカデミーの会員になりました。彼は健康と治療のための体操であるスウェーデン体操と、スウェーデンマッサージを作り上げたと言われています。したがって現在でも、スウェーデンマッサージは慰安と言うよりも、治療に用いるマッサージである、という印象が欧米では強いようです。

彼の没後、19世紀後半から20世紀にかけて、ヨーロッパではオランダやドイツで、マッサージに対する研究が進められました。またアメリカにも、スウェーデンからの移民によってこのマッサージがもたらされ、全国に広まりました。現在欧米で行われているマッサージは、こうした歴史を経てでき上がったのです。

3. スウェーデンマッサージの特徴

スウェーデンマッサージでは、まず施術における基本姿勢を、徹底的に教え込まれます。私の現地での経験からも、この姿勢をしっかり取れるようになるまで、何日間も実際のマッサージ練習にはほとんど入らなかったほど、それは徹底されています。その後の施術練習中でも、姿勢が少しでも崩れると必ず指摘され、直されます。

指圧でも鍼治療でも、まずは「姿勢をしっかり取れるようになること」が大事なのは同じです。各種の施術別にしっかりと、それぞれ適した姿勢があります。それは長年の歴史から、最も有効に施術効果を上げるようにするため、また、施術者が日々の施術で体にダメージを受けないために、作り出されたものなのです。まずは、しっかりと、スウェーデンマッサージの正しい姿勢を取れること。そして施術中は、その姿勢を維持することが大事です。

1）基本姿勢

前述したようにスウェーデンマッサージでは、基本姿勢をとても重要視します。その基本姿勢には次の２種類があります。フェンサーポジションとライダーポジションです。

A. フェンサーポジション（フェンシング選手の姿勢）

ベッドの側面に立って施術するときの基本姿勢です。ベッドに近い方の脚は後ろ、遠い方の脚は前に出し、腰を少し落とす。施術中、上半身はできるだけ垂直位を保つ（フェンシング選手の姿勢を、思い浮かべて下さい）（写真1-1）。マッサージをする手の移動に伴い、上半身の垂直位が崩れる前に脚を移動して、なるべく垂直位を保つ（写真1-2、3）。前方に移動する際、後ろ脚の踵は床に着けたままで離さない。

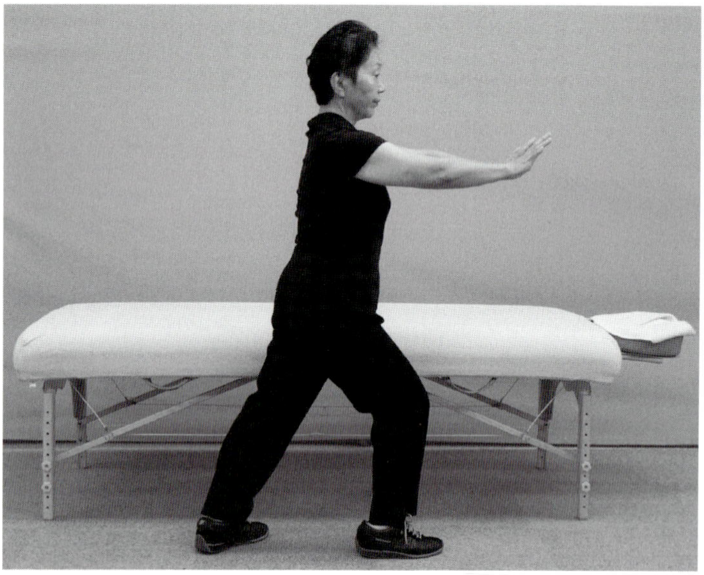

写真1-1

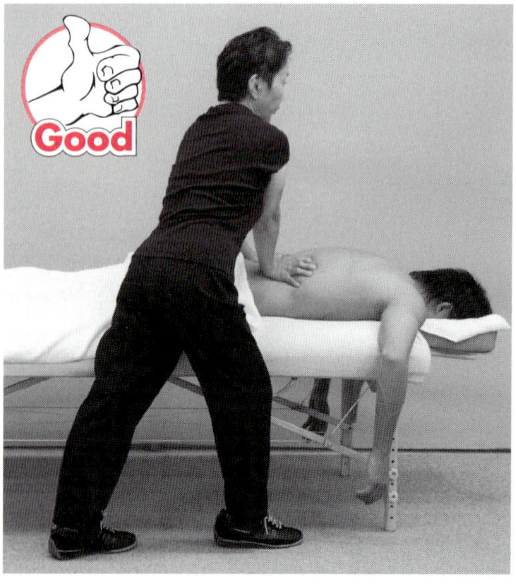

写真1-2

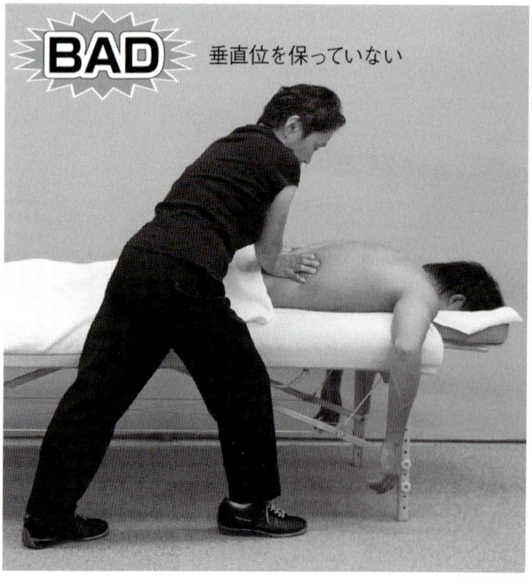

写真1-3

B. ライダーポジション（乗馬の姿勢）

ベッドに向かって正面向きに立って施術するときの基本姿勢です。両足幅を肩幅よりも広めにとり、体が安定して施術しやすい位置に定めます。両膝をベッドの高さと、施術部位に応じて適宜、軽く曲げましょう。施術中、上半身は、できるだけ垂直位を保つようにします（馬に乗っている姿勢を思い浮かべて下さい。上半身はすっくと上に伸び、膝が少し曲がっています）（写真 1-4）。

施術に夢中になると、上半身は垂直でも、お尻が後ろに突き出た姿勢になりやすいので注意（写真 1-5）。この姿勢だと施術者は、腰や手首を痛めやすく余分な力を必要としてしまいます。

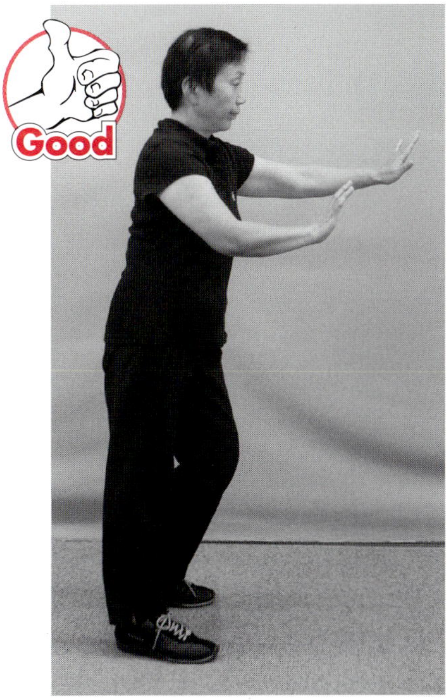

写真1-4

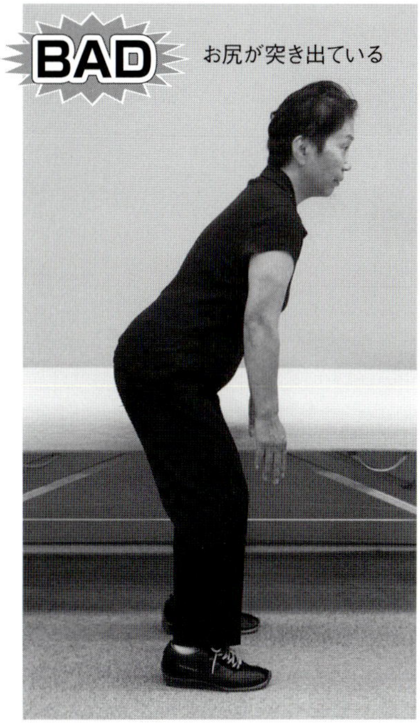

写真1-5

2）施術順序

施術者によって若干の違いはありますが、スウェーデンマッサージの基本的な施術順序は下記のとおりです。ただし、実際の施術では、あまり基本順序にこだわる必要はありません。患者がリラックスでき、気持ちよく、そして最も効果の上がる順序はいつも一定ではないからです。患者の様子やニーズに合わせてアレンジしましょう。

①腹臥位

腰→背中→首→頭部《とうぶ》→殿部《でんぶ》→下腿部《かたいぶ》→大腿部《だいたいぶ》

②背臥位

腹部→手→前腕《ぜんわん》→上腕《じょうわん》→足→下腿部→大腿部→胸部《きょうぶ》→顔面部

3）施術のポイント

①マッサージの方向

マッサージの方向は基本的には求心性ですが、ときに方向が遠心性・求心性と、行ったり戻ったりしてマッサージするときがあります。上記の順序と同じように、原則にあまりとらわれず、自分流にアレンジして、臨機応変に行いましょう。マッサージ施術には、臨機応変と創意工夫の努力が大事です。

②オイルの量

オイルの量は、他国のオイルマッサージに比べて少なめです。スウェーデンマッサージでは、深い所の筋肉にアプローチすることが多いため、オイルを多量に用いると、手が滑り過ぎてしまいます。深部筋にうまく力を伝え、かつオイルマッサージ独特の滑らかなリズム感を妨げぬよう、オイルの量を調節して下さい。

③テンポとリズム

テンポは、他国のマッサージに比べて遅めです。ゆっくり、ゆっくりと施術することを心がけましょう。施術の開始から終了まで、ゆっくりとしたリズムで行います。音楽を演奏するように心地よく施術することが大事です。

オイルの補給のタイミングや、タオルをさばくドレーピングテクニックも、この心地よいリズムを中断させることなく行います。

④姿勢に注意

施術に熱中すると、正しい姿勢をつい忘れがちになりますが、姿勢には常時留意して下さい。姿勢が崩れると、目的とする部位に正しく力が伝わりません。また、施術者自身の疲労を最小限にし、自分の体を壊さないようにするためにも、正しい姿勢を保つことが大事です。上手な施術者ほど施術中の姿勢は美しいものです。

第2章 スウェーデンマッサージを始める前に

1. 施術者の手指と体を守る方法

一昔前の日本では、あん摩師やマッサージ師の弟子達は、母指のみを使い、畳や火鉢の縁を、長時間に渡って強い圧で揉む練習をさせられました。この方法が「マッサージに耐えられるだけの指の強さを作る」と考えられていたのです。

現在では、昔のようにいきなり強い力での練習はしませんが、それでも、マッサージの専門学校で学ぶ学生達の多くが、指や手首、肘の痛みに悩みます（世の中が便利になり、日常生活のなかで力仕事をする機会が少なくなったせいで、年々、手指や腕全体が弱化しているのかもしれません）。

そのような状態で、仮に学校を卒業できても、毎日の仕事としてマッサージなど手技療法に携わるようになったとき、手指を痛める可能性が大です。一旦、手指を痛めてしまうと、仕事が十分にできなくなります。雇われているのならば欠勤しなければならないし、自営ならば経営が立ち行かなくなってしまいます。

そんなことにならないように「施術者の手指と体を守る方法」を紹介します。

1）ベッドや椅子、足置き台

手指を鍛えることも大事ですが、強い手指を作るには、長い年月がかかります。

自分の手指を守るために今日からでも簡単にできるのは、マッサージに使う備品をチェックすることと、自分の体を守る道具を用意することです。

まずベッドの高さを合わせます。ベッドの脇に立って、手を自然に垂らして、指先、もしくは手首を背屈させて手掌がベッドに着く高さがよいと言われています（写真 2-1）。この高さは、それぞれの体格や、姿勢、力の入れ方の癖によって変わってきますので一応の目安として下さい。

最初のうちは、自分に適したベッドの高さを見つけづらいかもしれません。便利な電動ベッドや安価な脚ふみ式のベッドが市販されているので、高さをいろいろと変えてみて、自分が一番疲れにくい高さを探しましょう。仕事を続けてマッサージをすることに慣れるにつれて、姿勢もよくなってきます。当然、適したベッドの高さが変わってくることもありますので、ベッドの高さは時々チェックすることも必要です。

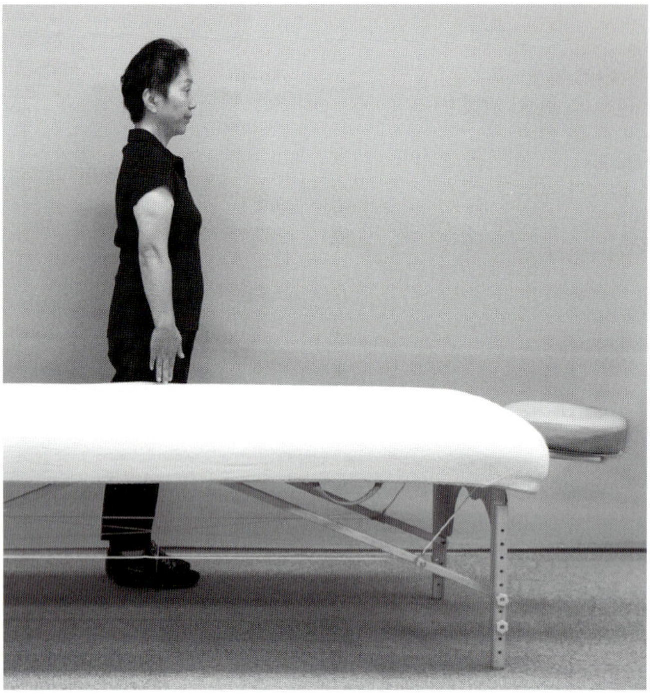

写真2-1

そして慣れてきた後でも、施術中にベッドの高さを何回か変えたほうが本来はよいのです。特に強い圧が必要なときは、ベッドを低くしたほうがよいでしょう。小柄な女性施術者の場合は、特に必要です。無理をして施術を続けていると、いずれ体のどこかを痛めてしまいます。

また自分の腰を守るため、片足を「足置き台」に乗せると、腰の緊張が緩んで楽になります。疲れていたり、腰が痛くなりそうなときは、椅子も上手に使って自分の体を守りながら施術しましょう。つまり、できるだけ「自分が楽に」仕事をできるようにするということです。具体的には、頭や顔、上肢、場合によっては下腿や足のマッサージが椅子に座ったまま可能です（写真 2-2、3）。私が師事した先生も治療所で治療するときは、それに適した椅子を使用していました。

もちろん原則的には、立位で行ったほうが体重をかけられるので強い圧が出せますが、強い圧のみがよく効くマッサージではありません。風がそよぐような軽いマッサージでも、十分治療効果を発揮することができるのです。

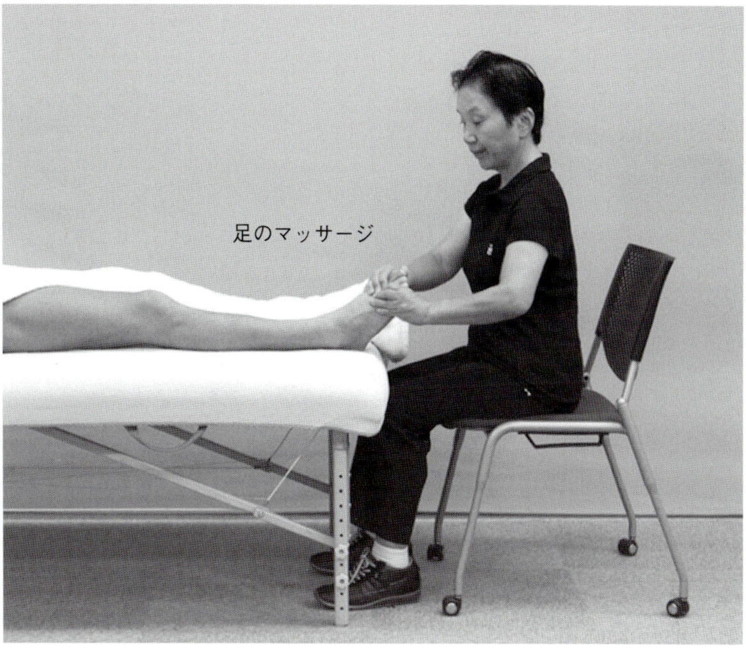

写真2-2

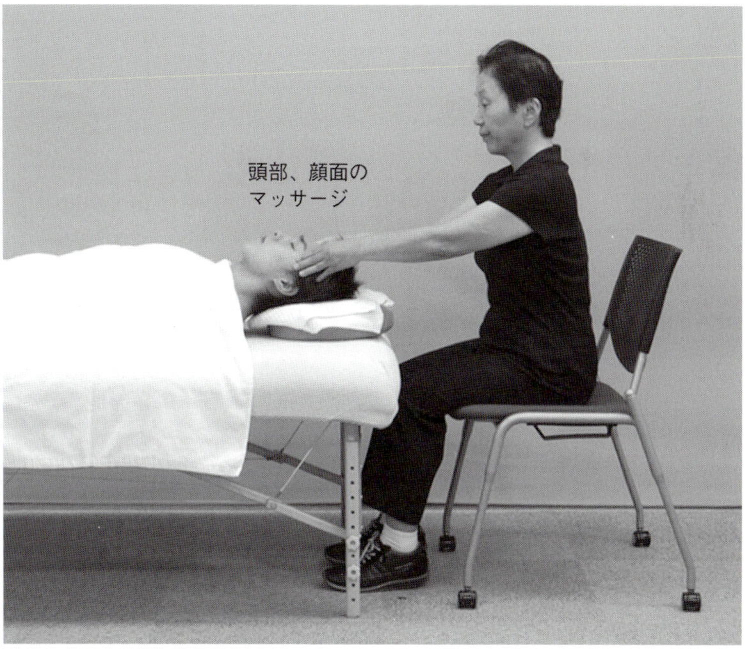

写真2-3

2）姿勢・テクニック

施術中、無理な姿勢をとらないように心がけましょう。これは体幹のみでなく、手指や肘などにもいえます。人間の関節は、原則的にニュートラルポジションになっているときが、一番痛みにくく、圧に耐えられるようになっています。手指、手首、肘などが屈曲し過ぎたり、過伸展している状態では、うまく

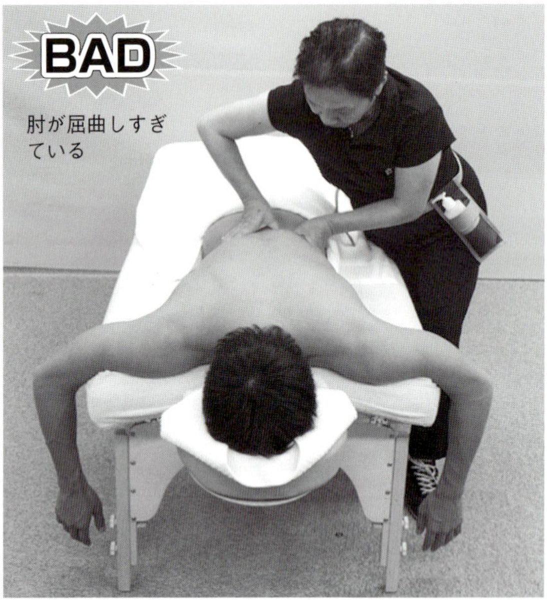

写真2-4

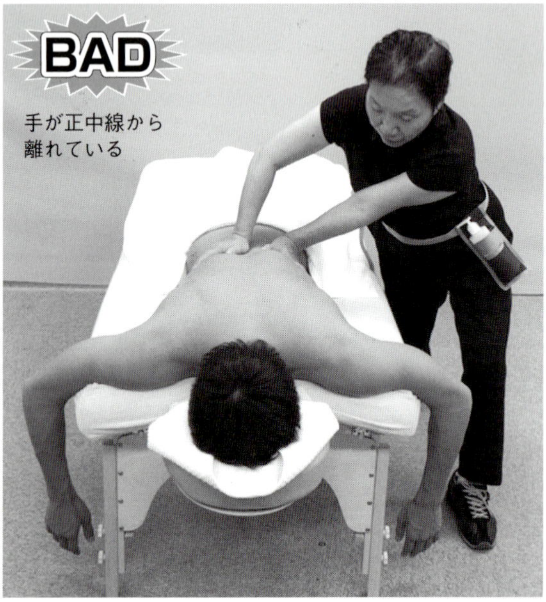

写真2-5

力が伝わらず、手などに痛みを引き起こしやすくなります（写真 2-4)。また、両手掌が自分の体の正中線上ないしは、その近くにないと手首や肘、肩を痛めやすくなります（写真 2-5)。施術中は、できるだけ手が自分の体の正中線に近いほうが、楽に力を出せます（写真 2-6)。

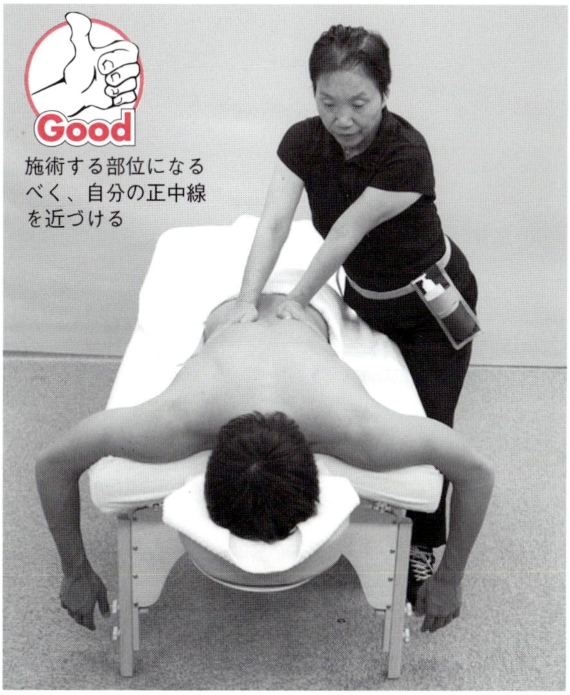

写真2-6

同じ姿勢でマッサージを続けていると、だんだん体がきつくなってきます。施術に夢中になると、つい同一姿勢を続けてしまうので、注意が必要です。時々、自分の立つ位置を変えたりすると、体にかかるストレスが減少して楽になります。悪い姿勢を続けていては、よい施術はできません。

次に注意する点ですが、使いやすい「利き手側の母指」を誰でもつい多用してしまうものです。同じ部位を使用し続けると、その部位が痛みやすくなります。万が一、その部位が使えなくなると、仕事ができなくなってしまいます。つまり、体の同じ部位を多用することは危険なのです。普段から反体側を用いたり、他の部位でもマッサージできるようにして、自分の体を守ることを勧めます。

そのためには、本書に紹介してあるようにマッサージのテクニックを多様に持つことが必要です。各テクニックによって、施術者の体の使う部位が異なります。様々なテクニックをマスターしておくことは、自分自身の体を守るためにも、また患者に飽きられないためにも大事なことなのです（毎回同じテクニックを繰り返していると患者も新鮮さがなくなり、他の治療所の魅力に負けてしまいます）。

また、強い圧をかけたり、手指に体重を頻繁にかけたりするときは、手のみでなく、肘や肩も痛めることがあります。その部位へ直接的な圧刺激をかける方法だけではなく、周囲を緩めたり、反射点を使ったり、温熱刺激などで同様の効果を上げることもできます（写真 2-7）。

日常の施術では、患部を処置するのに一つのアプローチ法にこだわり過ぎないことも必要なのです。

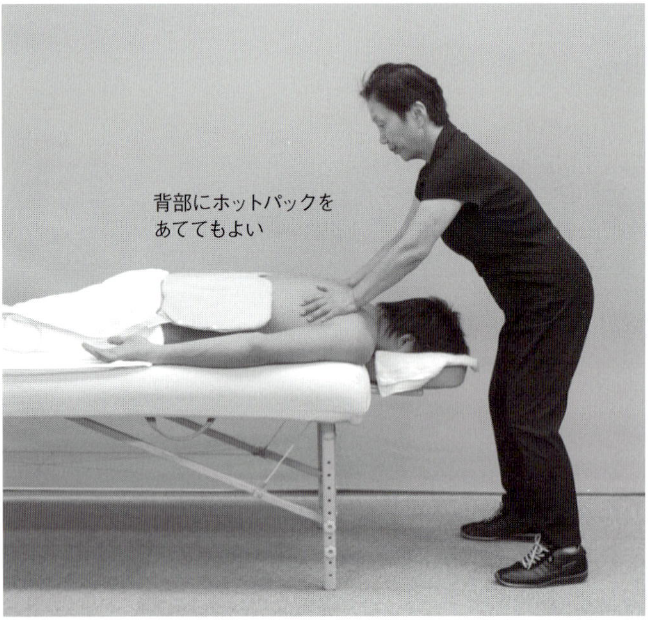

写真2-7

3）スペース

マッサージルームが狭い場合、無理な姿勢でマッサージをしなければならないため、体がダメージを受けやすくなります。ダメージを防ぐために、部屋の中から余分な物はできるだけ取り除き、動き回れるスペースを少しでも広げましょう。十分なスペースが取れないと、どうしても前かがみの姿勢や、上肢と体幹の位置がねじれたものになりがちです。そんなときこそ、ベッドの高さの調整や、足幅などの自分の姿勢を細やかに調整して、正しい姿勢を取るようにして、体への障害や疲労を最小限にしましょう。

4）環境

患者が少なくて暇すぎるのはよくありませんが、忙しすぎるのも考えものです。私たち施術者の世界は「患者が来てなんぼ」の世界ですから、たくさんの患者が来ることは素晴らしいことです。ただ、暇だと思ったのに急に忙しくなるなど、来院数が安定していないと自分の体を痛めてしまう可能性があります。

ある程度の時期をかけてじわじわと忙しくなったのであれば、体も少しずつ慣れ、また同時に筋肉も強くなるので大丈夫です。また、多数の患者を要領よくさばくのにも慣れるでしょうから、精神的にもストレスは強くならず、疲労感も過度にはならないでしょう。しかし、急に忙しくなったり、暇な時期と忙しい時期の差が大きく、むらがあったりすると問題です。

どんなに忙しくても、施術と施術との間に、休憩時間、ないしは自分をリフレッシュする時間を取りましょう。長い時間は要りません。ほんのちょっとの息抜きタイムを入れることです。数分間マッサージ以外のことをすることで、心身がリフレッシュされます。

手を洗ったり、トイレに行ったり、椅子に座ってカルテを書いたりして「区切りの時間」を作ることをお勧めします。「そんな時間が取れない」と言う人には、「流れ作業では、よいマッサージはできませんよ」とアドバイスします。

区切りの時間が取れない場合、また時間が取れても疲れるようでしたら、スタッフを雇うことです。バタバタと患者をさばくことに終始していては、よい治療はできません。経費はかかりますが、後輩を育てることもまた大事なことです。

5）精神面

緊張して施術していると、力みが出てしまい、自分の体の方々に過度なストレスがかかります。そうすると、疲労しやすく、体を痛めやすい状態になります。施術に集中していることと、精神的に過緊張していることとは異なります。もちろん、施術に集中することは大事ですが、肩に力が入っていてはいけません。集中しつつ、肩の力を抜いて、リラックスしましょう。

また、心身に疲労が溜まっているときも、要注意です。蓄積された心身の疲れは、施術者自身の体を痛めやすくします。忙しいときはもちろん疲れますが、暇な日でも、一日が終わったときに意外と疲れを覚えたりします。厄介なものです。

定期的に休日を取り、その日はできるだけ積極的に体を動かしたり、好きな趣味を行ったりしましょう。私の経験から言うと、「何もする気が起きないとき」は、かなり疲れがたまっているときです。そんなときは、無理をしてでも自分自身を休めましょう。ときには自分に御褒美をあげることも必要です。

6）技術

マッサージ学校の真面目な生徒に多いのですが、「練習は痛くなるくらいしなければダメ。我慢して練習を続けていれば、そのうち、強くなって痛くなくなる」と思い込んでいる人がいます。生徒の中には、痛みを無視して、練習を続け、最後には痛みのため、練習ができなくなってしまうケースもあります。2～3日休んで、アイシングなどをしても「痛み」があまり減少しないようであれば、要注意です。痛みを堪えて練習や施術を続けても、マッサージの仕方に悪い癖がついたり、痛みの部位をかばうことで別の部位が酷使され痛くなったりします。本書を参考に、まずは自分の姿勢や手指の使い方が正しいかどうかを、チェックして下さい。それらを修正することで、痛みの原因を除去できるケースが結構あります。

マッサージを長時間し過ぎたり、強くし過ぎたりするのも問題です。長い時間、マッサージをすればするほど、患者の満足が得られると思うのは間違いです。また、より強い圧でマッサージすることが「効くマッサージ」をしていると考えるのも間違いです。本当のプロならば、短い時間でも、弱い圧でも、患者を満足させられます。他の施術者が一時間必要とするのと同じマッサージ効果を、30分で出すことができるのならば、それに越したことはありません。

またときには「強いほうがより効く」と思っている患者が来るかもしれません。そのときはよく説明して、納得してもらうこと。もちろん、一番説得力のある方法は、強くないマッサージを行って、患者の望んでいる効果をしっかり出してみせることでしょう。

2. 施術者の障害の予防法

具体的に「施術者の障害の予防法」について述べます。

1）施術者の姿勢

施術中に多いのは、背中が丸まるような前かがみの姿勢です（写真 2-8）。この姿勢は、肩甲骨《けんこうこつ》の可動性を減少させるので、肩こりや肩関節《かたかんせつ》の異常を起こしやすくなります。手指に力を伝えるのに、体全体の（特に背中など上半身の）力が伝わらないため、どうしても手先だけの力に頼り、結果として手指を痛めやすくなります。

膝は、軽く緩めましょう（写真 2-9）。施術中、膝が伸びきるような位置（写真 2-10）になる前に、体全体を移動させること。また、自分の重心線上に体の中心がなるべく来るように、施術中体全体を、スムーズに移動させることを、

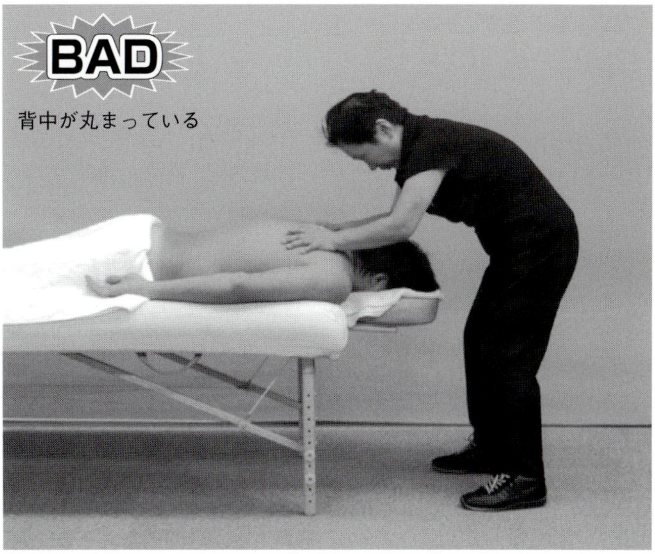

写真2-8

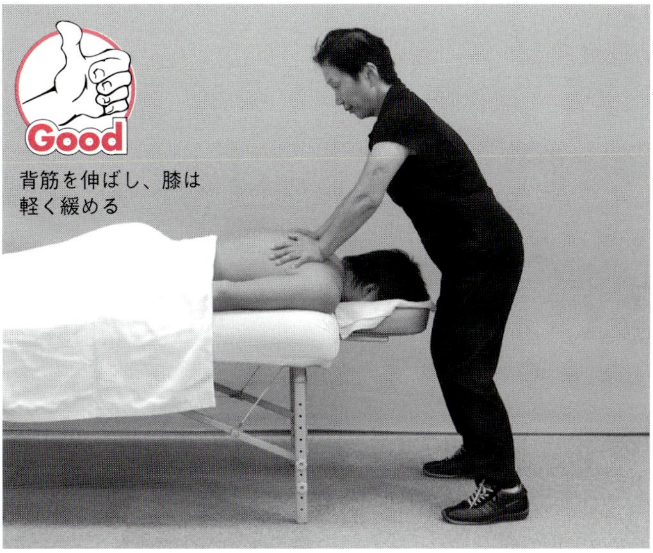

写真2-9

忘れないようにしましょう。

腰もそうですが、肩や手首も正しい位置で施術をしないと危険です。肩を上げ、首をすくめた状態で施術をしないようにして下さい（写真 2-11）。また、肩の力を抜いて、体に余分な力みがなくなるようにします。

施術者が力んでいると、患者に触れている手指を通してそれが相手にも伝わり、くつろいだ状態での施術ができなくなります。施術者が力んでいると、患者に触れている手指が硬くなり､受け手にとって心地よい刺激にはなりません。

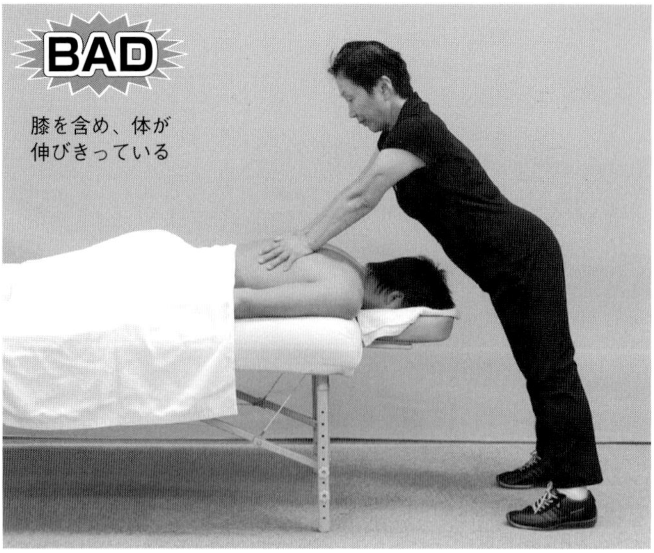

写真2-10

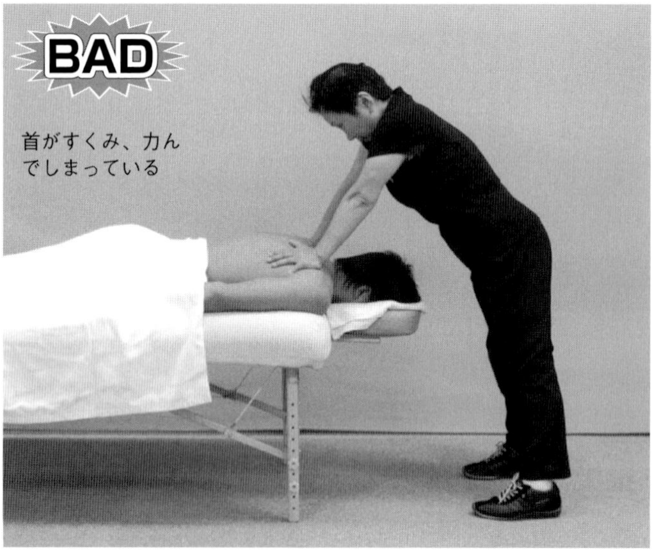

写真2-11

強い力を相手に与えたいときほど、施術者自身の体を、柔らかく保つことが重要です。

体がリラックスすれば、自動的に心もリラックスします。自然に施術者の呼吸もゆっくりと深くなり、どんなに力を入れても疲労は少なくなります。

2）施術者の位置取り

患者の体から離れすぎないことが大事です。離れると、体がどうしても曲がってしまいます（写真 2-5 参照）。上半身は、できるだけ垂直な位置を保つべきです（写真 2-6 参照）。

患者の姿勢、施術部位に応じて、いつも自分の位置を快適な状態に調節しましょう。施術中、自分にとってきつい姿勢はとらないことです。慣れないうちは、つい手指の動きに夢中になって、体全体の位置取りを忘れてしまいがちですが、無理な姿勢を続けていると、疲労も大きく、自分の体を痛めてしまいます。

3）自分の呼吸に留意

呼吸の仕方は、体と精神状態の両方に影響を与えます。浅く、速い呼吸は、体と精神を過緊張させます。静かで深い呼吸は、施術者の精神的な集中力の維持を助け、体に余分な力みを生じさせず、疲労の度合いを減少させます。

施術中、静かで、深い呼吸を保つようにしましょう。傍から見ていて、施術者が息をしているのか、していないのかが、よくわからないくらいがベストです。施術後に施術者が肩で息をしているようではいけません。

4）技術に関する予防法

自分自身の体を安定させるため、動かしていないほうの手や指を、支えや補助として上手に使いましょう。実際にマッサージをしている手も大事ですが、

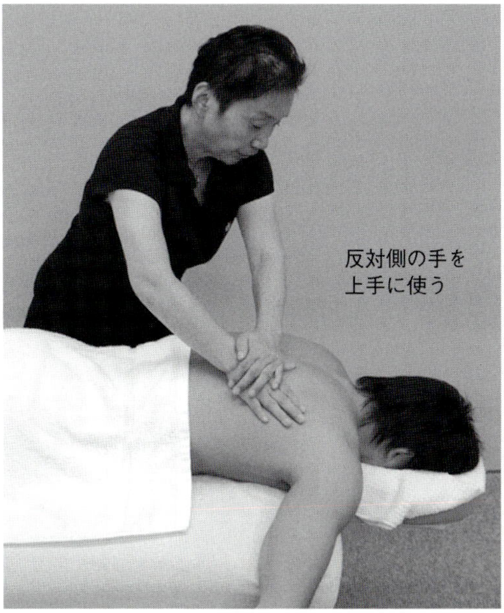

写真2-12

実は体の上に置いているだけのように見えるもう一方の手の位置取りや圧の強さも、上手なマッサージの大事な要素なのです。

施術者は、強い手指を持つこともちろん大事ですが（手指の強化法は後述）、自分の体を痛めないようにすることが先決です。そのためには、施術している以外の手指などを、支えや、力をより加えるための補助として上手に使いましょう（写真 2-12）。

また、できるだけ指以外の部位を使うことです。マッサージというと、指、特に母指を主に使うという固定概念がありますが、実は施術者の体のどこを使っても構わないのです。古い歴史を持つタイマッサージでは、足底を多用します（写真 2-13）。足底全体を使うので、広い範囲に心地よい刺激を与えることができます。

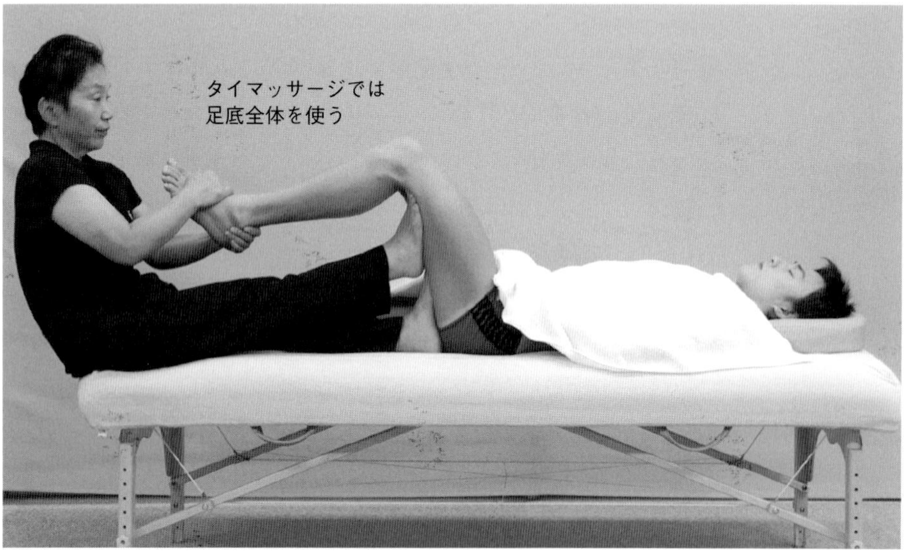

写真2-13

手首や前腕、肘も上手に使えば、患者に違和感を与えず、心地よい施術ができます。慣れてくれば、強度や圧の調節も微妙に調節できるようになります。施術時には、手指のみでなく自分の体、すべてを有効に使って下さい（写真 2-14、15）。

手を使うときは、手首をあまり曲げないこと。マッサージには手を多用しますが、手首が過度に橈屈《とうくつ》したり、尺屈《しゃっくつ》したままマッサージを続けると、手首を痛めます（写真 2-16）。関節に無理のない状態で行いましょう。関節はできるだけニュートラルポジション（基本姿勢）を保つことが大事。ニュートラルポジションが、一番力を入れやすく、痛めにくい位置なのです。これは、手首だ

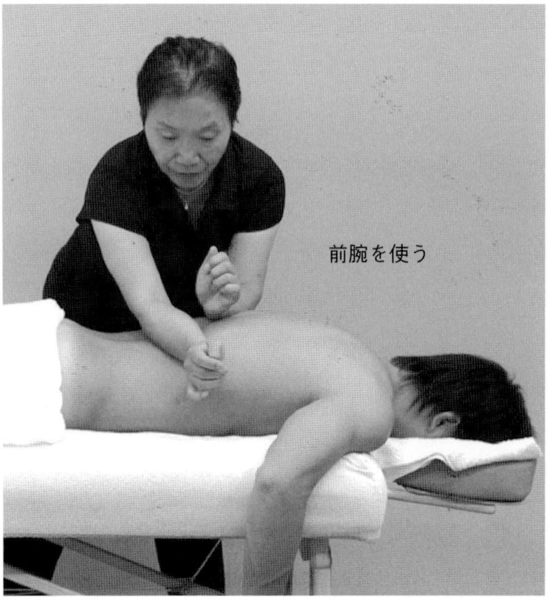

写真2-14

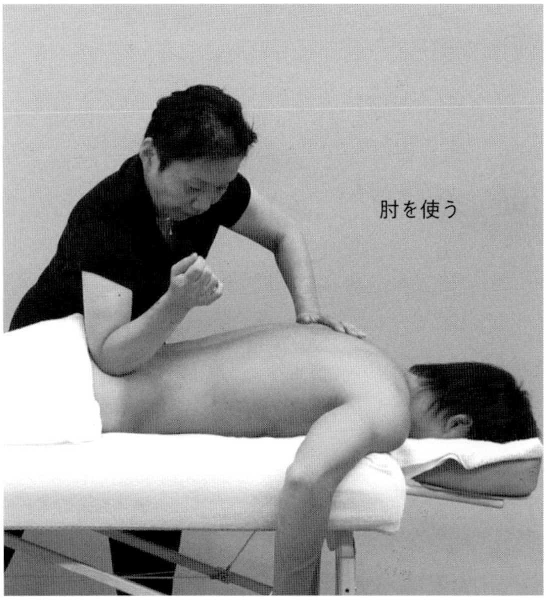

写真2-15

けではなくすべての関節にいえることです。

術中､流れの中で手や肘の位置が不自然になることがあります。そのときは、続けて施術せず、自分の体の位置を変更して、各関節に無理がないようにします。そのために、小まめに自分の体を移動させましょう。

補助療法を使うのも自分の手指を守るのに有効な方法です。もちろん原則は、

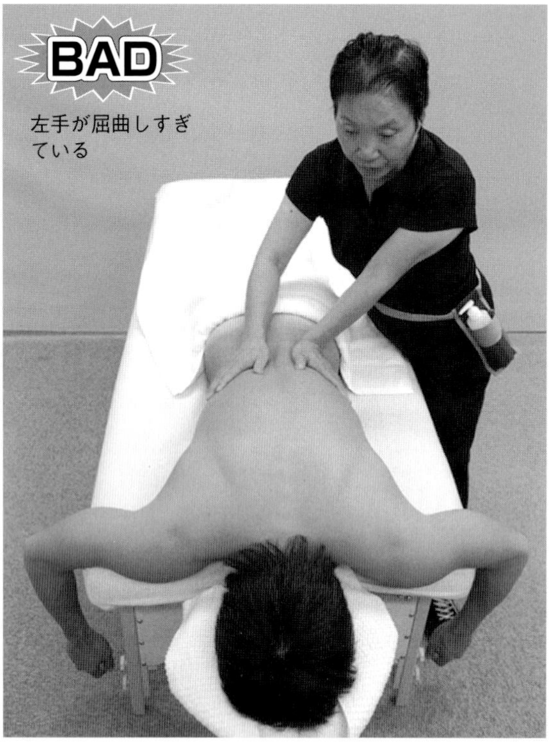

写真2-16

私たち自身の手で施術することですが、場合によっては、いろいろな補助療法具を使うのも悪いことではありません。各種温熱療法器や電気療法、その他の理学療法器が多種あります。手技と共に、それらの機械を使うのも有効な方法です。

3. 手指を守るためのストレッチ法

現在、私はスポーツトレーナーの仕事もやっています。国際大会や高地合宿で海外まで選手に帯同する機会も多く、1日に20人以上の選手のケアが必要なときもあります。かなりの人数ですが、時間のあるときはストレッチをやることにより自分の体を守っています。

ストレッチは、マッサージ開始前の準備運動として、そして施術後の疲労回復に有効です。現代のスポーツ選手にとってストレッチが必須であるように、マッサージ施術者にとっても、ストレッチは習慣にしたい「体の手入れ法」です。実際に行うときは、伸ばす筋肉に意識を集中して下さい。力まず、ゆっくりと10～30秒間、呼吸を止めないようにして、気持ちよく目的の筋肉が伸びていることを感じながら、同一肢位を保持して下さい。

1）手首の屈曲《くっきょく》、伸展《しんてん》（前腕の伸筋《しんきん》、屈筋《くっきん》）

上肢、肘を完全伸展位にします。反対の手で手首を屈曲（写真 2-17）、しばし保持。次いで、手首を伸展し同様に保持しましょう。指も一緒に気持ち良く伸ばしてもかまいません（写真 2-18）。

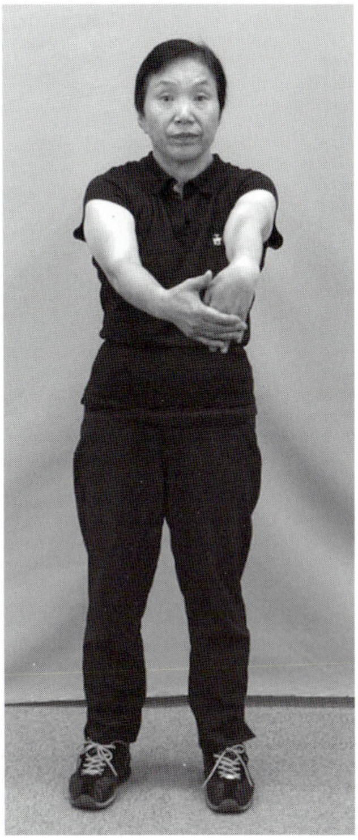

写真2-17　屈曲

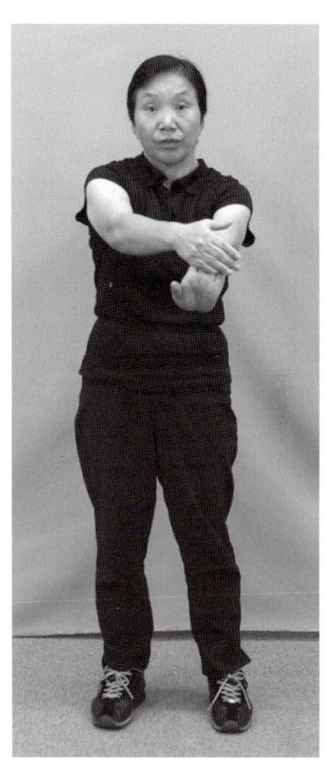

写真2-18　伸展

2）手首の回内《かいない》、回外《かいがい》

反対側の手で、手首を回内し（写真 2-19）、保持。同様に回外します（写真 2-20）。

3）首

首の屈曲、伸展、側屈《そっくつ》、回旋《かいせん》（写真 2-21、22、23、24）。

手を使う動作のとき、首の筋肉は緊張します。マッサージの施術を続けていると、首と肩がこってきます。しっかりと伸ばしましょう。

体の前で手を長時間使うことが多いので、前胸部の筋肉が縮み、猫背になりがちです。姿勢が歪むと、大事な肩甲骨《けんこうこつ》の動きが悪くなり、体全体を使ったダイナミックなマッサージができなくなり、手先だけで揉むようになってしまいます。肘は肩の高さで、しっかりと胸を開きましょう。姿勢もよくなります（写真 2-25）。

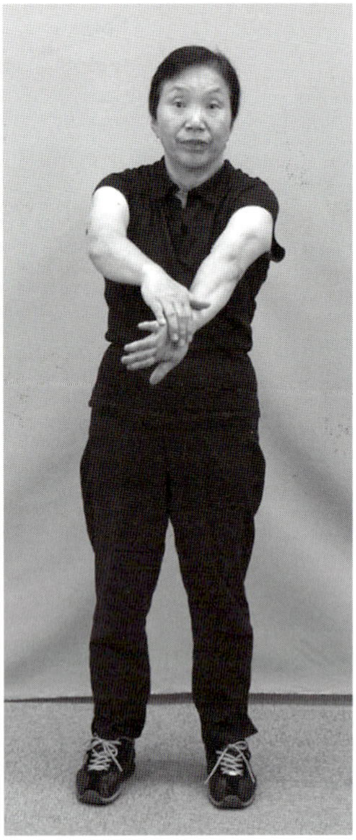

写真2-19　回内

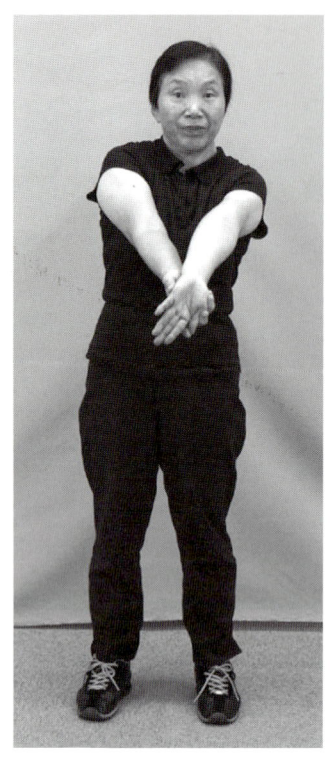

写真2-20　回外

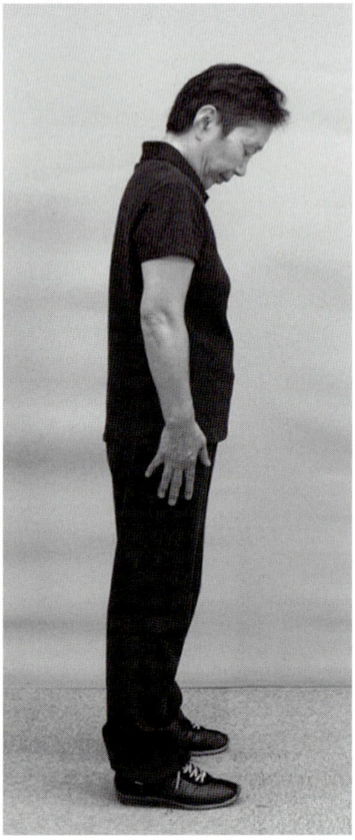

写真2-21　屈曲

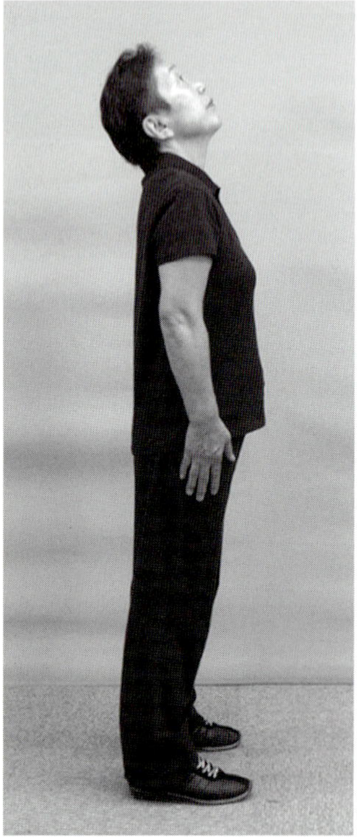

写真2-22　伸展

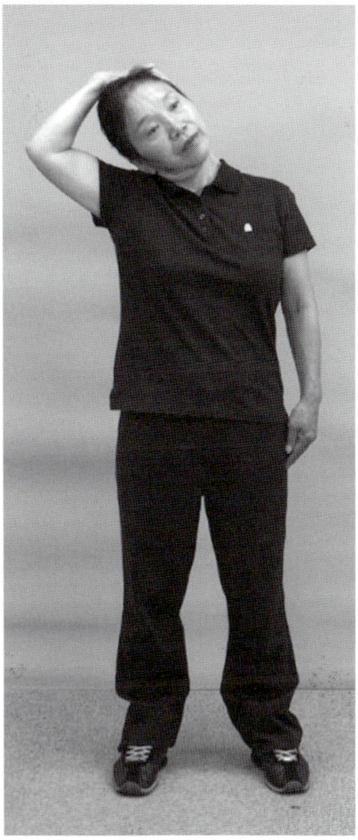

写真2-23　側屈

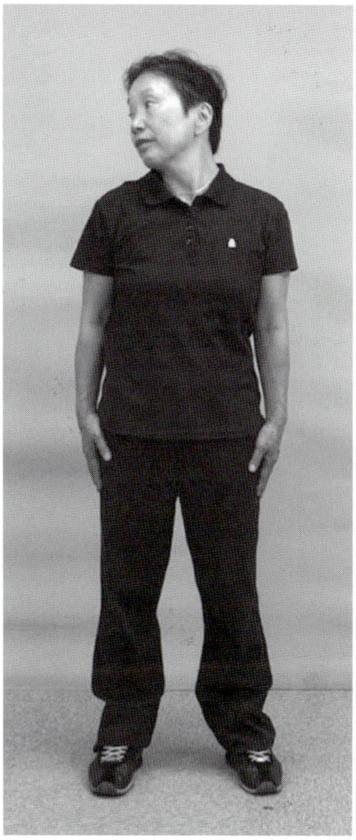

写真2-24　回旋

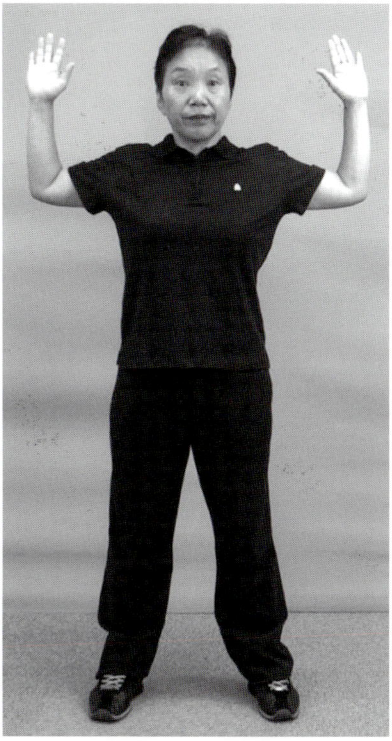

肘は肩の高さを保つ

写真2-25　胸開き

4）肩関節周囲の筋肉

三角筋《さんかくきん》を伸ばしましょう。顔を反対側に向けることで、より伸ばすことができます（写真 2-26）。上腕三頭筋《じょうわんさんとうきん》のストレッチでは、伸ばしている腕側の指先を脊柱沿いにできるだけ下へ降ろしましょう（写真 2-27）。

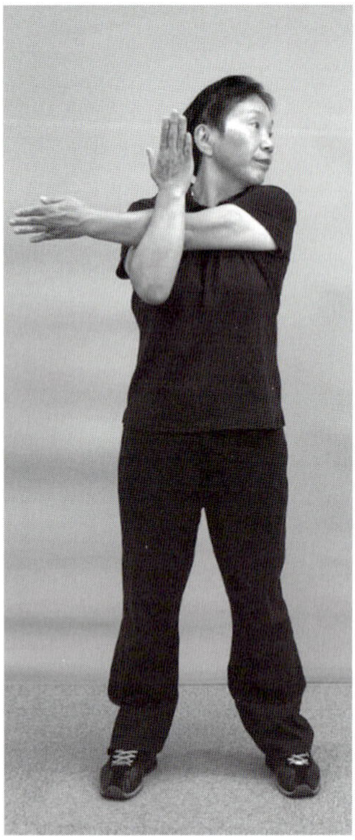

写真2-26

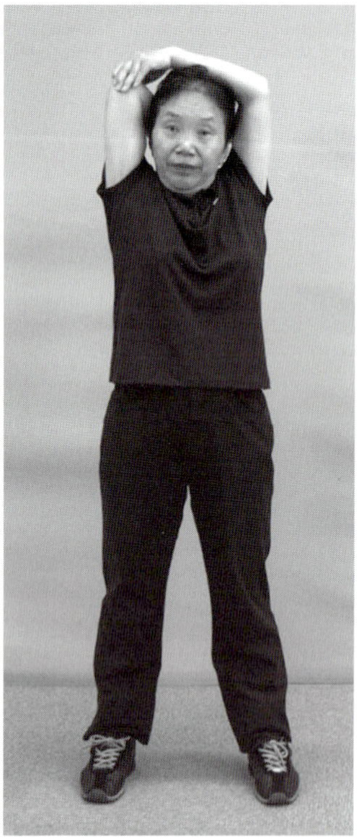

写真2-27

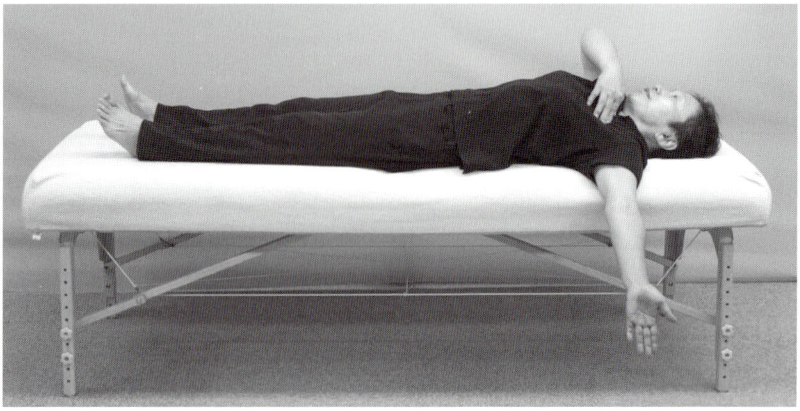

写真2-28

5）大胸筋《だいきょうきん》、小胸筋《しょうきょうきん》

肩先の位置がベッドの縁になるように背臥位になります。腕を伸ばし、できるだけ下に下げます。これでも十分に伸びますが、自分の胸のこりや硬さを感じる部位を、反体側の指で圧迫して、手を下に下げて伸ばすと、より一層よく伸びます（写真 2-28）。

6）腰

ベッドに背臥位になり、両膝を屈曲させてくっつけます。そのままゆっくりと気持ちよく両膝を左右に倒す。顔は倒した側と反対側に向けます。両肩は上げないようにしましょう（写真 2-29、30）。一方の足は伸ばしたまま、もう

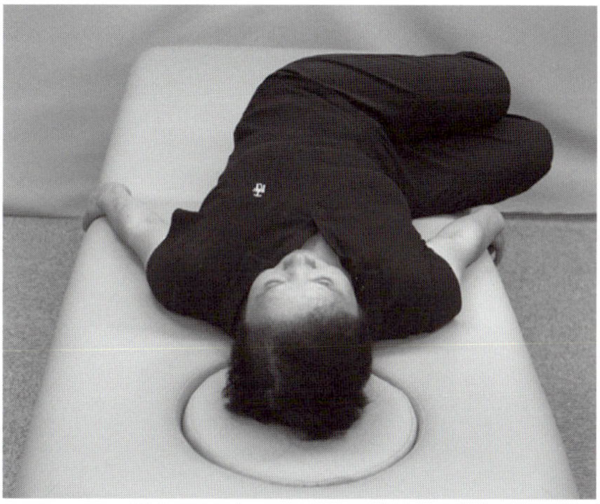

写真2-29

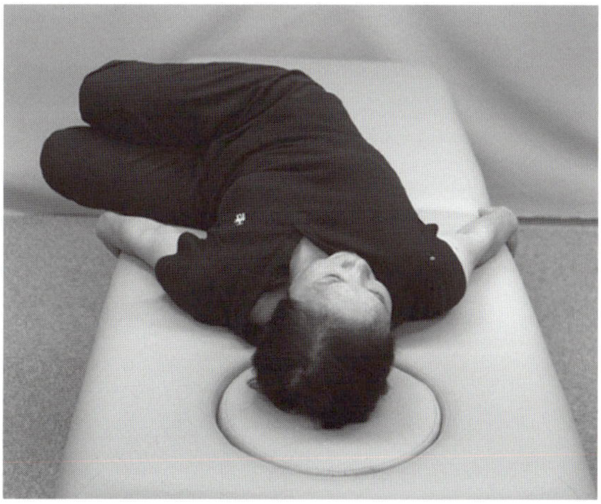

写真2-30

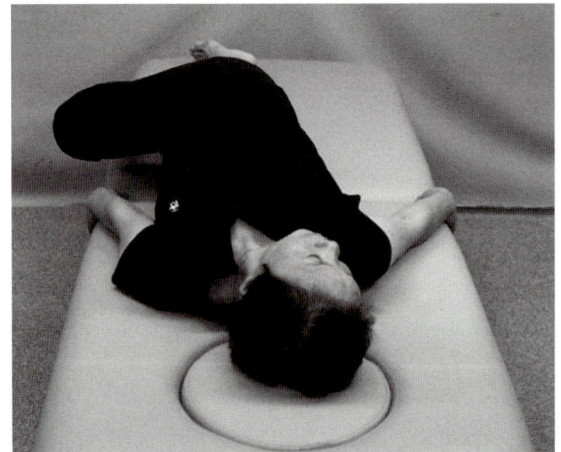

写真2-31

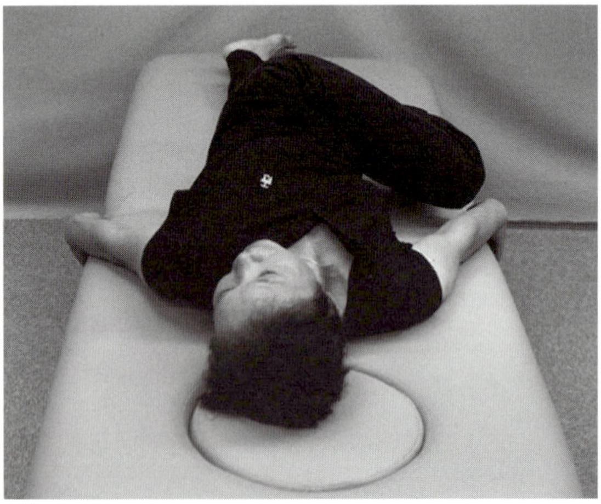

写真2-32

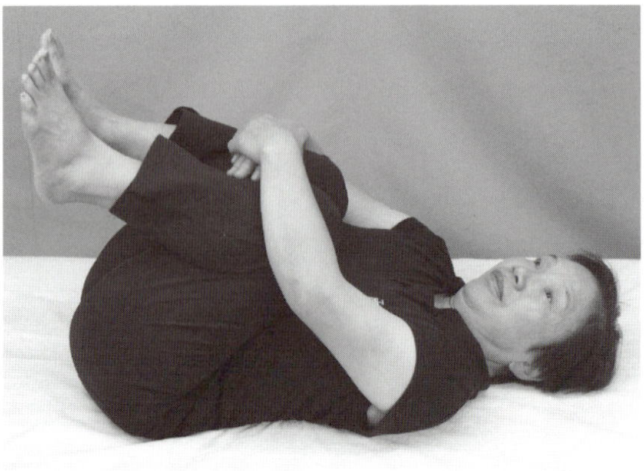

写真2-33

一方の膝を屈曲。伸ばした足の外側に踵を置き、ゆっくりと体幹をひねります（写真 2-31）。同様に反対側も行いましょう（写真 2-32）。両手で膝を抱え込み、体幹に近づけます（写真 2-33）。

4. トレーニング

柔軟性とともに強さも必要です。トレーニングで鍛えましょう。

1）結んで開いて（写真2-34、35）

最初は軽く、だんだん力を強くします。6 秒間全力で握り、リラックス。10 回を 1 セットとしてスタートします。順次増やしていきましょう。

2）ボール握り（写真2-36）

適度な硬さのゴムボールを握ります。やり方は 1）と同じ。最初はやや柔らかいボールで始めましょう。最初は軽い力で握り、徐々に強い力で握る。

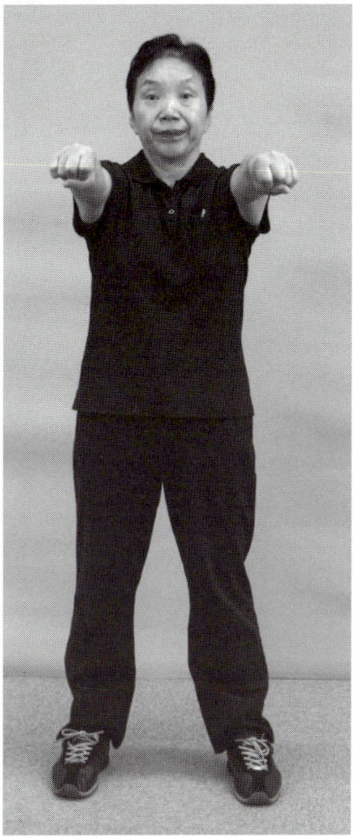

写真2-34

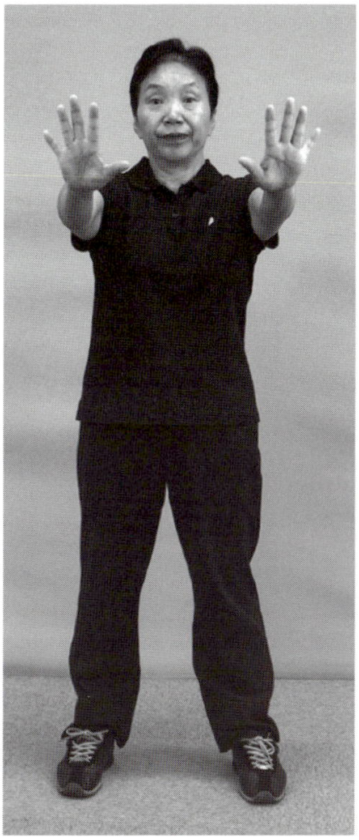

写真2-35

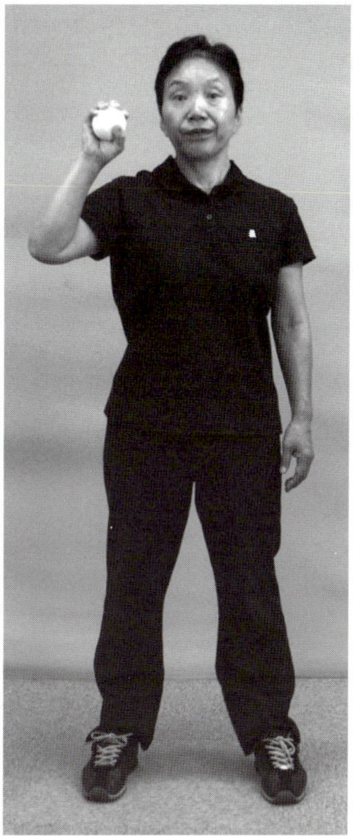

写真2-36

3）指立て（写真2-37）

慣れてきたら、指立て伏せ。両膝を床に着けて行っても構いません。

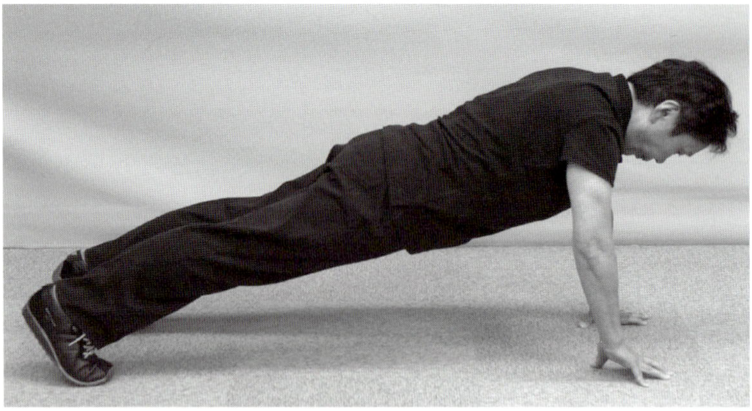

写真2-37

4）手首カール（くるくる巻き）（写真2-38）

適当な棒に紐を巻き、先端に重りになる物を付けます。クルクルと巻き取り、上までくれば、巻き戻します。戻すとき、ゆっくりと行うとより負荷が強くなります。

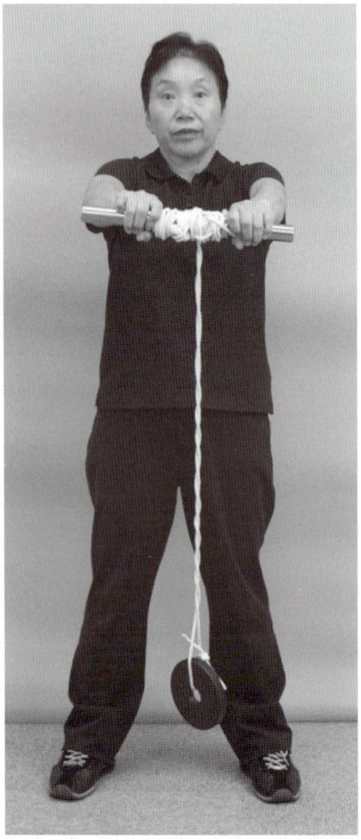

写真2-38

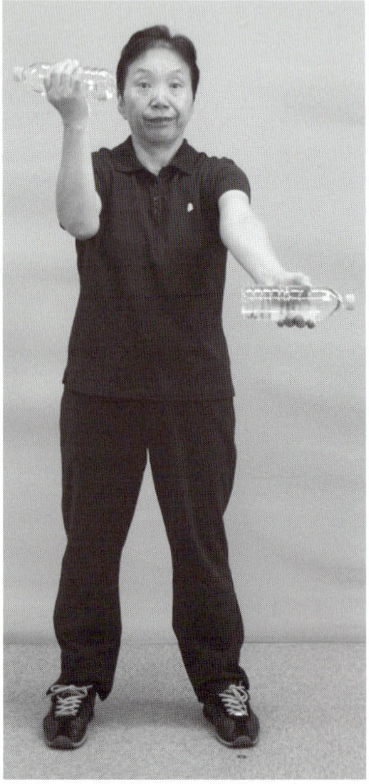

写真2-39

5）上腕《じょうわん》二《に》頭筋《とうきん》（カール）（写真2-39）

適度な重さの物を持ち（何もなければ、ペットボトルに水をいれて）、ゆっくりと肘を曲げ、ゆっくりと戻します。戻すときも大事なので、集中してゆっくりと。10回を１セットとしてスタートします。順次、セット数を増やしていきましょう。セットごとにゆっくり行ったり、ときにはスピードをつけたり変化をつけるのもよいでしょう。

6）上腕三頭筋《じょうわんさんとうきん》（写真2-40、41）

5)と同じく重りを持ち、肘を曲げて、手を背中にあてるようにします。曲げた肘をゆっくりと伸ばし、ゆっくりと戻しましよう。

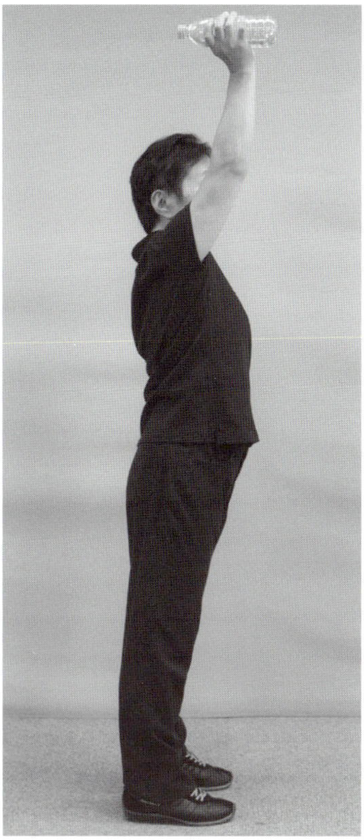

写真2-40

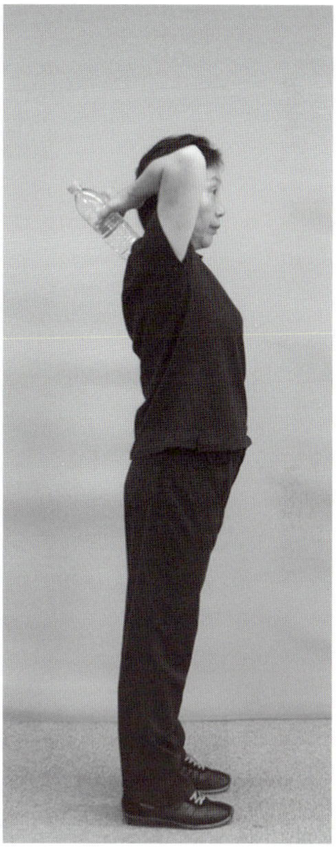

写真2-41

7）スクワット（写真2-42）

マッサージをするのは、上半身の手指、前腕や肘ですが、実は上半身を上手く使うためには、下半身をしっかり安定させることが必要です。長時間の施術を続ける際に、下半身がすぐに疲労してしまうと、上半身が不安定になって余分な力が入り、腕や手を痛めやすくなってしまいます。

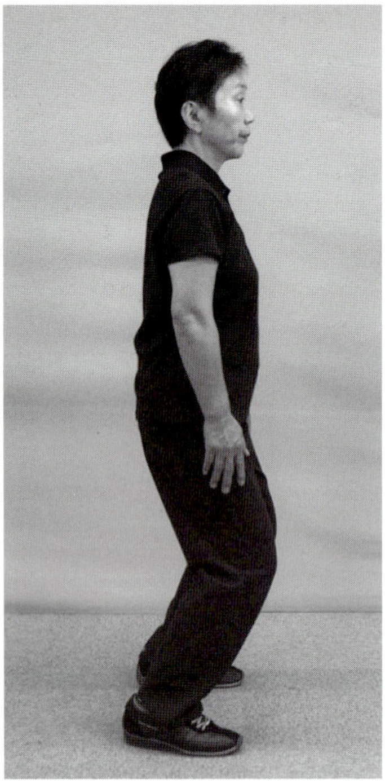

写真2-42

下半身を鍛えるときには、スクワットが簡単で有効です。肩幅よりやや広めに足を開いて、上半身は真っ直ぐに立てたまま、ゆっくりと膝を曲げていきましょう。大腿が、完全に床と平行になるまで曲げる必要はありません。適当なところで、ゆっくりと膝を伸ばして元の位置に戻しましょう。

曲げるときは、膝はつま先と同じ方向を向くようにします。また、つま先よりも膝が前に出ると、膝を痛めるので要注意です。

5. ドレーピングテクニック

ドレーピングテクニックとは、施術中に行う「タオルのさばき方」のことです。患者が施術に満足してリピーターになるかどうかは、単に「マッサージ技術の上手下手」だけで決まるものではありません。施術途中に、タオルを患者の体の上でまくったり、ときには掛ける位置を変更したりすることが多々あります。ドレーピングテクニックが雑だったり、適切な位置に掛けなかったりすると、それだけで患者の印象は途端に悪くなります。「ドレーピングテクニックの上手下手」は、私たち施術者が思っている以上に、患者に与える印象は大きく、どんなに豪華な設備の所でマッサージをしても、ドレーピングテクニックが雑だと、施術全体が雑だと思われてしまいます。

体全体をカバーするため、大きめのタオルを２枚以上用意します。１枚では応用が利かないので、必ず２枚以上にして下さい。普通の大きさのタオルも数枚用意します。大小取り混ぜて、常時タオルは多めに用意しておきましょう。スペースの余裕があれば、すぐに取り出せるよう近くに置きましょう。

(1)　タオル２枚で患者の体全体を覆う。１枚は体幹用、もう１枚は下肢に（写真 2-43）。

(2)　上肢へのマッサージ。施術に必要な最小部分だけを出す（写真 2-44）。

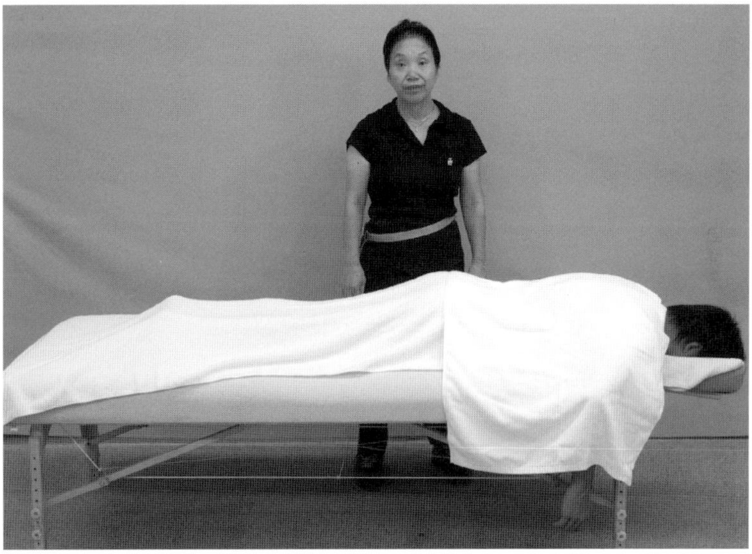

写真2-43　2枚のタオル

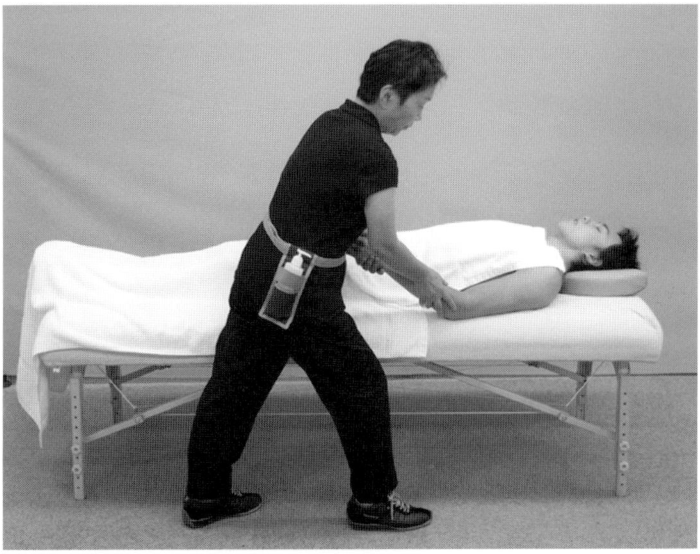

写真2-44　上肢のドレーピング

(3) 腹部へのマッサージ。露出するのは腹部だけに（写真 2-45）。

(4) 下肢をマッサージ。反対側の下肢は、タオルで覆う。冷えの予防と、患者の羞恥心への配慮が大事（写真 2-46）。

(5) 殿部への施術などで下着を下げる必要がある場合は、タオルの下から施術者が手を入れ、殿部が露出しないように注意しながら、下着をずらす。次にタオルをずらした下着に挟み込む（写真 2-47）。

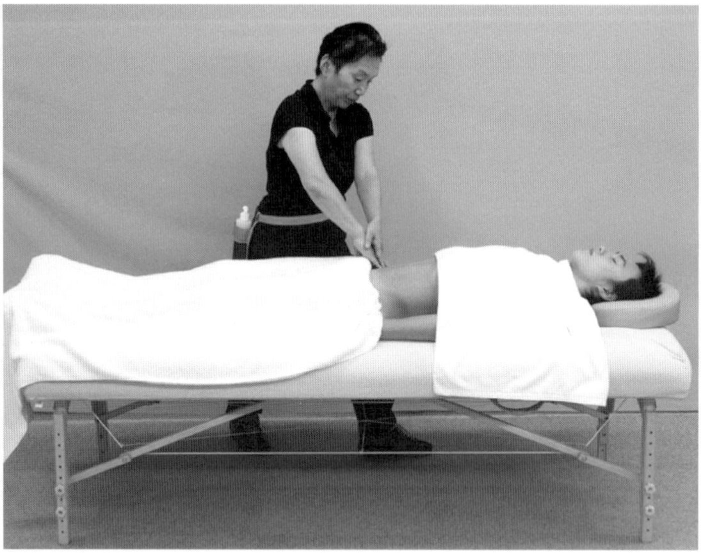

写真2-45　腹部のドレーピング

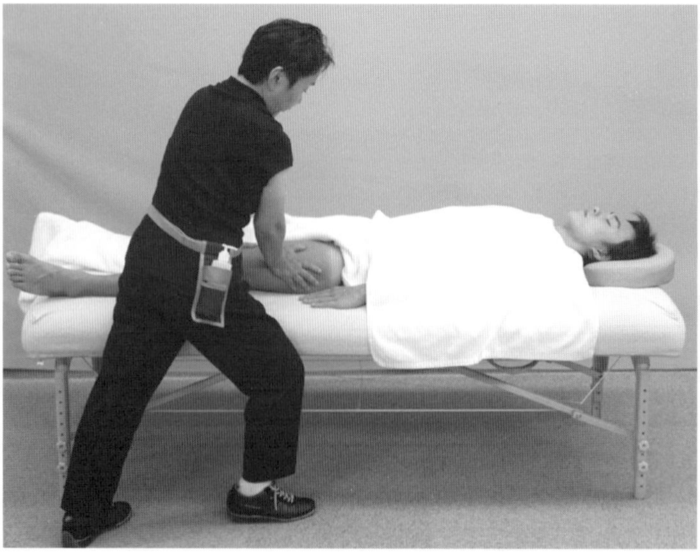

写真2-46　下肢のドレーピング

(6) 殿部への施術の場合、露出範囲は最低限に（写真 2-48）。

(7) 患者の体の位置を変えるときは、施術者がタオルの上下端を持ち、シート状に広げて持ち上げる。こうすると、タオルの下に患者が体位の変換ができる十分なスペースができる。同時に施術者の視界から、患者の体が直接見えないようにもなる。患者は、広げられたタオルの下で体位を変換する（写真 2-49）。施術者が立つ側と逆方向へ回ってもらった方がよい。

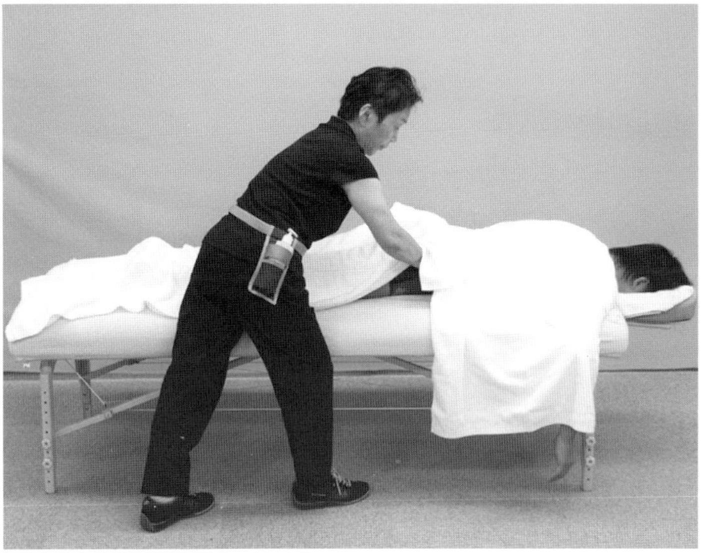

写真2-47　殿部のドレーピング

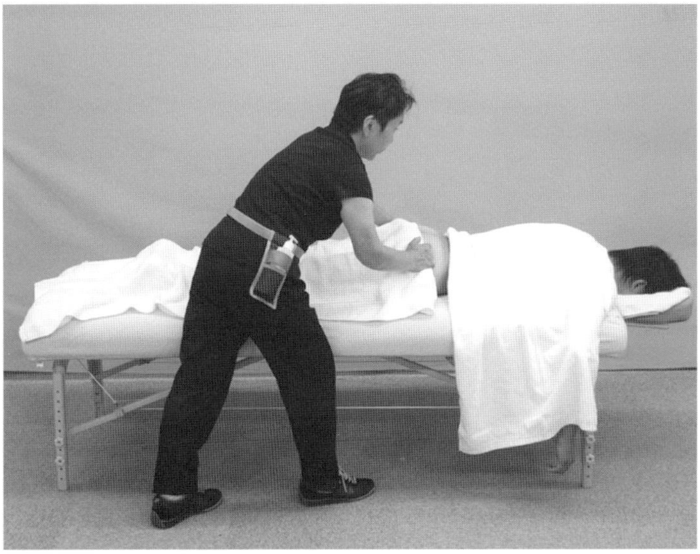

写真2-48　殿部のドレーピング

(8) 施術後、患者の背中にタオルを伸ばして戻すとき、細かくタオルをふるわせながら背中全体を覆う。このテクニックで、患者のリラックス感と、爽快感がより深まる（写真2-50）。

(9) 基本的にマッサージしている箇所以外は、常時タオルで覆っておく。施術に夢中になってしまうと、タオルへの気配りがおろそかになりがちなので注意。

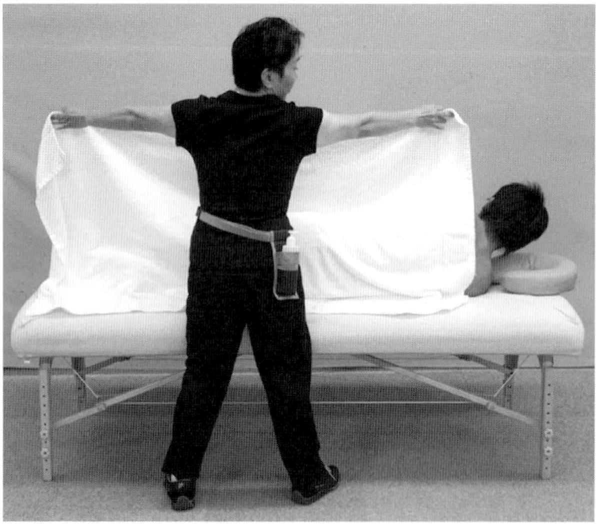

写真2-49　体位の変換

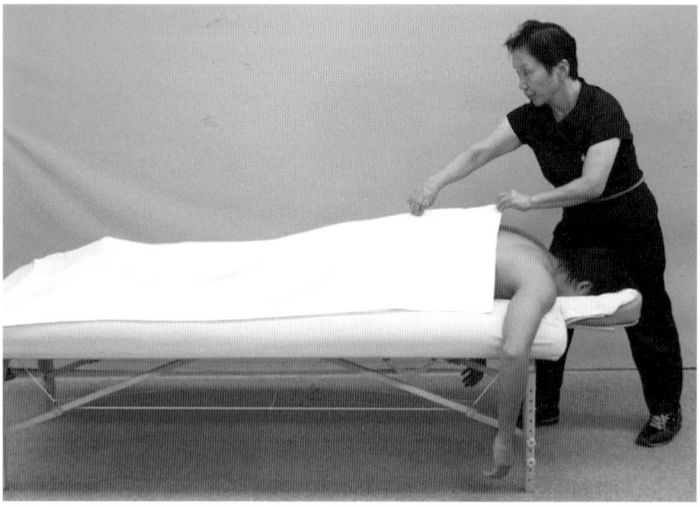

写真2-50　施術後の仕上げ

6. オイルの選び方

1）オイルを選ぶポイント

スウェーデンマッサージを行う際にはオイルを用いますが、現地スウェーデンでも、用いるオイルの種類は各施術者によって様々でした。

ただし、スウェーデンマッサージでは、筋肉の深い部分への施術も行いますので、手があまりにも滑りすぎると、上手く深部に力が届きません。適度な引っかかり感が必要です。

原料として、果肉やナッツ系は重め（オリーブオイルなど）、種子系は、引っかかり感が少なく伸びが良いので（サンフラワーオイルなど）、軽いストロークに向いていると言われています。ただし、これはあくまでも原則論で、施術者の腕の力や、施術中の体力の持続時間によって、適したオイルは違ってきますので、最初は何種類か試して、自分の一番使いやすいオイルを探して下さい。

私はバイオトーン社のRLマッサージオイル（主成分：スイートアーモンドオイル、カノラオイル、ウォールナッツオイル、ククイナッツオイル、オリーブオイル）を使っています。人体への安全性が大事ですので、化学薬品から抽出したものではなく、植物性のコールドプレス製法で作られているものを選びました。術後は、タオルをお湯に浸して絞り、それで軽く拭き取っていますが、衣服へのべたつきもないため、シャワー設備がなくても不自由はしていません。

ただし、すべり加減、匂い、術後の拭き取りのしやすさなど、各オイルによって違いますので、まずは自分の脚や腕に行ってみて、自分の納得のいくオイルを見つけて何種類か用意しておくとよいでしょう。

2）パッチテストを忘れずに

同時に、マッサージ用のオイルの選択にあたり、一番大事な点は、患者の皮膚に異常を起こさないオイルを選ぶことです。患者一人一人の体質が違いますので、マッサージを始める前に「パッチテスト」をしましょう（特に顔面部に行う場合）。以前、皮膚にかぶれや異常のあった人に用いるときは、特に注意が必要です。

パッチテストでは、まず絆創膏のガーゼ部分に、オイルを染込ませます（テープにかぶれる場合は、皮膚にじかに塗る方法もあります）。二の腕にそれを添付して24時間放置し、30分後と24時間後にテスト部位を観察します。ガーゼを取ったとき、発赤や痒みなど異常がある場合は、そのオイルを使用してはいけません。24時間以前でも異常があった場合は、テストをすぐに止め、擦らず水で洗い流しましょう。

7. 上手なマッサージ施術者になるための6ヶ条

マッサージ業に従事する人達は、誰でも「より上手になりたい」と考えていると思います。上手なマッサージ施術者になるには、どのような条件が必要なのでしょうか？　以下６つにまとめて述べます。

1）体力と繊細な神経を

明日から、10分でもよいから走り始めましょう。駅でエスカレーターに乗るのも止めましょう。走るのが無理だったら、できるだけ歩きましょう。まず、基礎体力をつけること。虚弱な体力しかない人は、上手なマッサージ施術者にはなれません。他人を癒す仕事につく以上、自分自身がタフな肉体と、患者の要望をきめ細やかに察知できる繊細な神経が必要です。患者は、本当の要望を言葉に出して言うとは限りません。

2）勉強、研究、工夫に熱心であること

医療や健康、体の仕組み、美容、治療法に関する知識に限界はありません。あなたの知識が深まれば深まるほど、あなたのマッサージ技術は上達します。「頭と手指は一心同体」なのです。中身が薄く軽い脳では、意味ある手指の動きは作り出せません。患者の心身の奥まで届くマッサージ治療は、きちんとした教養や、医学知識のバックアップがあって初めて可能となります。

知識を得る方法として、治療界の先輩からの教えや、たくさんの書物があります。最近では、公共の図書館もサービスが随分とよくなっていますので、どんどん利用しましょう。インターネットの普及により、昔に比べると知識は随分と容易に得られるようになりました。ですから、勉強熱心な施術者とそうでない施術者では、顕著な差がついてしまいます。勉強の意欲のある人には、とてもよい時代になりました。

3）ガッツを持つ

ガッツと言うと、なにやら運動部の精神論のようですが、マッサージの世界でも、一流になるのにはガッツがいります。研修中、そして実際にマッサージを始めると、様々なことが起こります。それらを、一つずつ乗り越えていくガッツがないと、途中で挫折したり、「まあまあの技術でよいや」と自分が納得した時点で向上心が失われてしまいます。マッサージは、患者に喜ばれるやりがいのある仕事であり、同時に学歴や性による差がない、実力の世界です。誰にでも一流になれるチャンスがあります。それを手に入れるのには、学歴の良

し悪しや筋力の強さではなく、ガッツが一番大事です。

4）知性と教養を高めようという姿勢を、常時持つこと

マッサージが上手でも、患者がたくさん来てくれるとは限りません。実は、大事な別の要素があります。一言で言えば、患者があなたを信頼してくれるかどうかという点です。

患者の施術者への信頼は、マッサージ技術の上手下手だけでは、決まりません。また、同時に医学や美容に関する知識の豊富さだけでも決まりません。それは、施術者自身の「品格、知性と教養」で決まります。世界の情勢や世の中の動向にも目を向けましょう。教養や知性の程度は、患者と会話をしている間に、自然と相手にわかってしまいます。

5）コミュニケーション能力を高める

私たちの仕事の基本は「接客業」です。患者とのスムーズなコミュニケーションができなければ、接客の仕事は上手くいきません。もちろん、単に口先が上手なだけでは不十分です。しかし、いくらマッサージ技術が上手でも、ひどく口下手だったり、無愛想だったりすると、患者はリピーターにはなってくれません。マッサージルームに入室した時から、ずっと話しっ放しの人、逆に疲れているのでほとんど話したくない人、患者によってコミュニケーションへの要求が異なります。施術者は、患者のタイプをできるだけ早い時期に見分けることが必要です。べたべたせず、かと言って、とっつきにくくない、つかず離れずの適度な距離を患者との間に保つことが大事です。

また、患者の心身の調子や要望は日によって変わります。施術に満足してもらうためには、患者が施術者に、要望を言いやすい状態にしておくことも必要です。

6）自分自身も節制を

施術者の心身の状態は、施術者自身の皮膚の状態や目の輝き、声のトーンなどに敏感に出ます。日々、はつらつと患者に向かうために、私たちは、規則的な生活を送らなければなりません。特に睡眠は大事。しっかり睡眠時間を取っていないと、施術者自身の皮膚の色艶や、顔付きに出てしまいます。患者から「先生は今日ベストの状態ではないな」と思われるようでは困ります。また施術者自身の精神力、体力が充実していないと、十分な治療を施すことはできません。

仕事中はずっと室内にいるので、休みの日は屋外に出て太陽を浴び、新鮮な空気を胸一杯吸って、リフレッシュをしましょう。

第3章 基本テクニック　腹臥位編

最初にスウェーデンマッサージの基本的な手順を紹介いたします。

第２部の「応用編」では、いろいろと新しい手技が出てきますが、基本手技ができなければ、新しい手技を有効に使うことはできません。基本施術は、原則的にすべての患者に行う手技です。まずはこの基本手技を何回も反復して練習し、自然に体が動くように体に染み込ませて下さい。

これからマッサージ中の体や手指の使い方を詳しく解説しますが、マッサージをする上で大事なことがもう一つあります。

それは、施術者の感性です。患者の言葉からだけではなく、体の状態からも様々のことがわかります。マッサージの始めに、患者の肩にそっと触れただけで事前に言葉で言われなくても「今日は疲れているな」とわかるときがありませんか？

私たちの手の下にある患者の体は、実に雄弁に施術者に語りかけているのです。ときには､患者自身が気付いていないことを無言の言葉で伝えてくれます。体の状態だけではなく、様々な心の状態を伝えてくれます。

マッサージ中は自分の感性を研ぎ澄まして、患者の体が発する「内なる声」をしっかりと聞くよう心がけて下さい。その心がけを持続すれば、あなたの手指がすばらしい耳になります。「筋肉は喋る」のです。

まずは、以下の基本手技をしっかりと身につけましょう。これが、以後のマッサージの土台となります。土台がしっかりしていれば、後述する「応用編」の習得も楽にできるでしょう。

全般的な施術順序

①腹臥位

腰→背中→首→頭部→殿部→下腿部→大腿部

②背臥位

腹部→手→前腕→上腕→足→下腿部→大腿部→胸部→顔面部（第10章）

マッサージは、患者を腹《ふく》臥《が》位《い》にした姿勢で始めます。患者と施術者の顔が向き合っていない、お互いの顔が見えない状態の方が、患者はリラックスできるからです。リラックスした状態のとき、患者は普段言いにくい本音や悩みをポロリと漏らしてくれることが多いので、聞き逃さないようにしましょう。

では、具体的にテクニックを見ていきましょう。スウェーデンマッサージでは、テクニックに名前を付けてイメージを沸きやすくしていますので参考にしてみて下さい。

テクニック名に付いているⒻやⓇはテクニック時の姿勢を示しています。Ⓕは「フェンサーポジション」(写真 1-1 参照〈P. 4〉)、Ⓡは「ライダーポジション」(写真 1-4 参照〈P. 5〉) です。

1. 腰と背中のマッサージ

1）ホールディング（同調, Holding）Ⓡ

(1) 手掌を広げ、一方の手は患者の肩甲間部《けんこうかんぶ》に、もう一方の手は仙骨《せんこつ》に置き、両方の手でゆっくりと揺する（写真 3-1)。

ホールディングは赤ん坊が眠っている揺りかごを揺するように行います。このテクニックは、患者の心身をリラックスさせるので、施術開始後いつでも適宜行います。

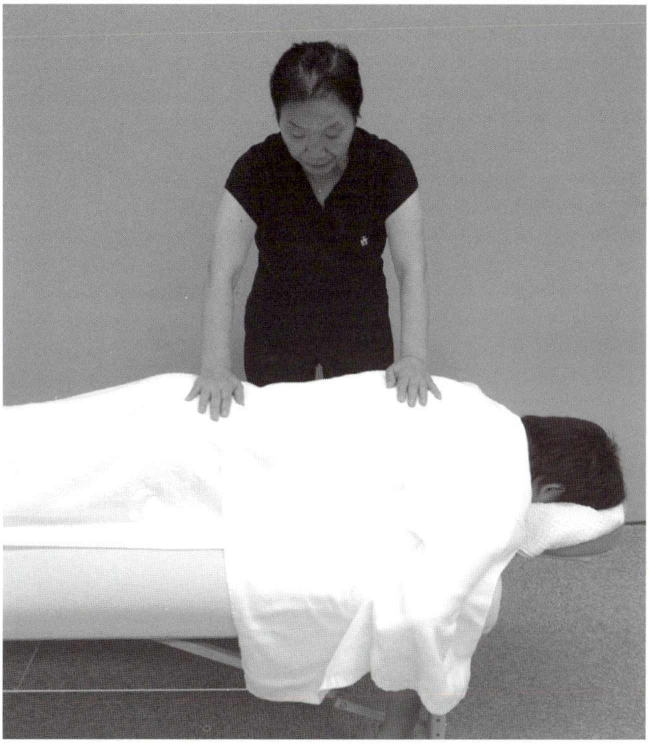

写真3-1

2）バック・エフルラージュ（背中の軽擦《けいさつ》※，Back Effleurage）Ⓕ

(1) 全指を広げて両手掌《りょうしゅしょう》を患者の腰に当てる（写真 3-2）。

(2) 患者に心地よい圧をかけたまま、両手掌を肩まで滑らせる。滑らしながら、さらに全指を広げていく（写真 3-3）。

※軽擦…手の平や指を密着させ、軽くなで擦る手技

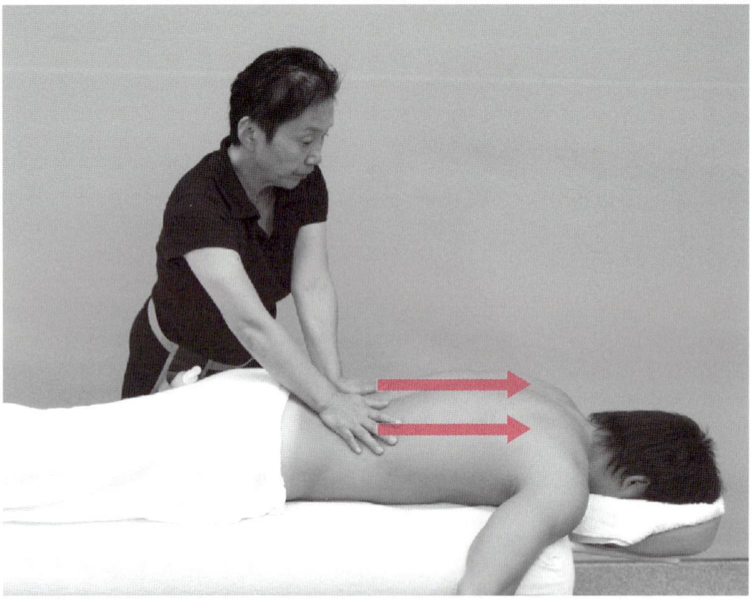

写真3-2

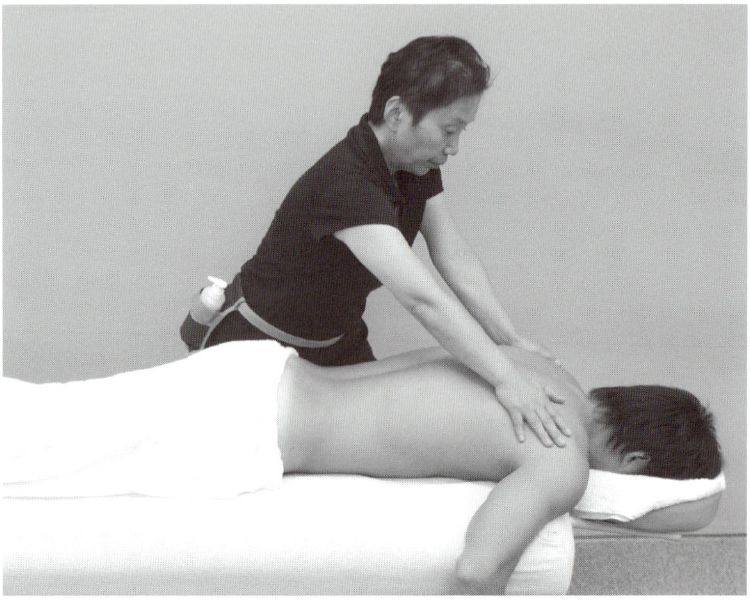

写真3-3

⑶ その手をそのまま腰まで戻す。戻るときは行きよりも軽めの圧で行う。

⑷ ⑴～⑶を数回繰り返す。

最初に腰から背中をゆっくり優しく擦りましょう。これは患者への「最初の挨拶」になります。施術者と患者の触れ合いの始まりです。初診の患者は「どんなマッサージをされるのか」と緊張しているかもしれません。この手技をゆっくり行うことにより患者はリラックスしてきます。また再診の患者も、その日によって体の調子が違います。施術者は、この手技を腰から背中に行いながら、その日の患者の精神的な状態や体の様子を、手先に感じ取れるようになります。

またこの手技は、皮膚の緊張を緩め、血流の循環をよくして、以後のマッサージへの準備となります。オイルは掌で温めてから使用し、冷たいままのオイルを皮膚の上に塗らないようにして下さい。

3）ペトリサージュ（揉捏《じゅうねつ》※, Petrissage）Ⓕ

⑴ 全指を広げて両手掌を患者の腰に当てる（写真 3-4）。

※揉捏…手の平や指で適当な圧を加えて筋肉をこね、つまみながら揉む手技

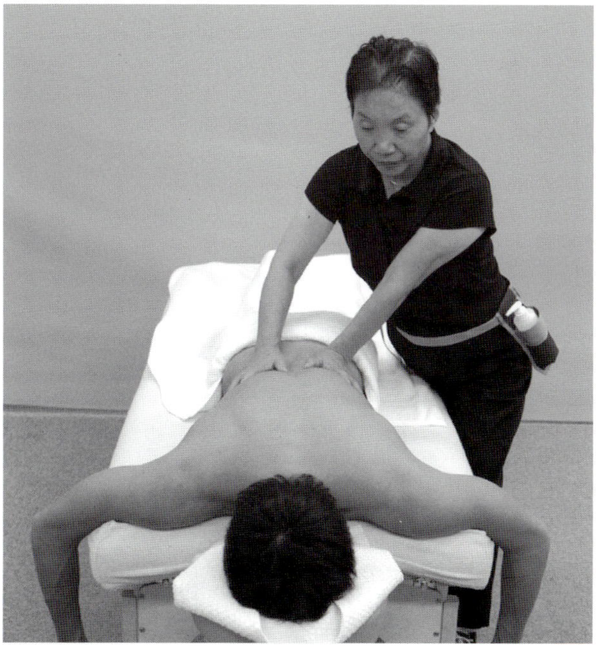

写真3-4

(2) 両手根《りょうしゅこん》で脊柱《せきちゅう》起《き》立筋《りつきん》に適度な圧をかけながら、交互にゆっくりと円を描きながら上がる（写真 3-5）。

(3) 肩まで来たら両手掌を重ねて、肩甲骨《けんこうこつ》を押し上げるように、片方ずつ手掌を回す（各 2 回）（写真 3-6）。

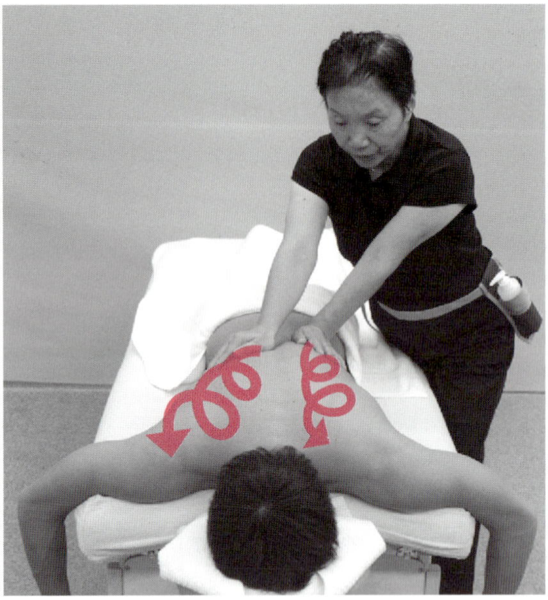

写真3-5

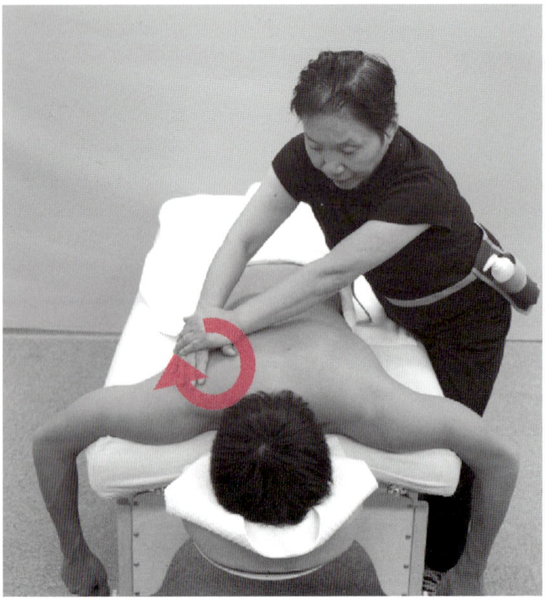

写真3-6

両手掌で円を描くとき、手先だけで円を描くのではなく、体全体で描くようにして下さい。このとき、施術者の腰も同時に動きます。

マッサージをするときに大事なのは、手指の先だけで揉まないことです。体全体でマッサージをするようにしましょう。足はしっかりと床を踏みしめ、かつ、体全体はリラックスしていることが必要です。

腰から背中全体にわたる筋緊張を、この手技によって緩めます。圧は「2）バック・エフルラージュ」よりも強めで行います。

次の「4）フリクション」から「9）S字テクニック」までは、片側に連続して行い、終了したら自分の位置を変えて、残り半側に行いましょう。

4）フリクション（強擦《きょうさつ》※，Friktion）Ⓕ

⑴ 両四指を組み合わせて、患者の腰部脊柱起立筋の片側に置く。指を若干開いて、下の指の間に入れた状態にする。

⑵ 45度の角度で斜め外上方に四指頭で強擦しながら上がる。次に半円を描くようにしながらスタートの位置に戻る。上方に順次移動（写真3-7）。

※強擦…手の平や指で強く揉み、強く擦る手技

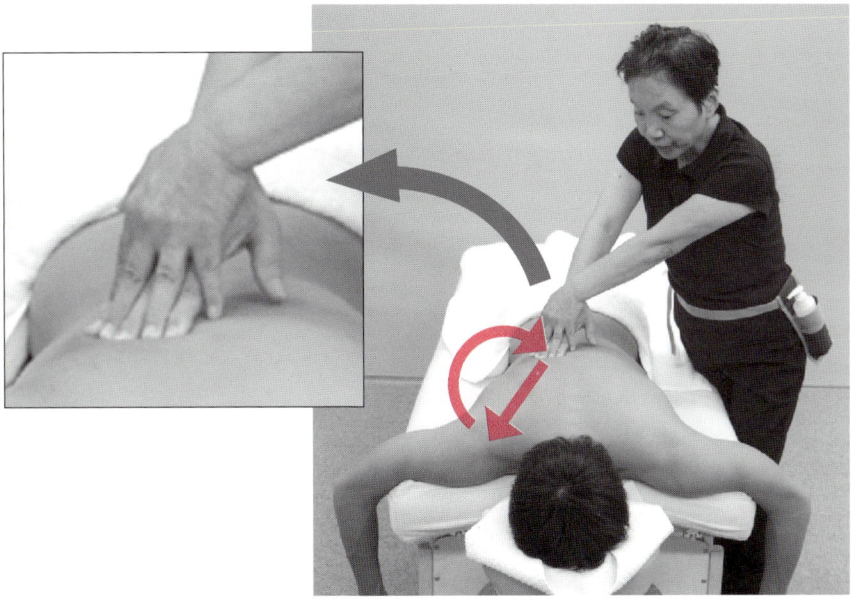

写真3-7

(3) 肩まで来たら組んでいた指を離し、手掌を重ねて肩甲骨周囲を2回クルクルと回す（写真3-8）。

(4) (2)と同様のテクニックで、腰のスタート地点まで戻る。

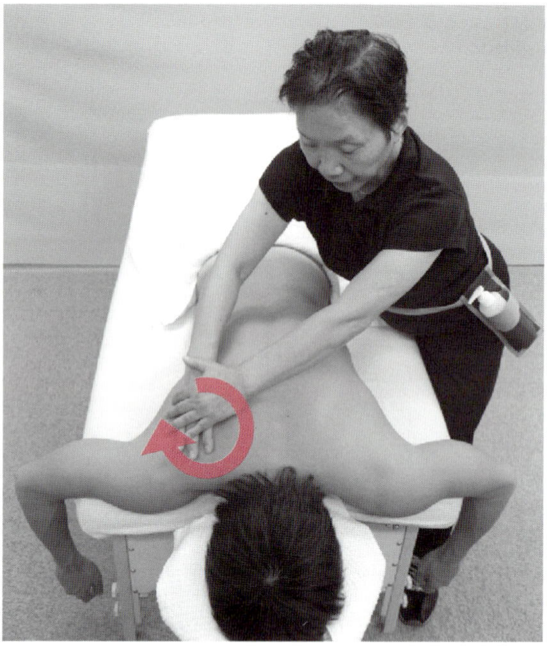

写真3-8

5）バック・クロス（背中の十字架テクニック, Back Cross）Ⓡ

(1) 施術者の位置から遠方側の腰の脊柱起立筋に、両手掌を少し間を空けて置く。母指と示指の間は広げておく（写真3-9）。

(2) まず両手掌を少し近づける。次に母指と示指の間を狭めて脊柱起立筋を盛り上げるように挟む。

(3) 両母指《りょうぼし》、示指《しし》間で十字架の形を作り、筋肉を盛り上がらせる（写真3-10）。

(4) 両手指を開き、十字架に盛り上がった筋肉を元に戻す。

(5) 両手掌をやや上方に移動。

(6) リズミカルに(1)～(5)の動きを繰り返しながら、肩まで移動。

(7) 肩甲骨《けんこうこつ》下角《かかく》まで来たら、同様のテクニックで腰のスタート地点まで戻る。

皮膚と皮下の緊張がこの手技で非常に緩みます。同時に背中の血流もよくなります。

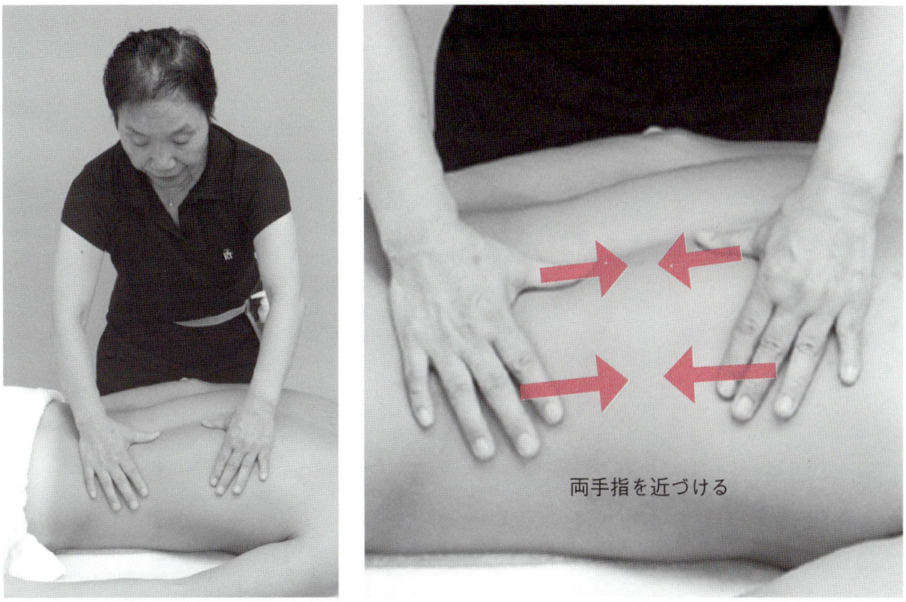

写真3-9

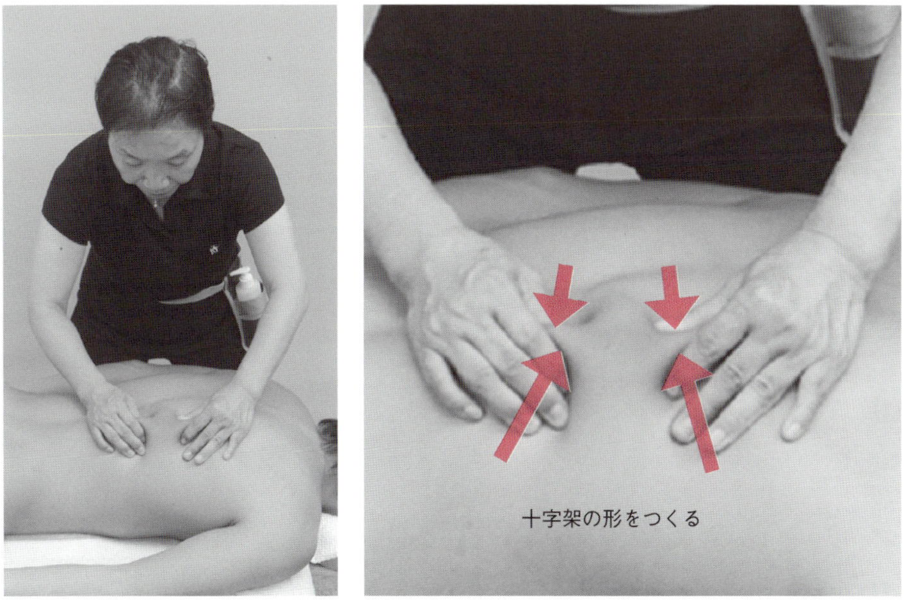

写真3-10

6A）エッジング（少しずつ進む, Edging）Ⓡ

（1）施術者の位置から遠方側の腰の棘突起《きょくとっき》直側に両四指を立ててそろえて置く（写真 3-11）。

（2）垂直に押し、その圧を保持したまま、遠方に向かって脊柱起立筋を片手ずつ交互に押す（写真 3-12）。

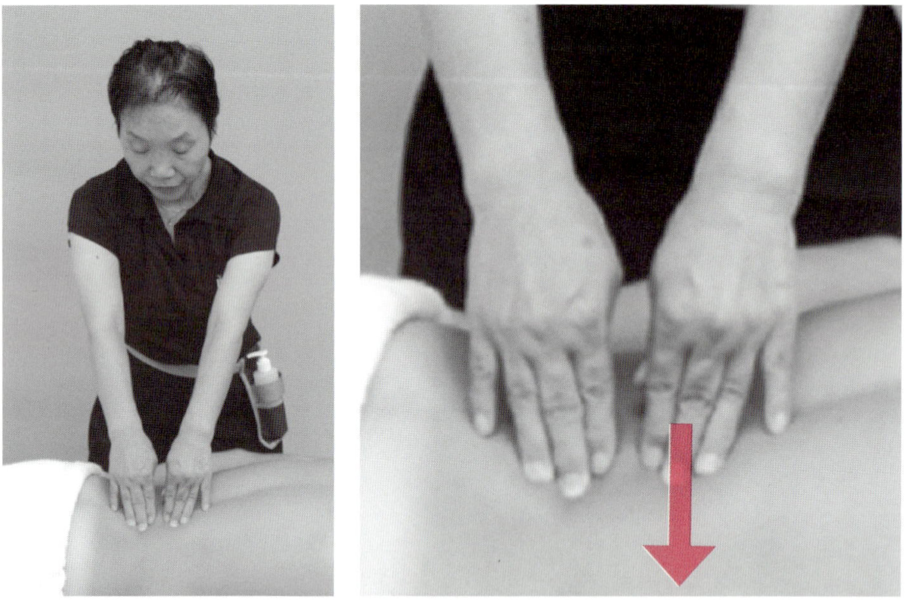

写真3-11

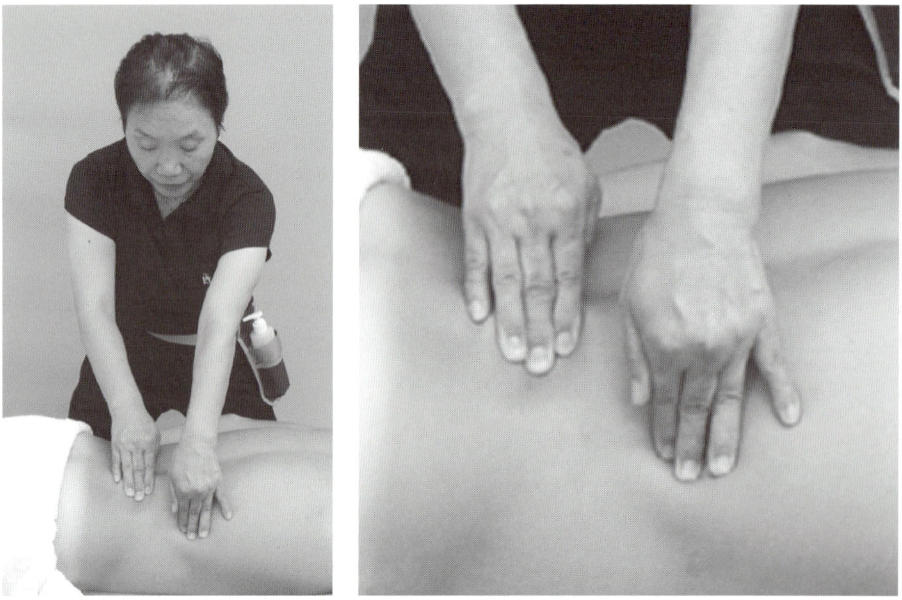

写真3-12

⑶ 両四指を順次上方に移動。肩甲骨下角まで来たら、同様のテクニックで腰のスタート地点まで戻る。

脊柱起立筋は、殿部から首まで繋がっています。背中がこったり、腰が痛くなったりするのは、この筋がよく原因となります。この手技は、それらの症状に有効です。腰背部《ようはいぶ》の筋緊張が緩み、同時に後ほど行う「S字テクニック」の準備となります。

6B）エッジング（少しずつ進む, Edging）Ⓡ

⑴ 施術者の位置から遠方側の腰部脊柱起立筋外側に、両四指を立ててそろえて置く（写真 3-13）。

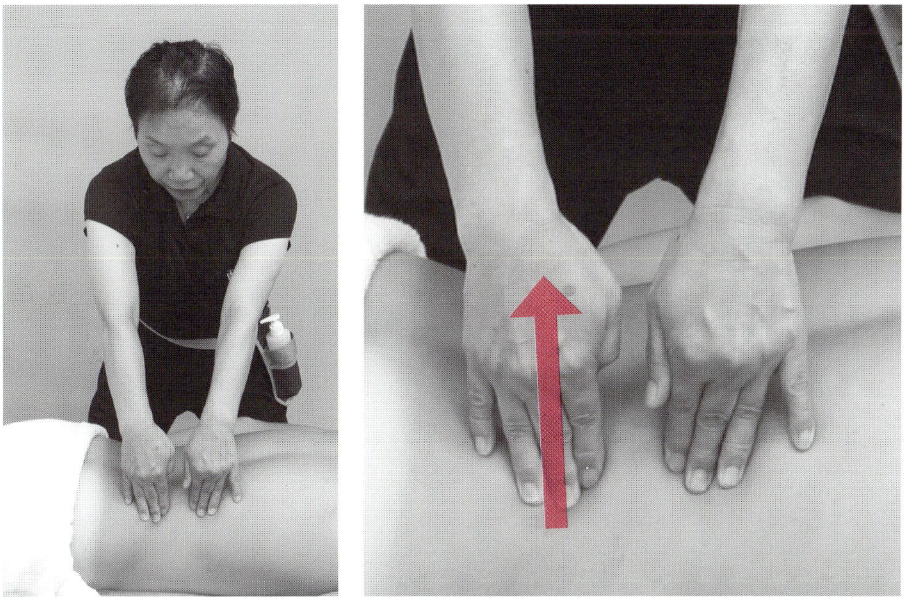

写真3-13

⑵ 両四指で脊柱起立筋を手前側に引く。左右の両四指でリズミカルに交互に引く（写真 3-14）。

⑶ 肩甲骨下角まで来たら、同様のテクニックで腰まで下がる。

6A）と逆に、今度は自分側に脊柱起立筋を引いて、緩めます。腰背部の筋緊張を緩めると共に、次に行う「S字テクニック」の準備になります。

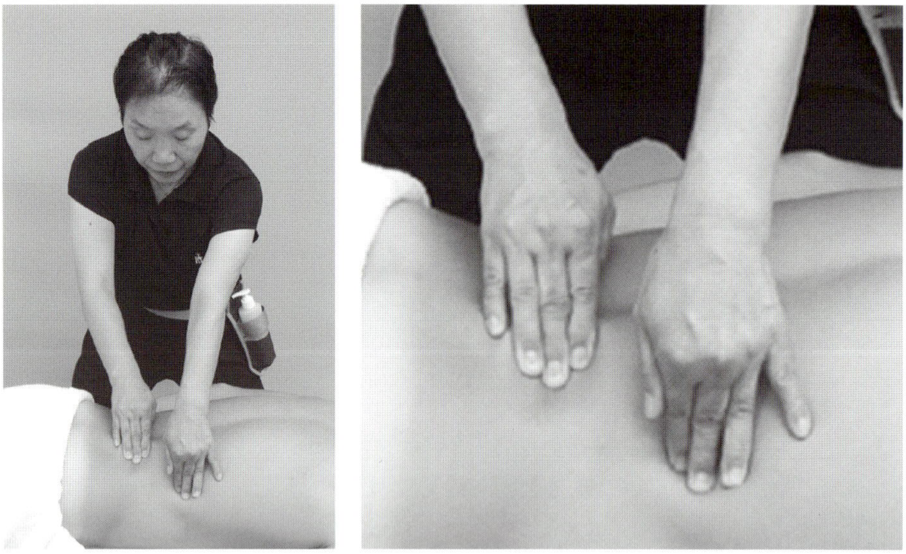

写真3-14

7）シィザーリング（S 字テクニック, Scissoring）— 脊柱起立筋　Ⓡ

（1）施術者の位置から遠方側の腰部脊柱起立筋内側の際に右手根《しゅこん》を、脊柱起立筋外側に左手の四指を少し間を空けて置く。

（2）右手は脊柱起立筋を遠方に向かって押し、左手は脊柱起立筋を手前に引く。両手の間で筋肉が英語の S 字型になったところで動きをストップさせる（写真 3-15）。

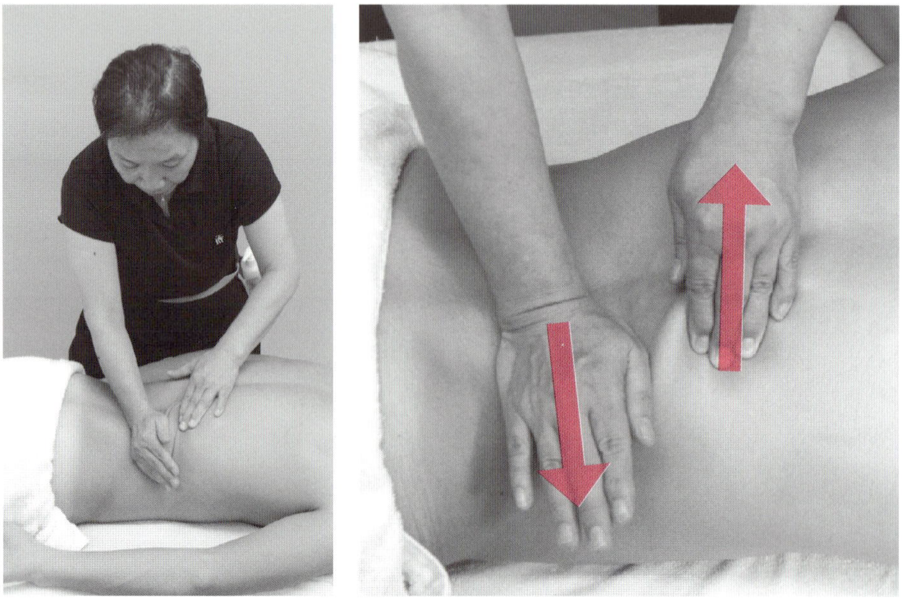

写真3-15

(3) 左右の手の動きを逆にする。リズミカルに上方に向かう。肩甲骨下角まで来たら同様のテクニックで腰のスタート地点まで戻る。

このテクニックは、脊柱起立筋を十分に緩める効果があります。

8A）エッジング（少しずつ進む, Edging）— 広背筋《こうはいきん》 Ⓡ

広背筋にアプローチするテクニックです。広背筋は非常に大きな筋肉で腰から肩まで様々な愁訴に関係するため、重要なテクニックです。

(1) 施術者の位置から遠方側の腰に、両四指をそろえて置く（写真 3-16）。

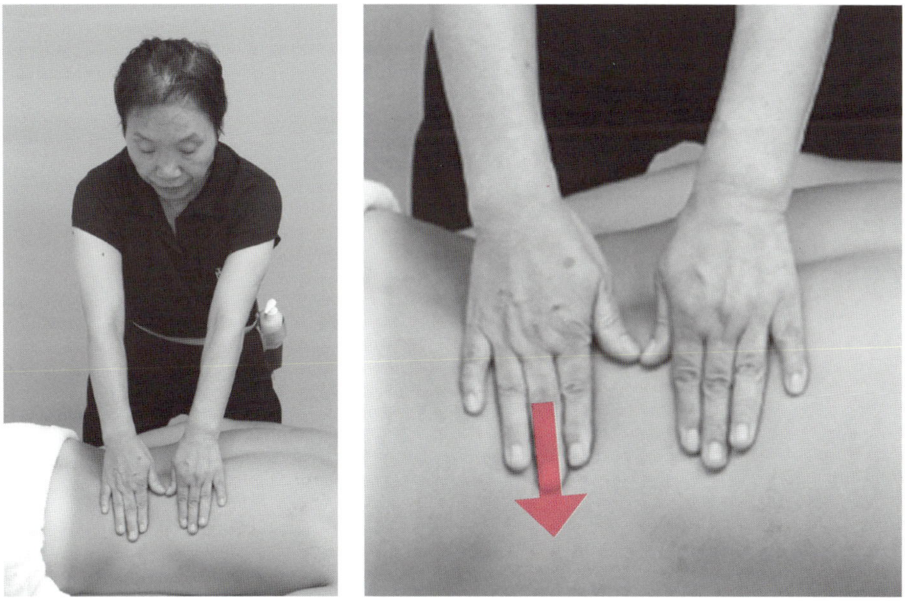

写真3-16

(2) 広背筋を垂直に押し、その圧を保持したまま、遠方に向かって四指で強擦。左右の四指で交互に行う（写真 3-17）。

(3) 両四指で広背筋を順次上方に移動。腋窩《えきか》まで来たら、同様のテクニックで腰のスタート地点まで戻る。

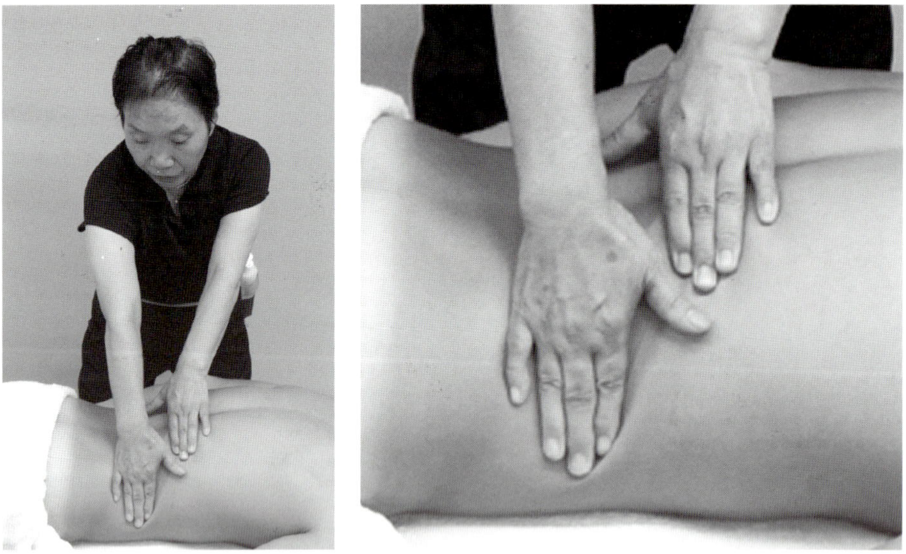

写真3-17

8B）エッジング（少しずつ進む, Edging）ー広背筋　Ⓡ

（1）四指を手前に引く方向で、同様のテクニックを行う。

9）シィザーリング（S 字テクニック, Scissoring）ー広背筋　Ⓡ

（1）S字テクニックを広背筋に行う（写真 3-18）。

終わったら、4）から 9）までのテクニックを、体の反体側に同様に行いましょう。

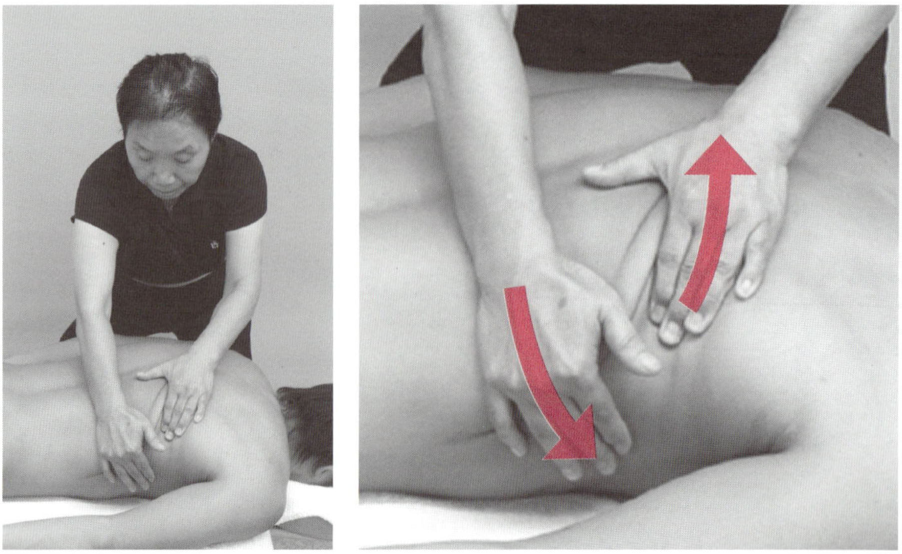

写真3-18

10）エッジング（少しずつ進む, Edging）Ⓕ

⑴ 肩甲骨内側を両四指で交互に強擦。肩甲骨の動きは肩関係の愁訴改善に関係するため、重要なテクニック（写真 3-19）。

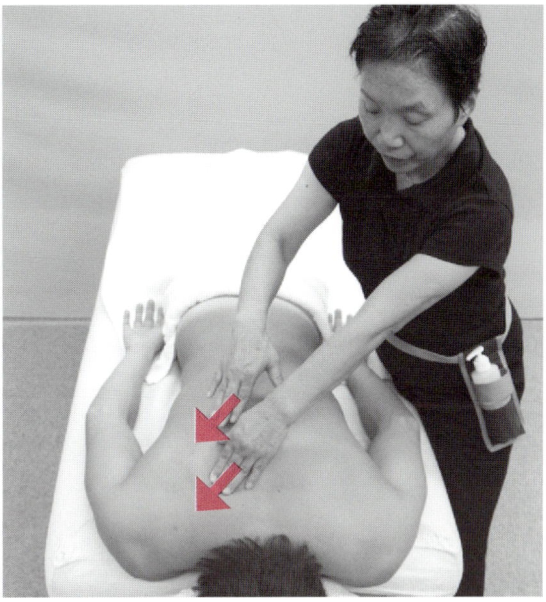

写真3-19

⑵ 首の付け根から肩峰《けんぽう》への稜線《りょうせん》の筋肉を、両母指で首から外側に向かい強擦（写真 3-20）。

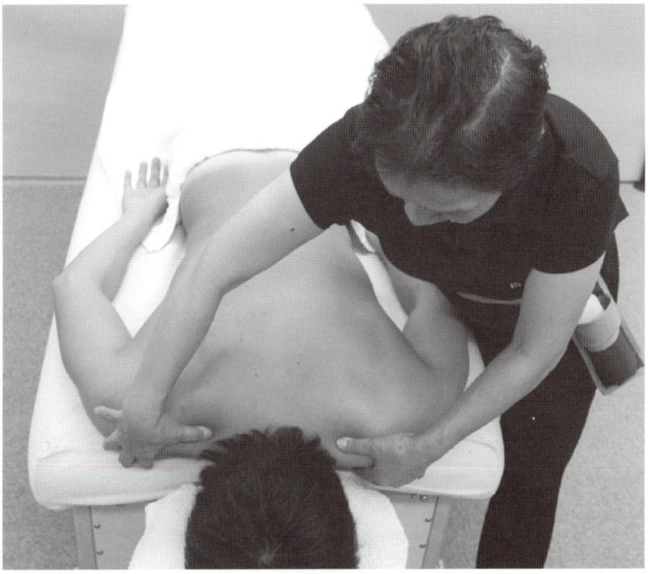

写真3-20

11）鋸切状揉捏《きょせつじょうじゅうねつ》※ Ⓕ

(1) 遠方の首の付け根から肩峰への稜線の筋肉を、両手掌で把握。左右の手を交互に動かし、鋸で物を切るような動きの鋸切状揉捏を連続して行う（写真 3-21）。

(2) 肩先まで来たら同様のテクニックでスタート地点に戻る。

(3) 手前側の首の付け根から肩峰への稜線の筋肉にも同様に行う（写真 3-22）。

※鋸切状揉捏…両手の平でつかむようにして、左右交互にのこぎりで物を切るように揉む

「10）エッジング」「11）鋸切状揉捏」の手技は、肩甲骨周囲から僧帽筋上部《そうぼうきんじょうぶ》線維《せんい》まで十分にマッサージするので、日本人に多い肩こりに非常に効きます。ただし、この部位は「もみ返し」が起きやすい部位ですので、いきなり強くは行わないように注意しましょう。ごく軽めの強さからスタートして下さい。

他の手技でもそうですが、刺激の量がより少なくて、同様の効果を上げられるなら、それに越したことはありません。強くマッサージすることは、難しくありません。弱いマッサージで治すほうが、何倍も難しいことを頭に入れておきましょう。

また、一般的に愁訴の部分だけでなく、その周囲や関連部位もマッサージをすると、早く効果が出ます。肩だけでなく、身体のどの部位にもこのことは当てはまります。

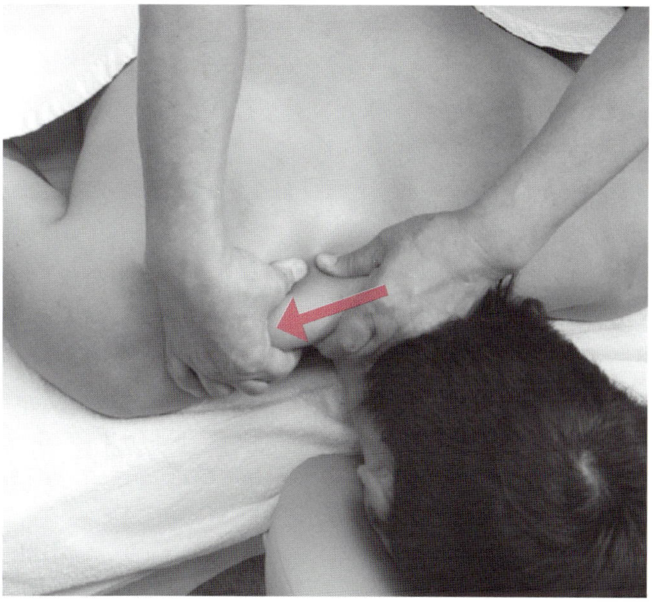

写真3-21

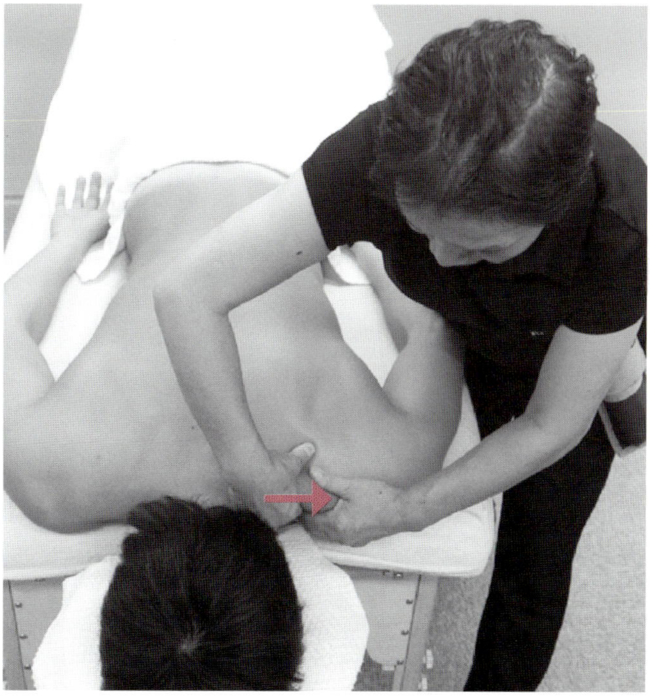

写真3-22

2. 首と頭部のマッサージ

首は非常にデリケートな部位です。決して強くやってはいけません。また、首や頭部の筋肉は、患者の精神状態を非常によく反映します。初めに行うごく軽い軽擦で、それらを手先に感じ取って下さい。

頭部へのマッサージはとても気持ちのよいもので、私の治療所でも大変好評です。インドで頭部のマッサージを受けたとき、最初は窓の外から聞こえていた鳥の声がいつのまにか消え、私は心地よい眠りに落ちていました。首と頭部のマッサージはストレスに溢れた忙しい現代人には、特に必要なマッサージといえるでしょう。

1）エフルラージュ（軽擦, Effleurage）Ⓡ

拳を握ったナックルで、首から肩先に向かって左右軽擦。基節骨《きせつこつ》、中手指節《ちゅうしゅしせつ》関節《かんせつ》を使う。（写真 3-23）。

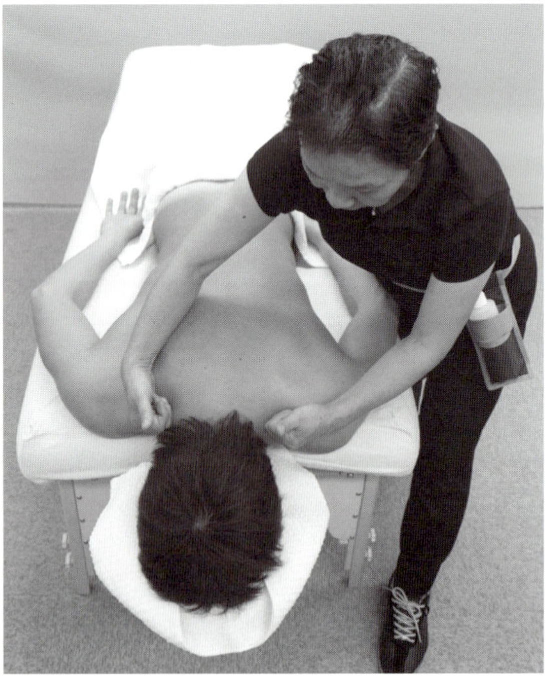

※写真上、側方からになっているが、患者の頭上からのほうが施術しやすい。

写真3-23

2）ミルキング１（乳搾り，Milking-1）Ⓡ

⑴ 後頸《こうけい》部《ぶ》の上下に手掌を置き、一方の手を首の形に密着させる（写真 3-24）。

⑵ 一方の手は後頸部に置いたままで、もう一方の手は首の付け根から上方に向かって、牛の乳搾りのように、搾り上げるように滑らせる（写真 3-25）。

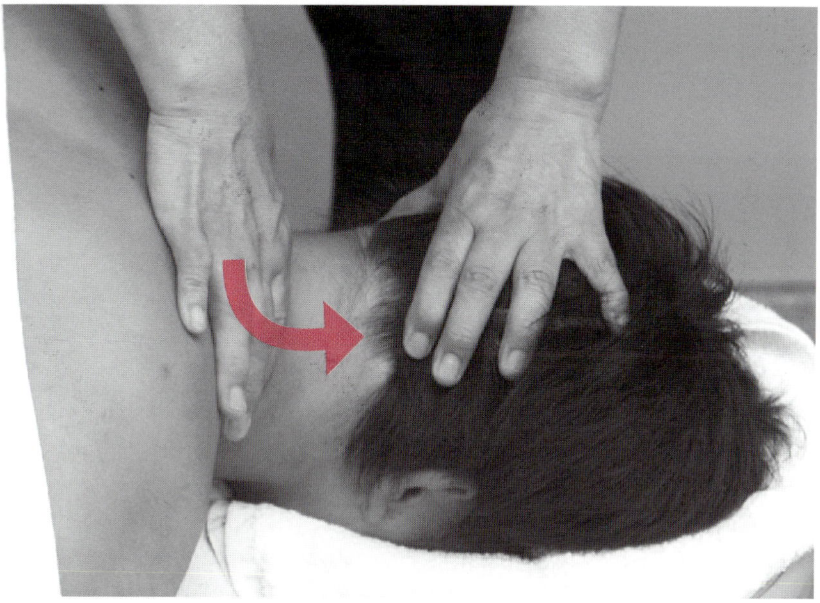

写真3-24

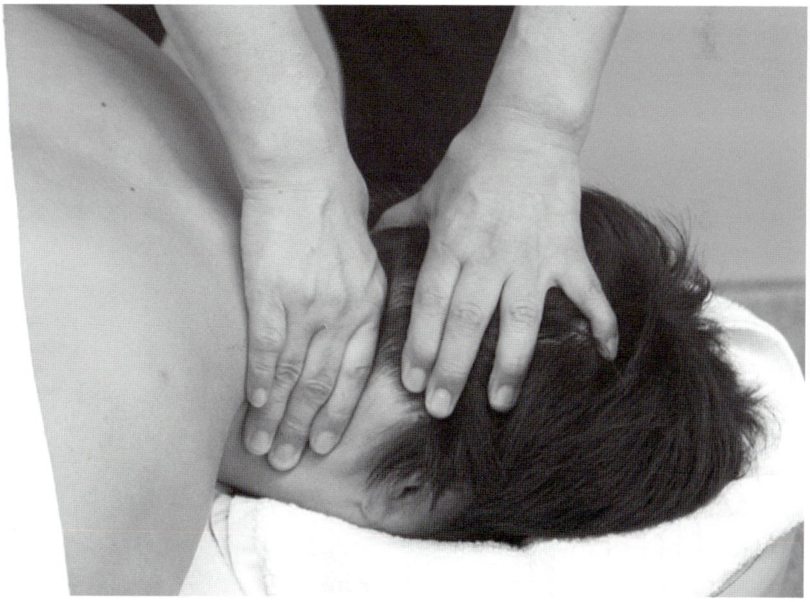

写真3-25

(3) 一方の手を浮かせ、もう一方の手を後頸部から首の付け根まで搾り上げるように滑らせる（写真 3-26）。

(4) 左右交互に繰り返す。

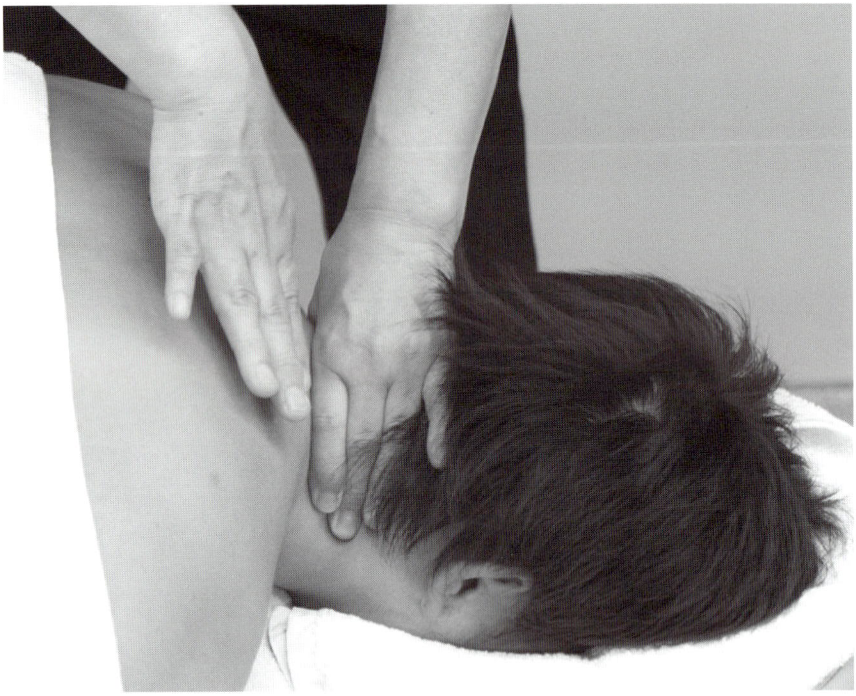

写真3-26

3）ミルキング 2（乳搾り, Milking-2）Ⓡ

(1) 肩先の大胸筋《だいきょうきん》側に四指、背中側に母指を置く。

(2) 母指と示指の間を使い、上項線《じょうこうせん》（後頭下縁）まで、リズミカルに筋肉を擦り上げる（写真 3-27）。

(3) 左右交互に繰り返す。

4）上項線の四《し》指《し》頭揉捏《とうじゅうねつ》※

(1) 上項線（後頭下縁）を四指頭揉捏。指の下はすぐに骨なので強くなり過ぎないように注意すること（写真 3-28）。

※四指頭揉捏…母指以外の四指の指先で揉む手技

この部を緩めると、頭部と同時に、僧帽筋上部線維も緩ませることができます。筋肉の付着部のマッサージは非常に大事です。

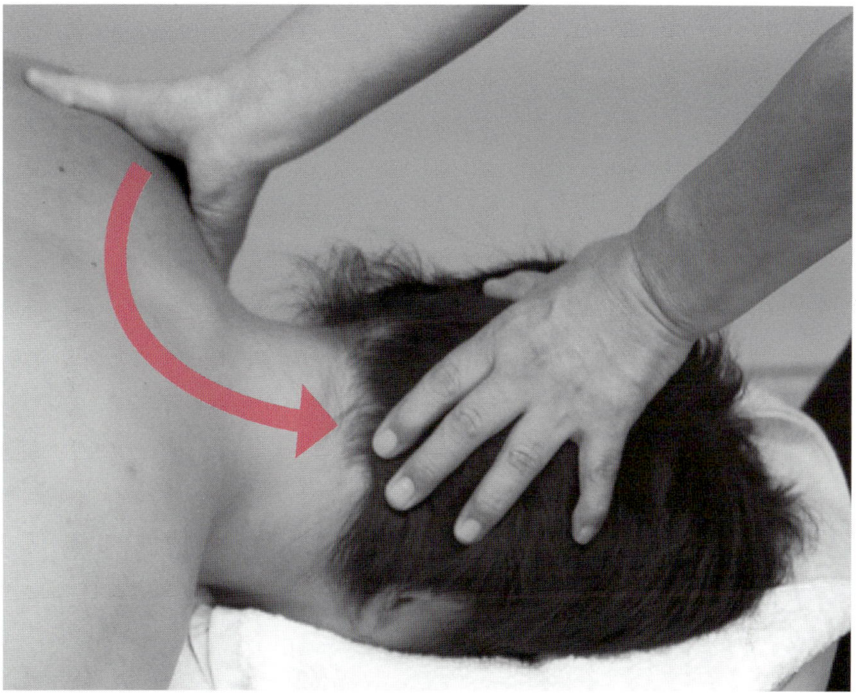

※写真上、首が見えやすいように一方の手が髪の毛を押さえているが、本来は両手を肩先に置く。

写真3-27

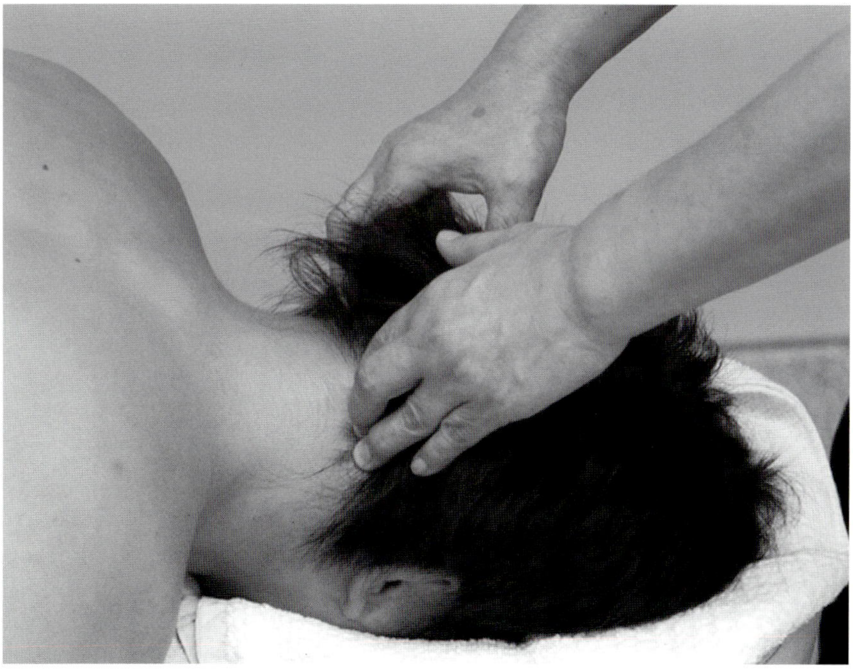

写真3-28

5）シャンプー（頭を洗うように, Shampoo）

(1) 頭部全体をシャンプーするように、両方の指先で満遍なくこする（写真3-29）。

このテクニックを用いれば、術後、患者の頭をすっきりとさせることができます。頭皮が張っているところは優しくほぐすようにしましょう。

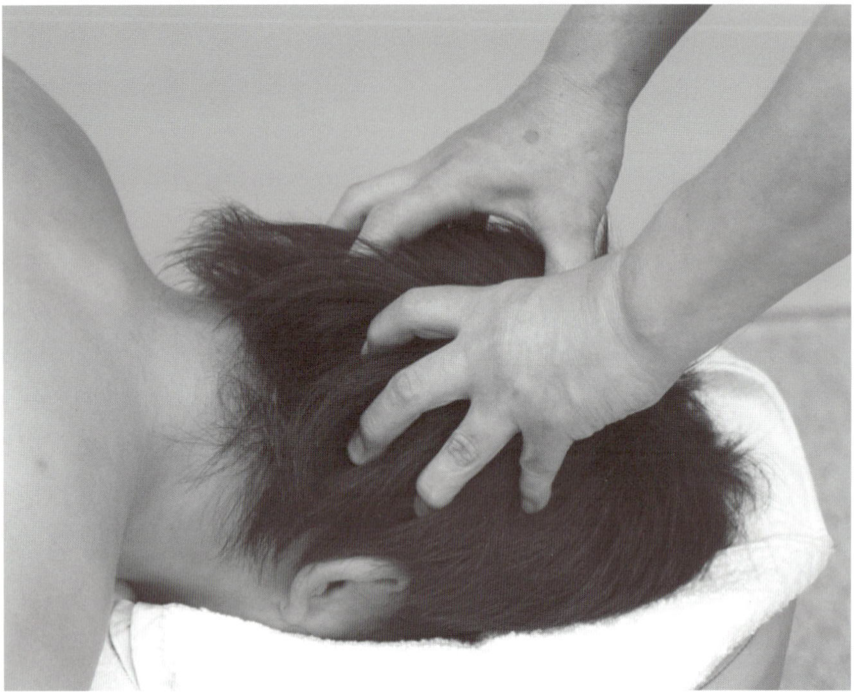

写真3-29

6）スクリュー（巻きつける, Screw）

(1) 髪の毛を指の間に巻きつけて、軽く引っ張る（写真3-30）。

このテクニックでは、毛根を刺激することで、血流をよくすることができます。髪の毛にもよいテクニックです。毛髪の少ない人や高齢者へは、極軽い力で行うか、行わないようにしましょう。また髪の短い人には、シャンプーテクニックを丁寧に行い、スクリューは行いません。

7）頭部圧迫

(1) 頭部全体を両手掌でゆっくりと圧迫。手で押すのではなく、大胸筋を使って手掌に少しずつ圧を加える。力を抜くときはゆっくりと行う（写真3-31）。

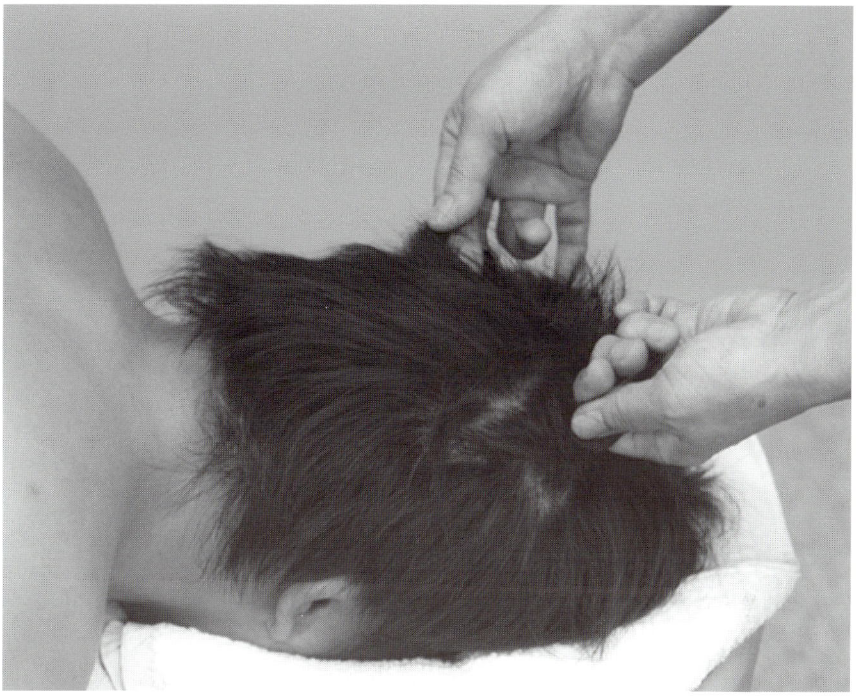

写真3-30

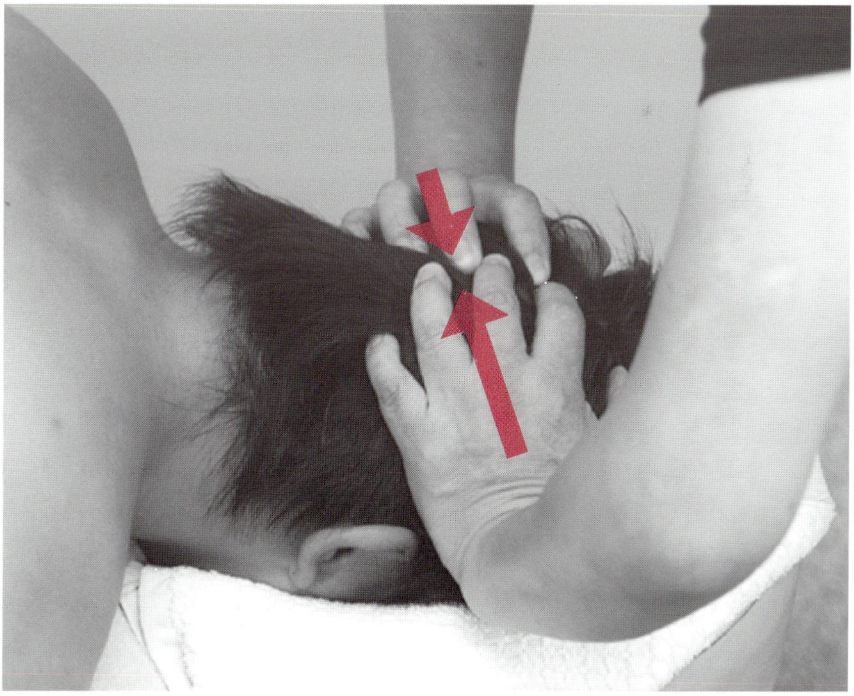

写真3-31

3. 殿部のマッサージ

1）エフルラージュ（軽擦, Effleurage）Ⓕ

(1) 患者の大腿部の横に立ち、手根部を施術者側の殿部に当てる（写真3-32）。

(2) もう一方の手で手首周囲をつかみ、圧をかける（写真3-33）。

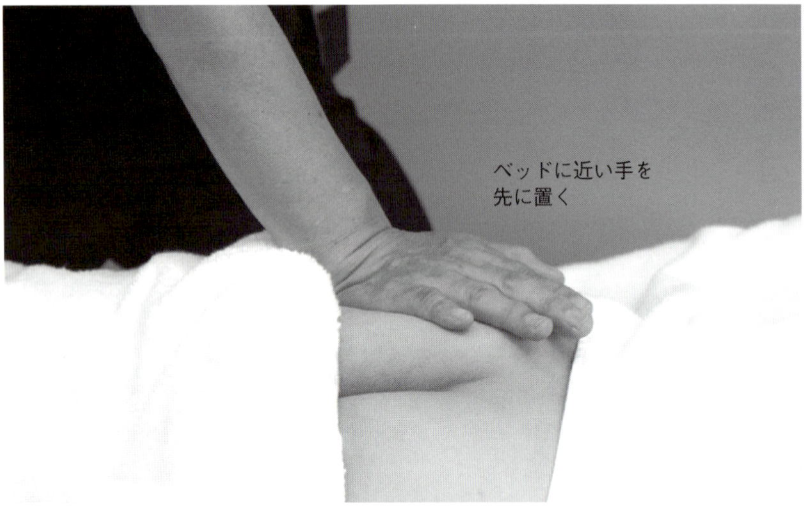

写真3-32

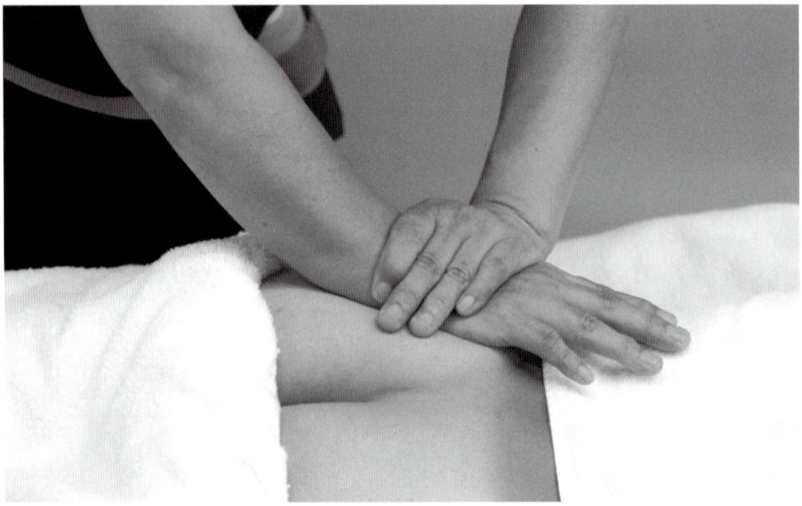

写真3-33

(3) そのまま、外側から上方に滑らす。腸骨稜《ちょうこつりょう》まで来たら内方へ円を描くように滑らせる。位置を換えて何回か繰り返す。肛門を広げない方向で行うこと（写真3-34）。

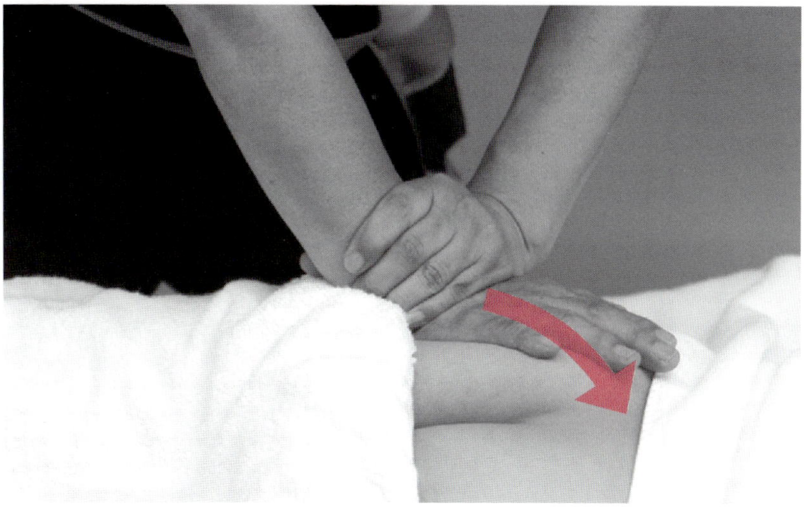

写真3-34

手に力を入れるのではなく、ふんわりと置いた手に、そっと寄りかかるように行いましょう。手に力を入れると、手掌自体がキュッと硬くなり、患者にとっては不快になります。試しに、手にぐっと力を入れて押したときと、手は殿部に置いたままで、体をその手の上に寄りかからせたときの、感じの違いを患者に聞いてみて下さい。

2）ペトリサージュ（揉捏, Petrissage）

Ⓡ (1) 十字架テクニックを行う（写真 3-35）。

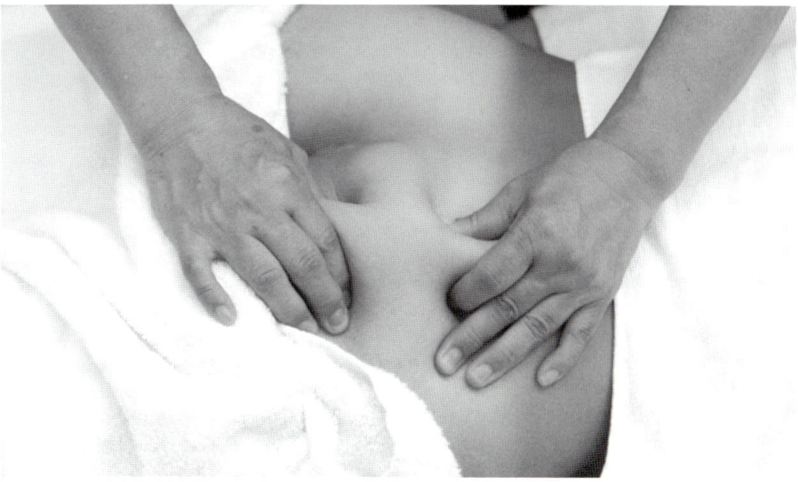

※写真上、反対側に施術しているが、本来は近位側の殿部に施す。

写真3-35

Ⓡ ⑵ 拳を作り、両手の基《き》節《せつ》骨《こつ》部《ぶ》を殿部に置く。圧を徐々にかけながら交互に回転させる（写真 3-36、37）。

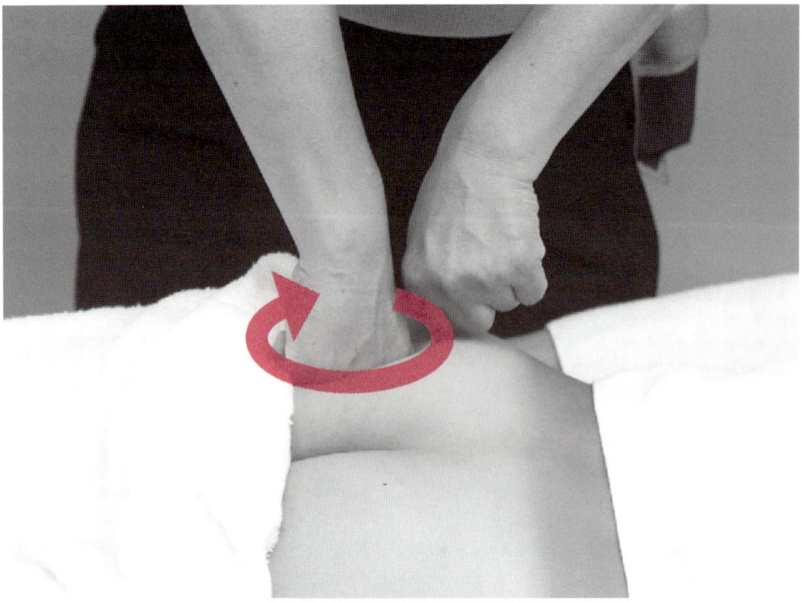

写真3-36

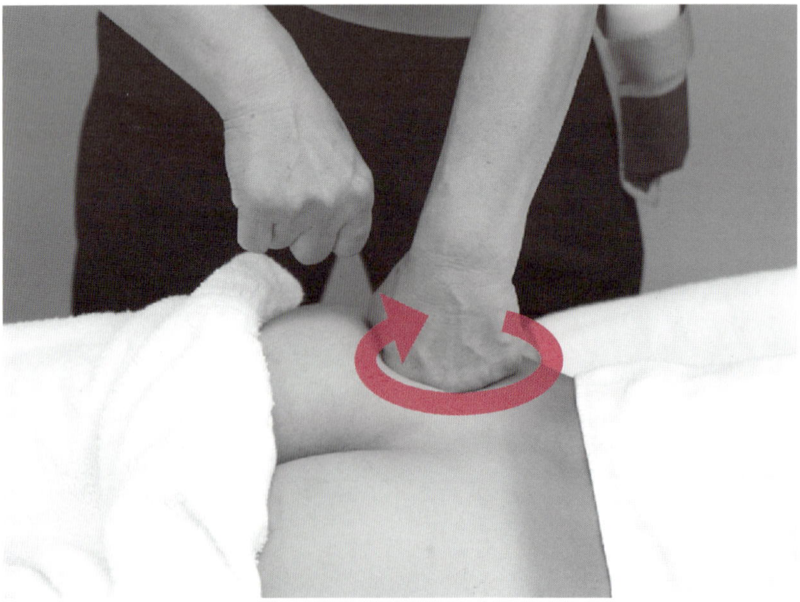

写真3-37

Ⓕ (3) 一方の手で足首を持ち、膝を屈曲させる。もう一方の手は拳を作り、基節骨部を殿部に置き、圧を徐々にかける。同時に、足首をリズミカルに前後に揺すり、膝の屈伸を行う。大事なのは、両方の動作を同時に行うこと（写真 3-38、39）。

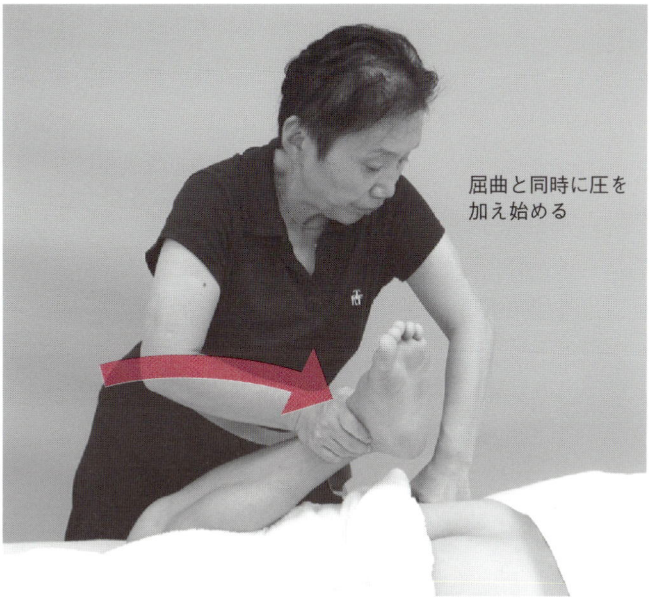

写真3-38

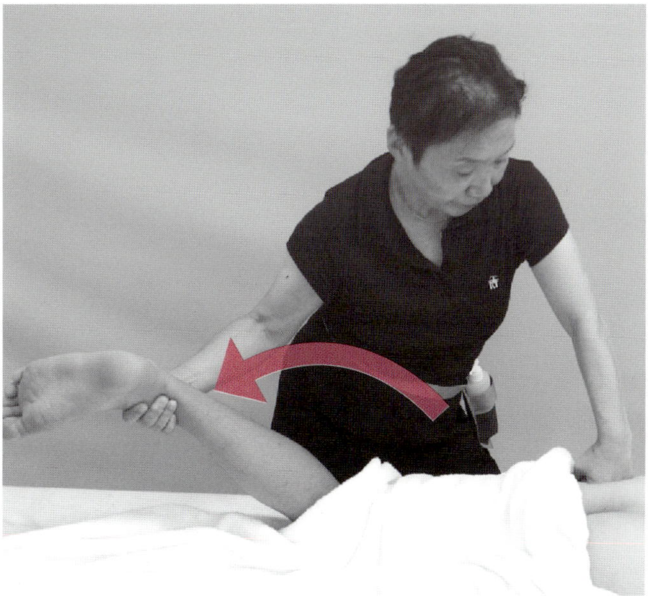

写真3-39

Ⓕ ⑷ 拳の代わりに肘を殿部に置き、⑶と同様のテクニックを行う。殿部にかかる圧は、肘を横にすれば弱く、肘を立てれば立てるほど強くなる。深いところを狙うときには、肘を立てて行う。ただし、不快な痛みが出ないように注意すること（写真 3-40、41）。

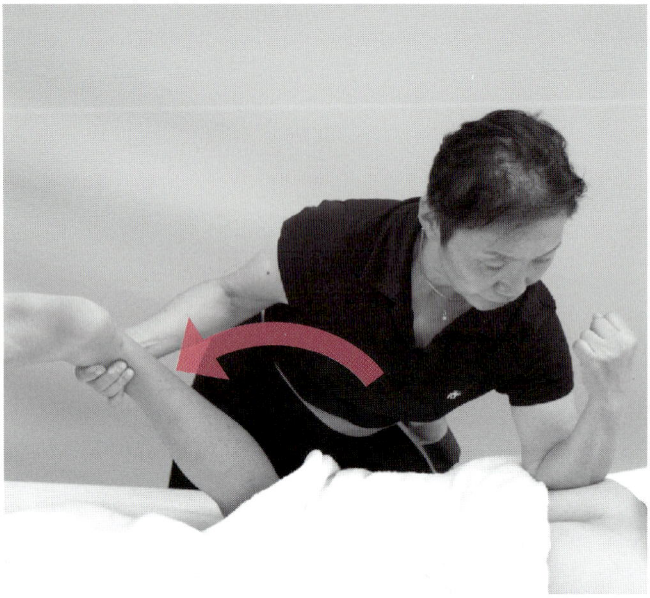

写真3-40

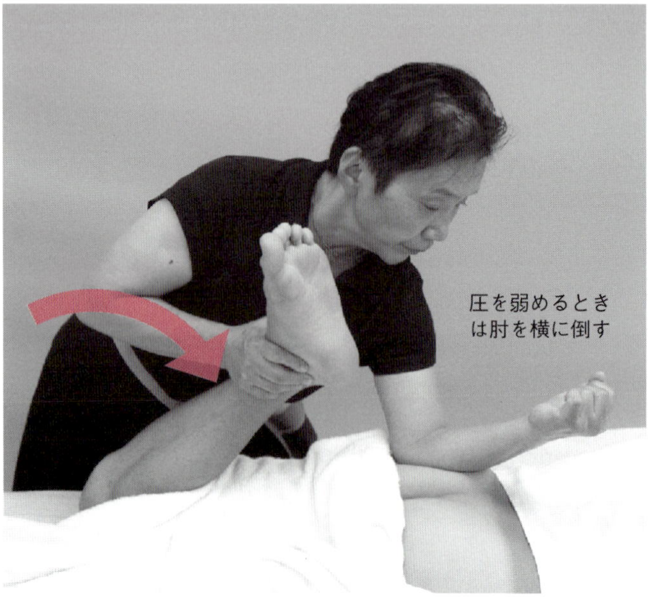

写真3-41

3）フリクション（強擦, Friktion）Ⓕ

（1）両四指を重ね、殿筋を大きく円を描くように強擦（写真 3-42）。

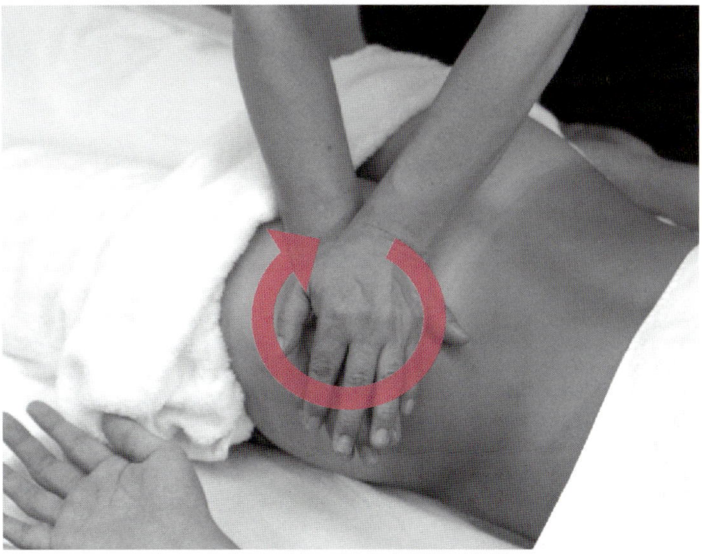

※写真上、反対側の殿部に施術している。

写真3-42

4）ハッキング（切打《せつだ》※, Hacking）Ⓡ

（1）殿筋全体を切打。素早く軽く殿筋全体を満遍なく叩く（写真 3-43）。

※切打…手指を伸ばし小指側で叩く手技

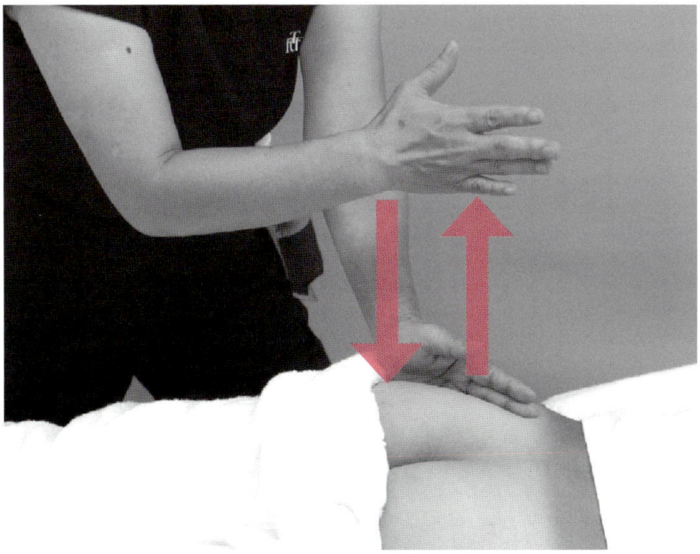

写真3-43

素早く軽く叩くコツは、叩くことではなく「手を素早く戻すこと」に集中すること。叩くことに気を使うと、つい強くなってしまいます。戻すことに意識を集中して行うと、強くなり過ぎず、軽やかで素早い切打ができるでしょう。

4. 下肢のマッサージ

1）レッグ・エフルラージュ（脚の軽擦, Leg Effleurage）Ⓕ

(1) 両手掌で、下腿全体を包むように左右からしっかり密着させ、両手掌で軽擦。上端まで行ったら下腿の側面を軽く撫でながら下へ戻る（写真 3-44）。

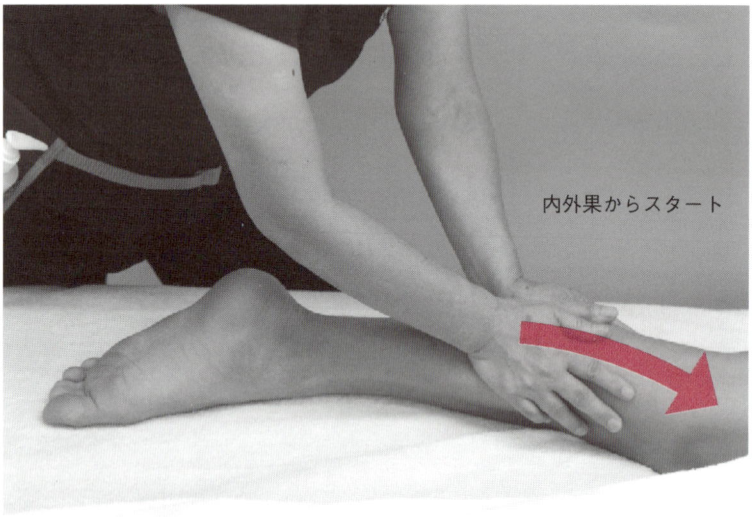

写真3-44

(2) 両母指と示指の間を広げて下腿の下端に置き、アキレス腱のほうから上端まで滑らせる（写真 3-45）。

(3) 両手掌を重ねて下腿の下端に置き、アキレス腱のほうから上端まで滑らせる。圧は手ではなく、かける体重で調節（写真 3-46）。

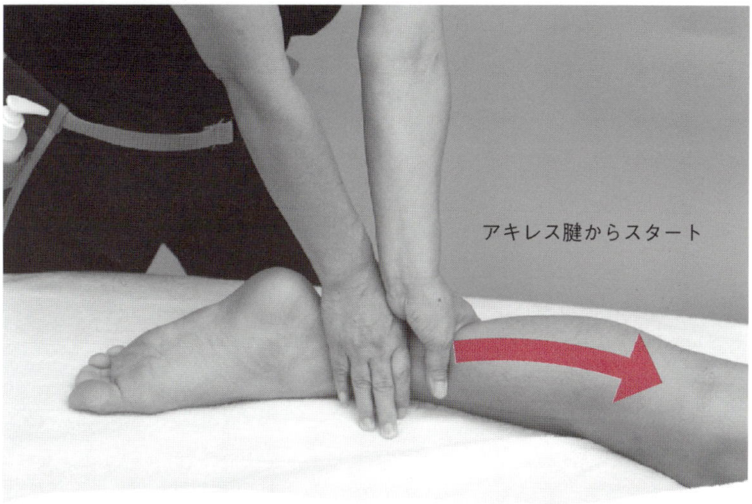

写真3-45

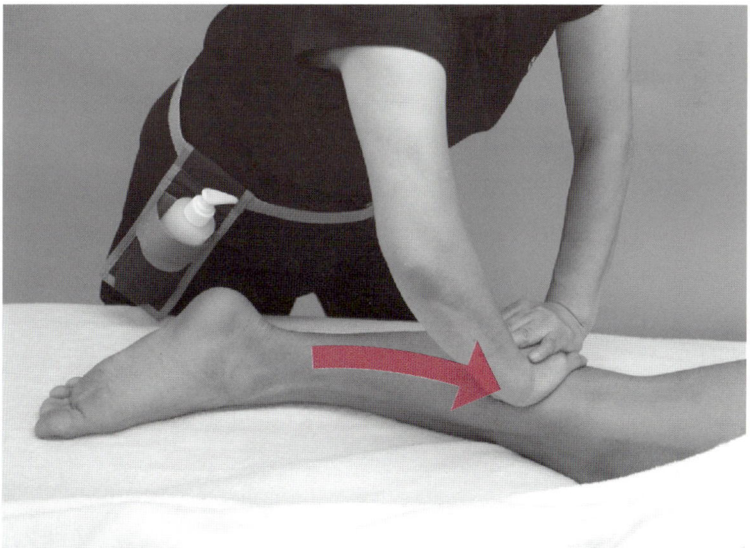

写真3-46

2）ミルキング（乳搾り, Milking）Ⓕ

⑴ 一方の手をアキレス腱の上に置く。もう一方の手を膝《しつ》窩《か》の位置で浮かせておく（写真 3-47）。

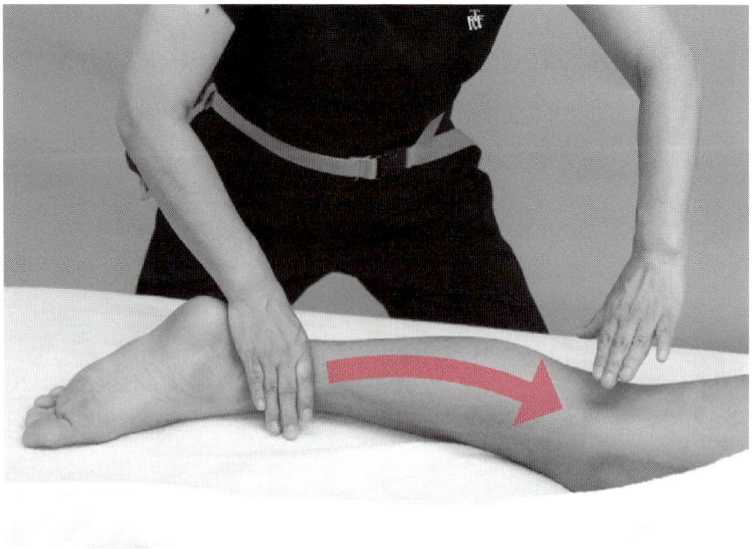

写真3-47

⑵ アキレス腱に置いた手からスタート。膝窩まで、手掌全体で下腿部を覆った状態で圧をかけて滑らせる（写真 3-48）。

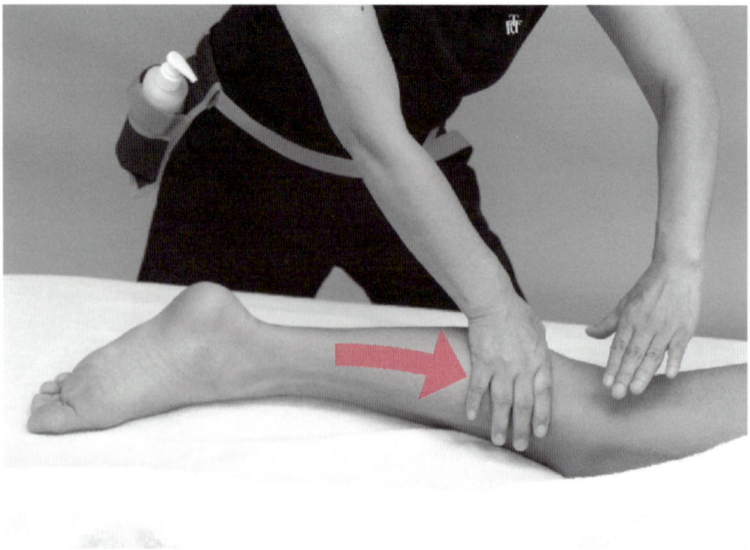

写真3-48

(3) 膝窩まで来たら、その手を浮かせて、アキレス腱の位置に戻す。今度は膝窩にあった反対側の手を、同じように圧をかけたままアキレス腱まで滑らせる（写真 3-49）。

(4) 左右の手で交互に繰り返す。

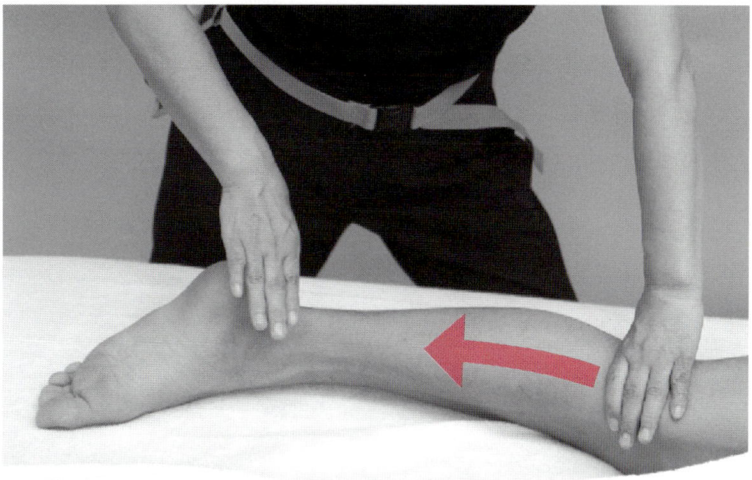

写真3-49

3）スウィンギング（弧を描くように, Swinging）— 下腿部　Ⓕ

(1) 両手掌を広げ、母指同士をくっつけて下腿部に置く。

(2) 一方の手を下腿部の内側に、もう一方の手を外側に置く。四指で筋肉をつまむようにして、弧を描くように中枢へ移動（大腿部への施術写真 3-54 参照〈P.72〉）。

(3) 上端まで来たら再び下へ。

4）フィンガー・ハロー（両母指 X 重ね, Finger Harrow）ー下腿部　Ⓕ

(1) 両手の指を広げ下腿の下端に置く。母指同士を X 字型に重ねる。下腿全体を手根と広げた指でカバー。

(2) 手全体に体重をかけたまま、中枢に向かって滑らせる。同時に、両方の四指は円運動を続ける。この際母指は左右に円を描かず､真っ直ぐ直進のみ、進行方向のガイドとして働く（大腿部への施術写真 3-55､56 参照〈P.73〉）。

【ベッドに腰をかけて肩に患者の足首を置いてもできる】

(1) 患者の膝を屈曲させ、下腿部に両四指頭を立て、自分の方に筋肉を左右に引き分けるように交互に引く（写真 3-50）。

(2) 両手を組み合わせ、両手根で圧をかけグルグルと揉捏しながら移動。手を組んでいるので強い圧がかけやすい（写真 3-51）。

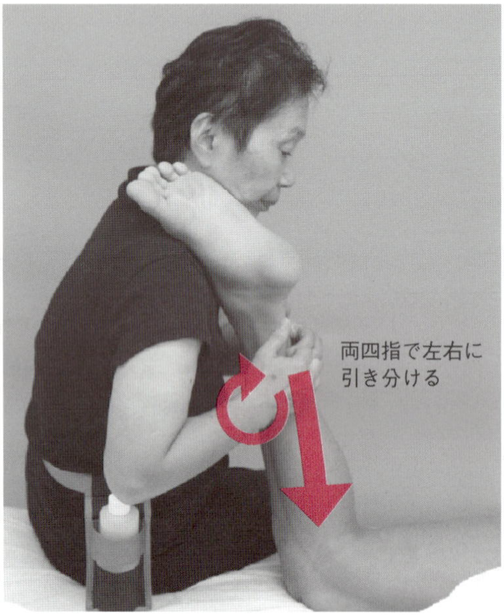

写真3-50

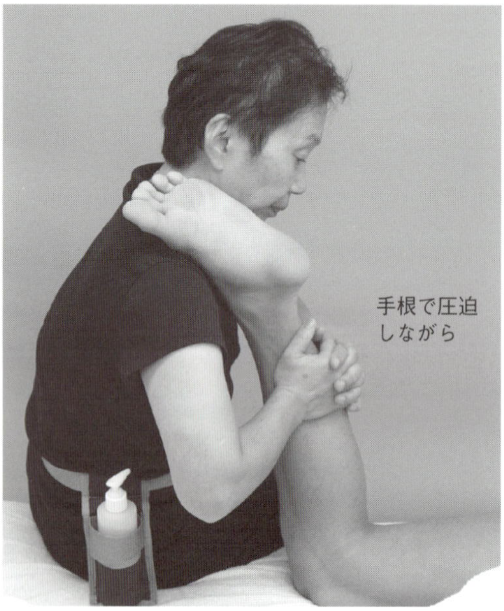

写真3-51

5）カフ・フリクション（ふくらはぎ強擦, Calf Friktion）Ⓕ

(1) 一方の手で足首を持ち、もう一方の手の前腕を半回転させながら下腿部に滑らし、上下に移動させる（写真 3-52）。

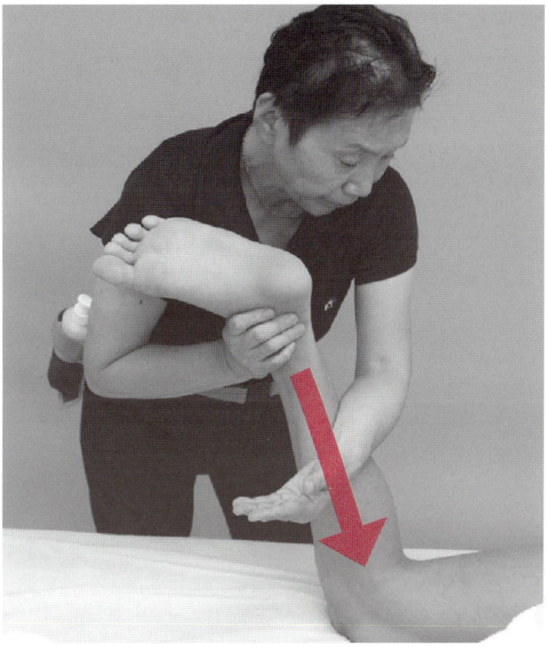

写真3-52

(2) 患者の足部《そくぶ》を、施術者の大腿部の上に置く。

(3) 両四指頭で、交互に下腿部を末梢から中枢に向かって強擦（写真 3-53）。

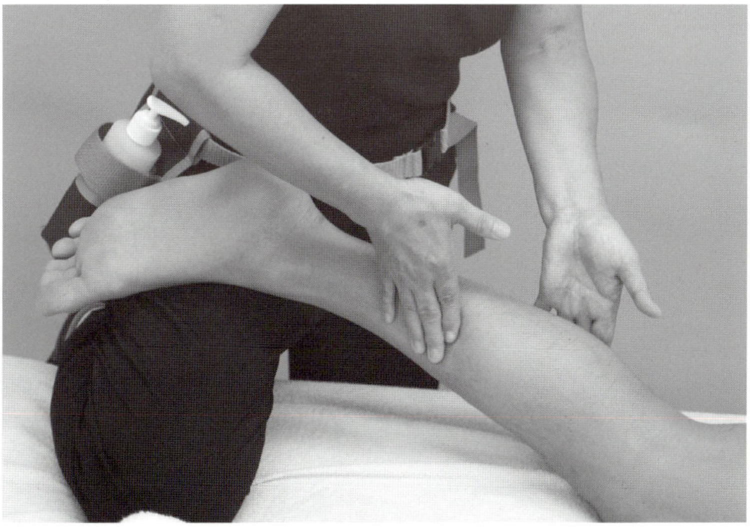

写真3-53

6）スウィンギング（弧を描くように, Swinging）Ⓕ

(1) 両手掌を広げ、母指同士をくっつけ、ハムストリングスの下端に置く。

(2) 一方の手をハムストリングスの内側、もう一方の手を外側に置く。筋肉を四指でつまみ気味にして、そのまま手掌を交互に滑らせる。順次中枢に移動する（写真 3-54）。

(3) 上端まで来たら、再び下へ下がる。

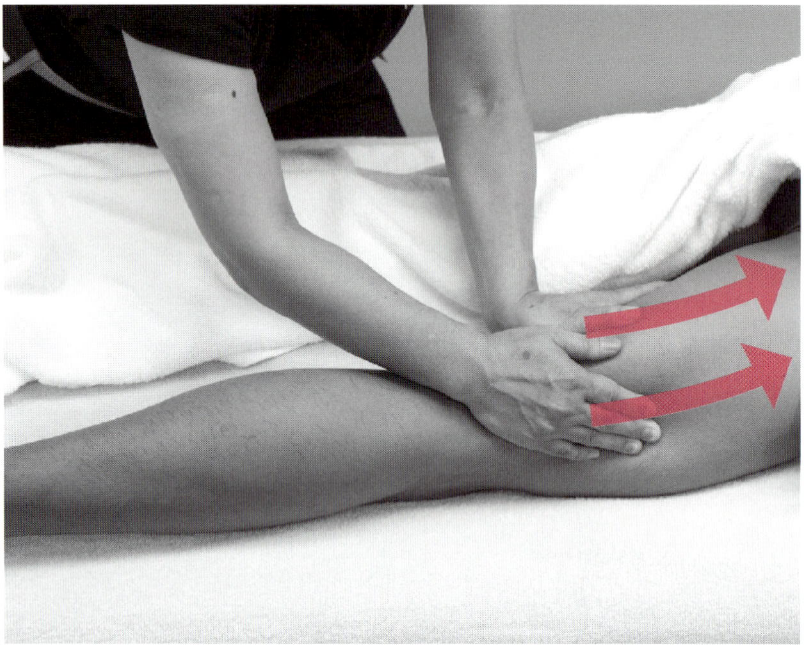

写真3-54

7）フィンガー・ハロー（両母指 X 重ね, Finger Harrow）— 大腿部 Ⓕ

⑴ 両手の指を大腿の下端に置く。両母指同士を X 字型に重ねる（写真 3-55）。ハムストリングス全体を手根と広げた指でカバー。

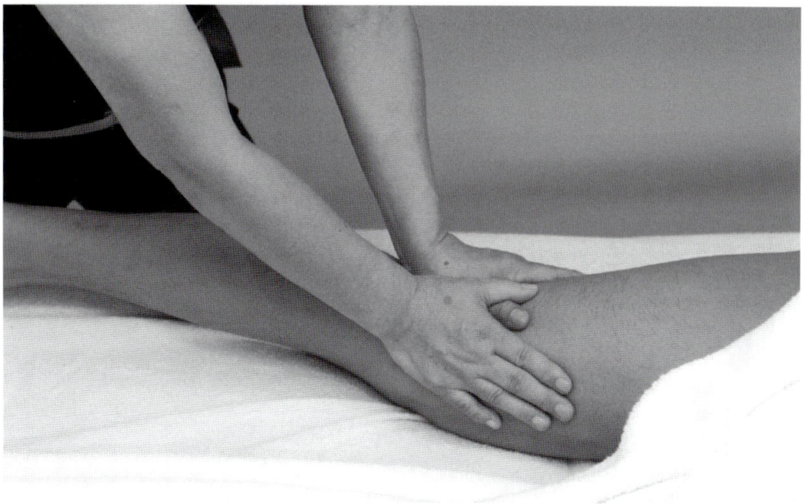

写真3-55

⑵ 手全体に体重をかけたまま、中枢に向かって滑らせる。同時に、両方の四指は円運動を続ける。この際母指だけは左右に円を描かず、真っ直ぐ直進するのみで、進行方向のガイドとして働く（写真 3-56）。

⑶ 手全体を滑らせながら、四指が別の円運動をしていることがポイント。

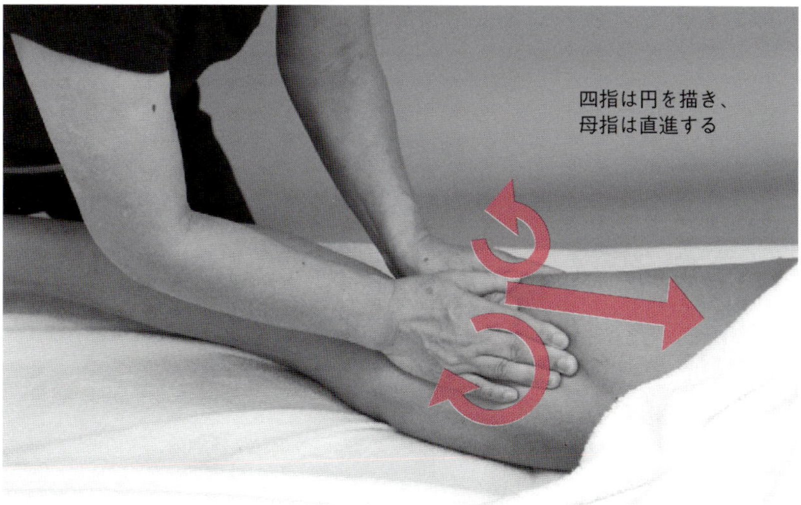

写真3-56

8）シィザーリング（S 字テクニック, Scissoring）－ハムストリングスの内側　Ⓡ

(1) ハムストリングスの内側に右手根と左四指を、少し間を空けて置く。

(2) 右手は施術者の位置の遠方側に押し、左手は手前に引く。両手の間で筋肉が英語のＳ字型になるようにする。膝上３分の２近位を施術する（写真3-57）。

(3) 左右の手の動きを逆にする。リズミカルに上方に向かう。上端まで来たら同様のテクニックで膝近くまで戻る。

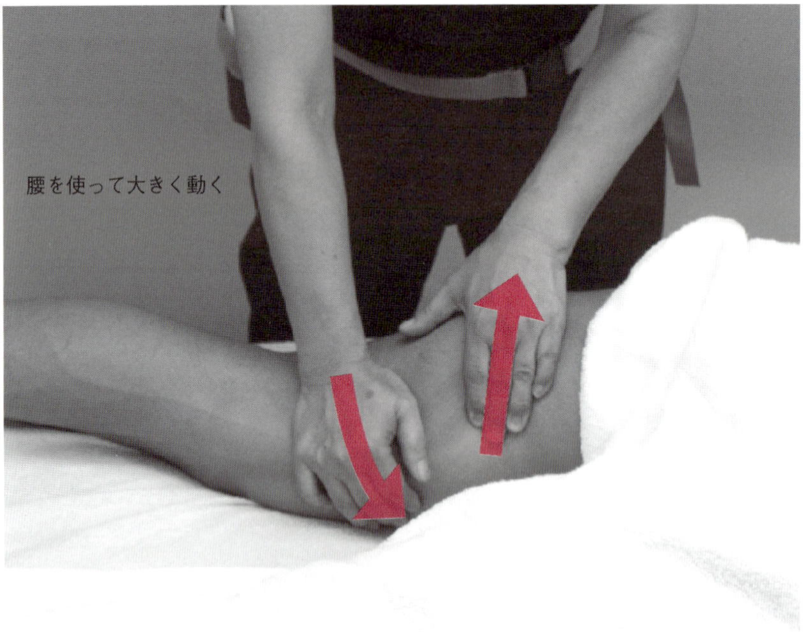

写真3-57

9）シィザーリング（S 字テクニック, Scissoring）－ハムストリングスの外側　Ⓡ

(1)「Ｓ字テクニック」と同様のテクニックをハムストリングの外側に行う。

10）フリクション（強擦, Friktion）Ⓕ

（1）患者の膝を屈曲させ、一方の手で足首を持って、リズミカルに前後に動かしながら、もう一方の手でハムストリングスを手根強擦《しゅこんきょうさつ》※、次いで手掌揉捏《しゅしょうじゅうねつ》※（写真 3-58、59）。

※手根強擦…手根または母指球で強く擦する手技

※手掌揉捏…手の平で揉む手技

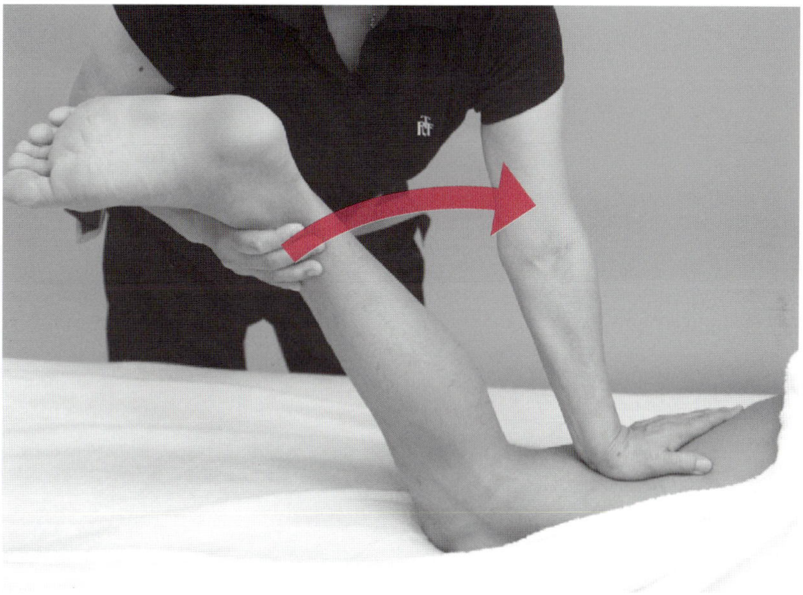

写真3-58

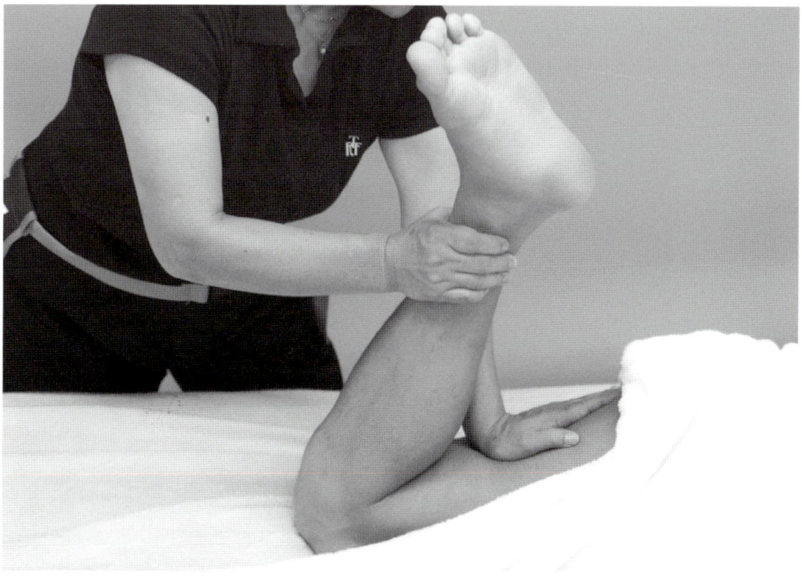

写真3-59

(2) そのままの肢位で、ハムストリングスに手の小指側を置き、擦りながら移動する。手首の力を抜いて素早く動かす（写真 3-60）。

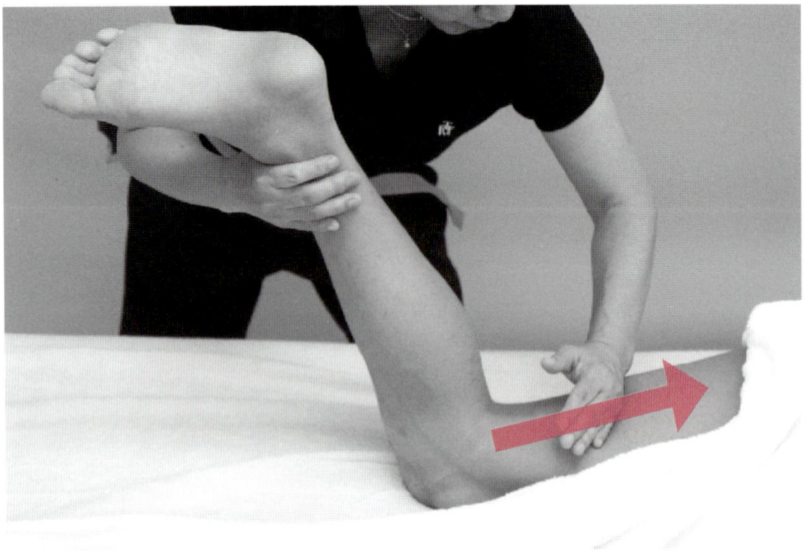

写真3-60

11）フィーマー・シェイク（大腿振せん, Femur Shake）Ⓕ

(1) 患者の膝を屈曲させ、一方の手で足首を持ち、もう一方の手をハムストリングスに置き、左右に素早くふるわせる。

(2) 末梢から中枢へ、次いで末消へ往復（写真 3-61）。

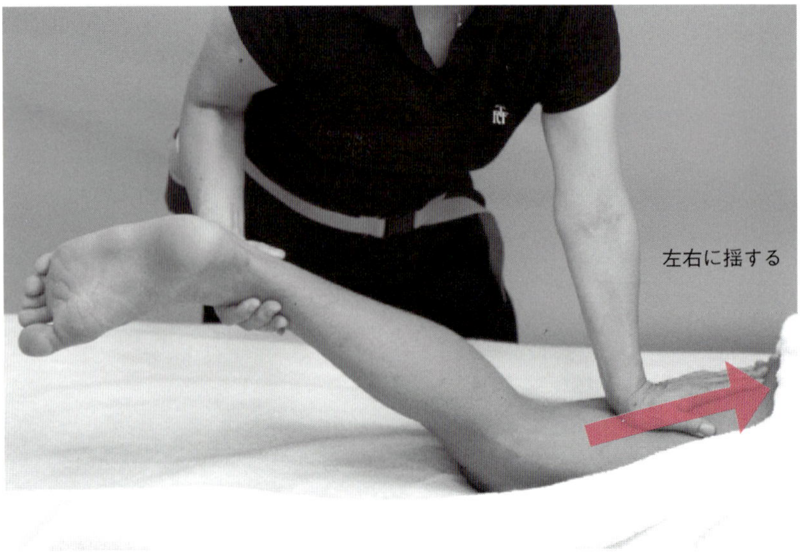

写真3-61

12）インクライン・シェイク（持ち上げ牽引, Incline Shake）Ⓕ

(1) 両手で足首を持ち上げ、下腿部に牽引をかけながら、細かく素早くふるわせる。ふるわせている間、牽引は緩めない（写真 3-62）。

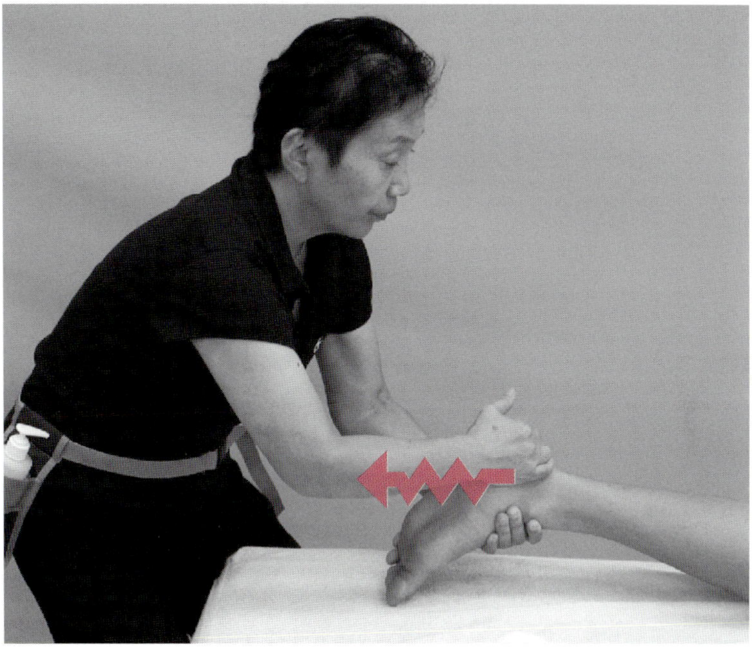

写真3-62

13）レッグ・エフルラージュ（脚の転擦, Leg Effleurage）Ⓕ

(1)「1）レッグ・エフルラージュ」と同様のテクニックを最後にもう一度行う。

第4章 基本テクニック　背臥位編

1. 腹部のマッサージ

施術者が患者の腹部に触るときは、いきなり強く触ってはいけません。腹部を触られると人は緊張します。体で一番弱い所ですし、中に重要な臓器があるため、反射的にそうなるのでしょう。ですから、患者が来院して日が浅く、まだ自分に慣れていないようでしたら、後日、信頼関係が生まれてから行うのも1つの方法です。

腹部のマッサージは、日本の按摩では「按腹」と言い、最も難しいとされています。腹部はしっかりとマッサージしなければならない重要な部位です。按摩の世界では「腹部の施術がきちんとできれば一人前」と言われたものです。

また、腹部は「人間の感情の宿る所」でもあります。患者がイライラしていたり、心配事があったりすると、腹部、特に季肋部が詰まり、硬くなります。「胸のつかえ」という表現がありますが、その通り、胸が詰まってきます。あなたのマッサージで季肋部をゆっくりと、しっかりほぐしてください。そうすると患者のイライラや憂いも少しずつ自然に消えていきます。マッサージは、筋肉だけをほぐすのではありません。患者の心もほぐすのです。

1）エフルラージュ（軽擦《けいさつ》※, Effleurage）Ⓕ

⑴ 手掌を広げて腹部にそっと置き、そのまま保持。

⑵ 患者が慣れてきたと思ったら、手根を中心にして交互の手掌でゆっくりと軽擦。腸の方向と同じ時計回りに左右の手掌で交互に行う（写真 4-1）。

※軽擦…手の平や指を密着させ、軽くなで擦る

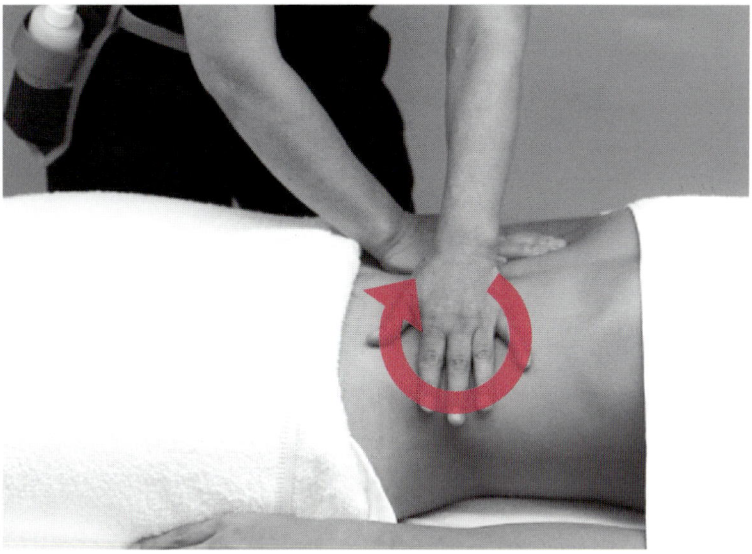

写真4-1

2）ペトリサージュ（揉捏《じゅうねつ》※, Petrissage）ー腹直筋　Ⓡ

⑴ 施術者の位置から遠方側の腹直筋《ふくちょくきん》を両四指で手前に引く（写真 4-2）。

※揉捏…手の平や指で適当な圧を加えて筋肉をこね、つまみながら揉む

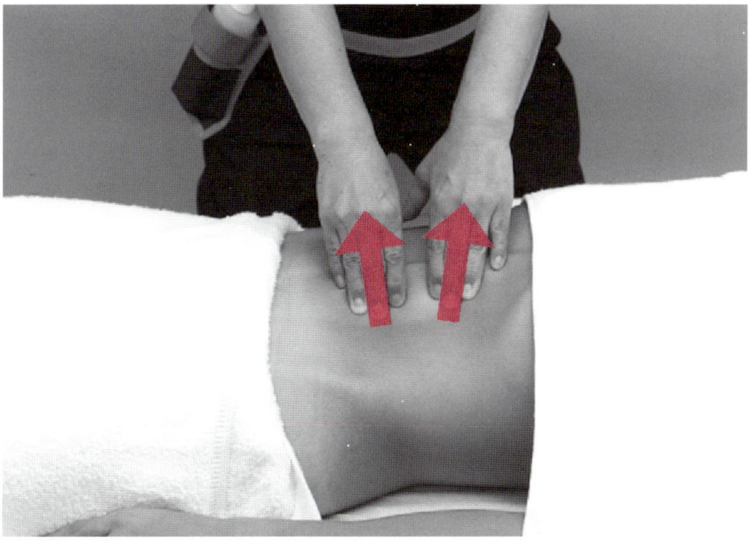

写真4-2

(2) 手前の腹直筋を両母指で向こう側に押す（写真 4-3)。
(3) この動きを続けながら、上下に腹部全体を往復。

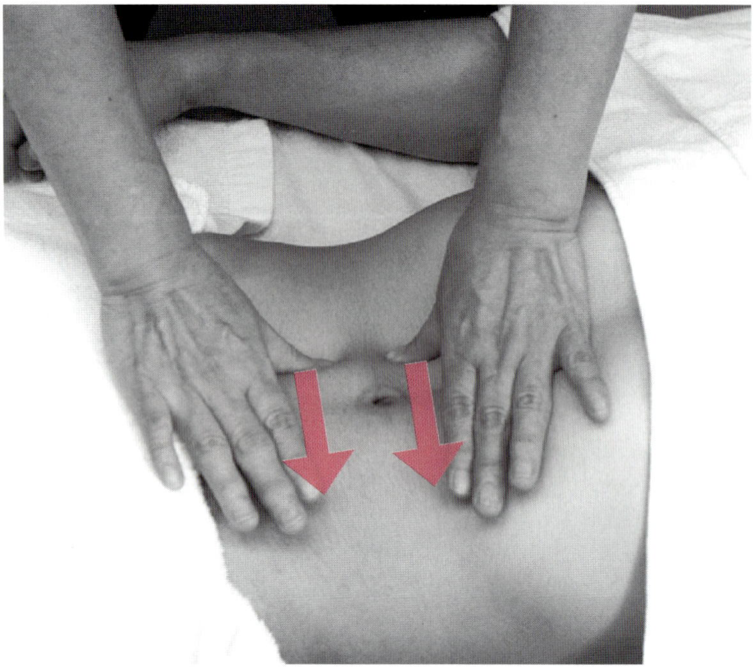

写真4-3

3）バナナ・グリップ（バナナ状につまむ, Banana Grip）Ⓡ

(1) 腹部の筋肉を両母指頭で、施術者から遠方側に押す（写真 4-4)。

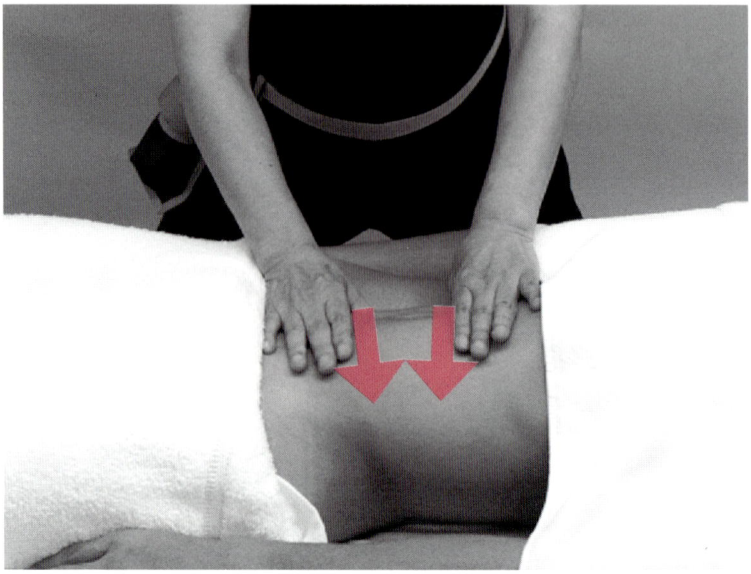

写真4-4

(2) 腹部の筋肉を両四指で、向こう側から手前側に引っ張り、両母指頭で押された筋肉とあわせ、バナナ型にする（写真 4-5)。

(3) 腹部全体に満遍なく、バナナを作っていく。

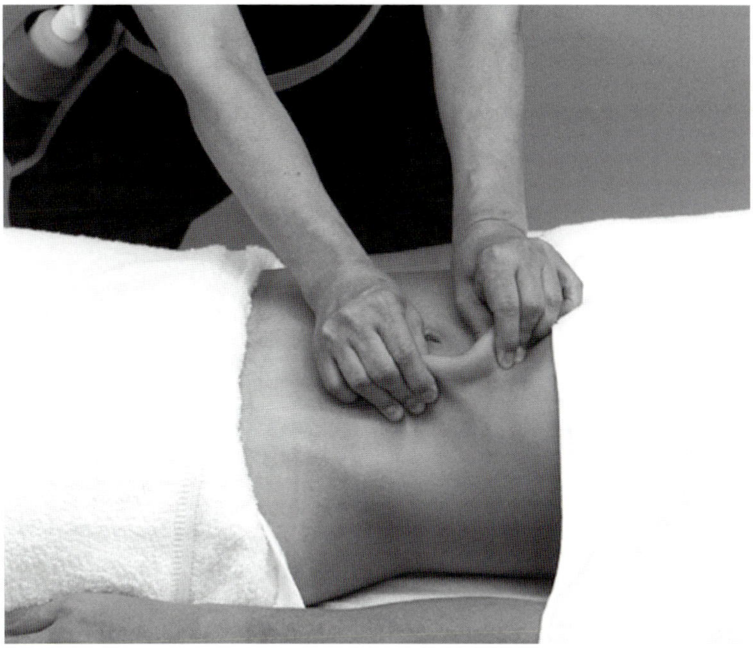

写真4-5

4) エフルラージュ（軽擦, Effleurage）Ⓕ

(1)「1)エフルラージュ」と同様のテクニックを最後にもう一度行う。

2. 手部のマッサージ

手足へマッサージを行うと、患者に「丁寧に、体の隅々までマッサージしてもらった」といった印象を与えます。体幹のみでなく、指先までしっかりとマッサージしましょう。

指先は血液やリンパの流れ、全身エネルギーの流れの折り返し点であり、スタート地点です。ここでの滞りは全身に影響します。手足の指先を揉むだけで、患者の全身を軽くすることができます。マッサージにかける時間が少ないときほど、この部をしっかりと処置して下さい。

1）指のマッサージ Ⓕ

(1) 母指と示指で患者の指を挟む

(2) 中枢から末梢に向かってグニュグニュと揉む。強くやりすぎないように注意する（写真 4-6)。

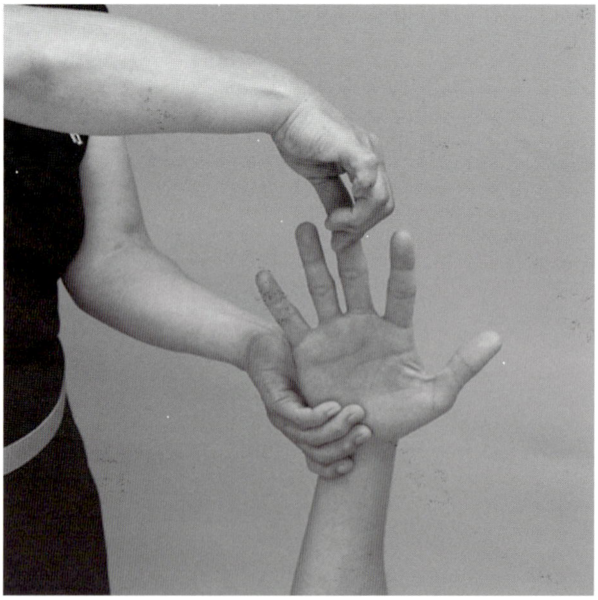

写真4-6

2）フリクション（強擦《きょうさつ》※, Friktion）Ⓕ

(1) 患者の肘を屈曲させ、上腕をベッドの上に置く。

(2) 手根を回転させながら、患者の手掌を強擦（写真 4-7）。

※強擦…手の平や指で強く揉み、強く擦する手技

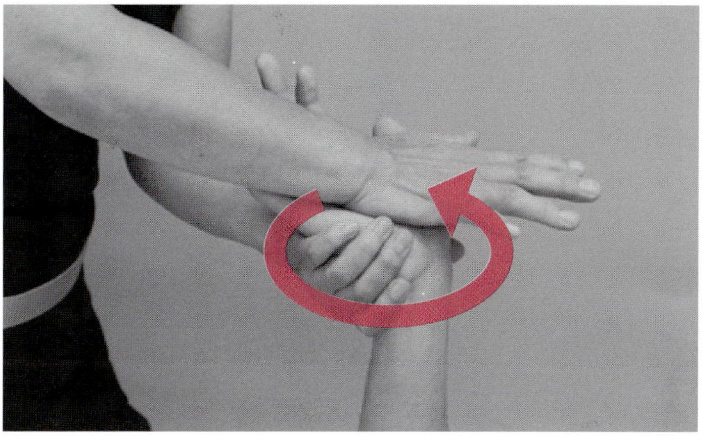

写真4-7

3）サム・フリクション（母指強擦, Thumb Friktion）Ⓕ

(1) 患者の肘を屈曲させ、上腕をベッドの上に置く。

(2) 手掌全体を両母指で左右に分けるように強擦。両母指で手掌面を手首から手前側に強擦。

(3) 手首方向に強擦。終わったら、手掌全体を満遍なく両母指で圧迫する（写真 4-8）。

(4) 患者の手をゆっくりとベッドに下ろす。

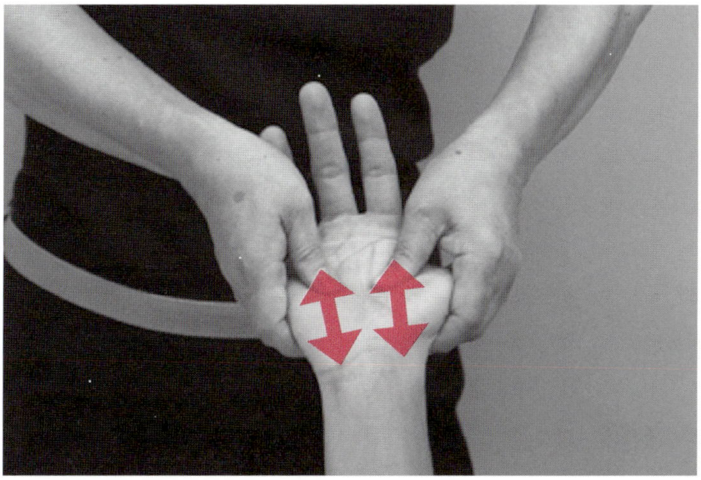

写真4-8

3. 上肢のマッサージ

1）エフルラージュ（軽擦, Effleurage）Ⓕ

(1) 一方の手で患者の手首を持ち、もう一方の手で手首から三角筋《さんかくきん》まで手掌軽擦※。戻るときの圧は、行った時よりも軽めで行う。何回か繰り返す（写真 4-9）。

(2) 前腕の屈筋群《くっきんぐん》と伸筋群《しんきんぐん》を満遍なく軽擦。

※手掌軽擦…手の平全体で軽く擦する

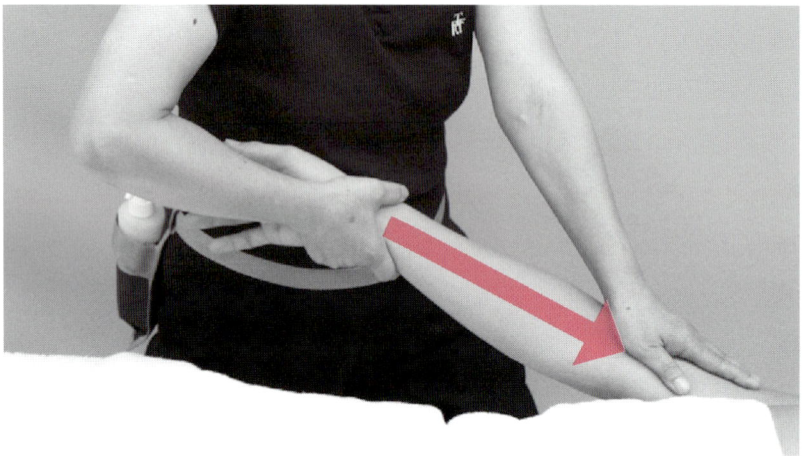

写真4-9

2）ペトリサージュ（揉捏, Petrissage）Ⓕ

(1) 一方の手で患者の手首を持ち、肘を屈曲させる。もう一方の手の四指頭を前腕の掌側に置く。

(2) 手首から肘まで中枢方向に揉捏（写真 4-10）。

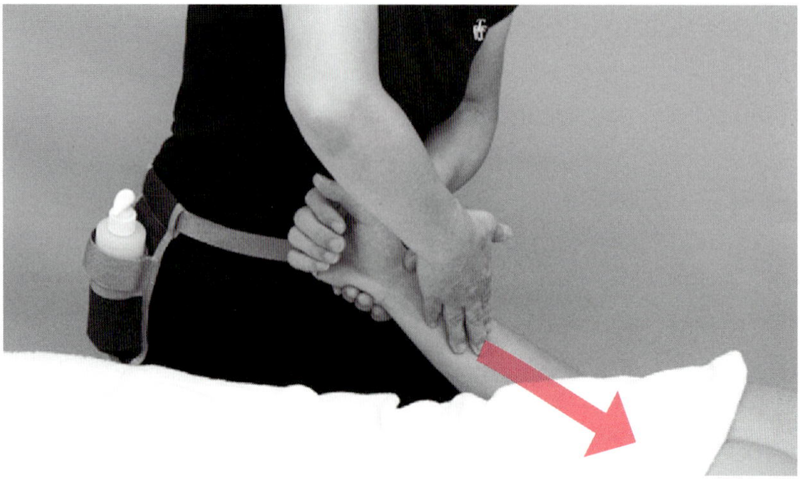

写真4-10

(3) 手首を持ち替え、反対側の四指頭で後側に同様に行う（写真 4-11）。

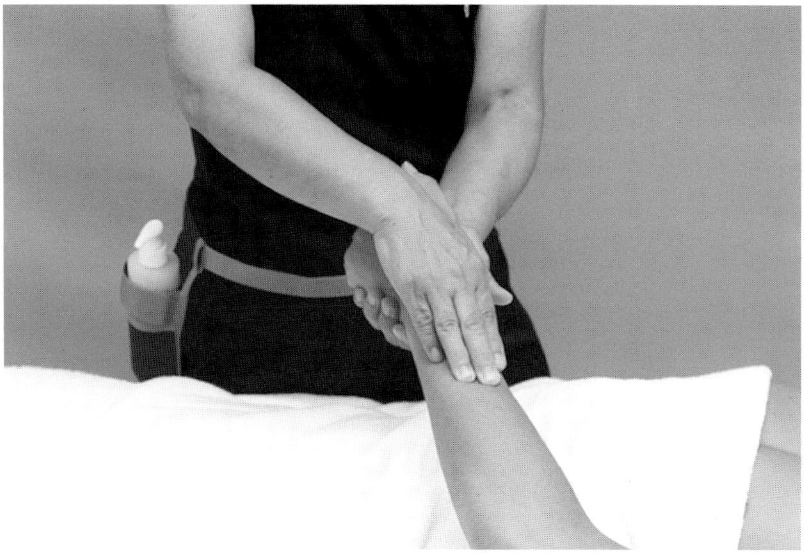

写真4-11

(4) 前腕屈筋群《ぜんわんくっきんぐん》、伸筋群《しんきんぐん》を把握揉捏《はあくじゅうねつ》※、把握圧迫《はあくあっぱく》※（写真 4-12）。

※把握揉捏…手の平や母指と四指の間でしっかりつかんで揉む手技

※把握圧迫…手の平や母指と四指の間でしっかりつかんで圧迫する手技

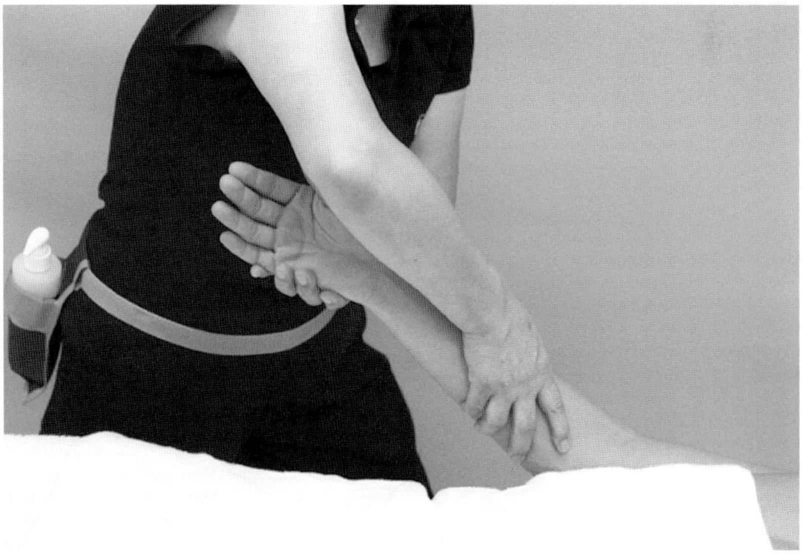

写真4-12

(5) 腕橈骨筋《わんとうこつきん》を二指揉捏《にしじゅうねつ》※、二指圧迫《にしあっぱく》※（写真 4-13）。

※二指揉捏…母指と示指で揉む手技

※二指圧迫…母指と示指で圧迫する手技

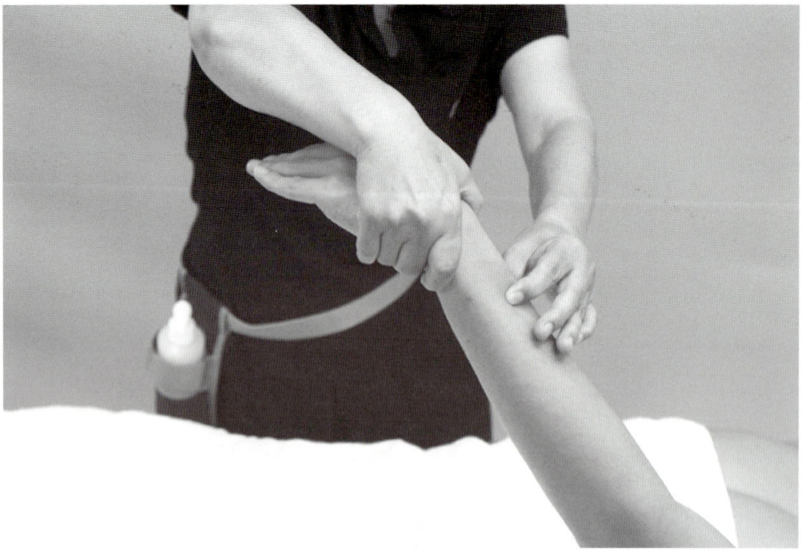

写真4-13

3）オーバー・グリップ（上から握る, Over Grip）Ⓕ

(1) 一方の手で患者の肘を屈曲させ、もう一方の手で上腕屈筋群を把握する。逆時計方向に揉捏（写真 4-14）。

(2) 肘からスタートし、中枢方向に揉捏。再び肘まで戻る。

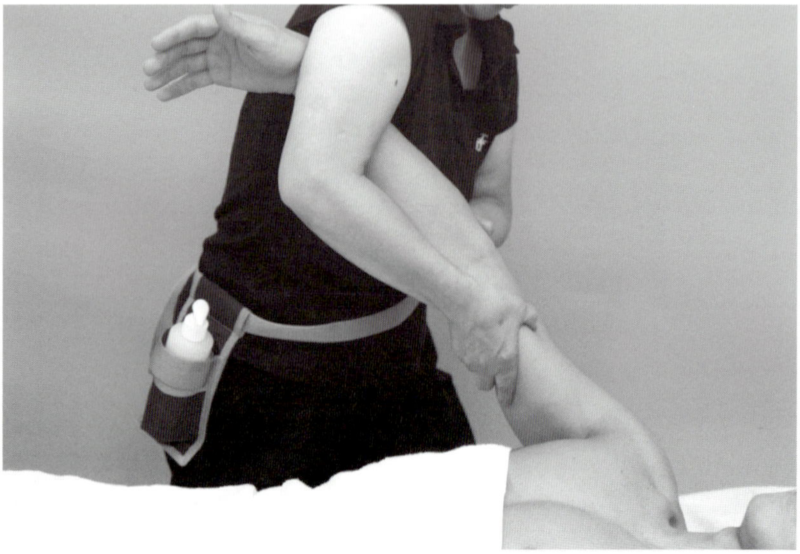

写真4-14

4）アンダー・グリップ（下から握る, Under Grip）Ⓕ

(1)「3）オーバー・グリップ」から手を持ち替え、上腕伸筋群《じょうわんしんきんぐん》を把握。中枢方向に円を描きながら把握揉捏（写真 4-15）。

(2) 肘からスタートし三角筋まで、しっかり揉捏する。再び肘まで戻る（写真 4-16）。

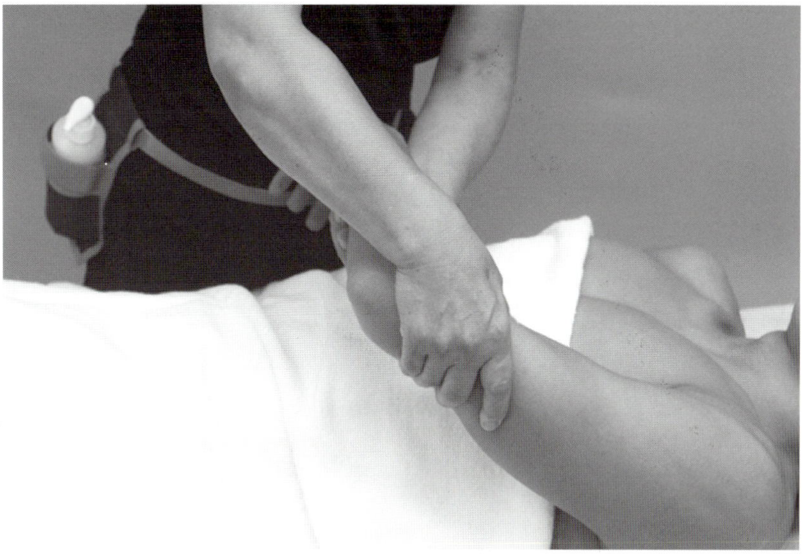

写真4-15

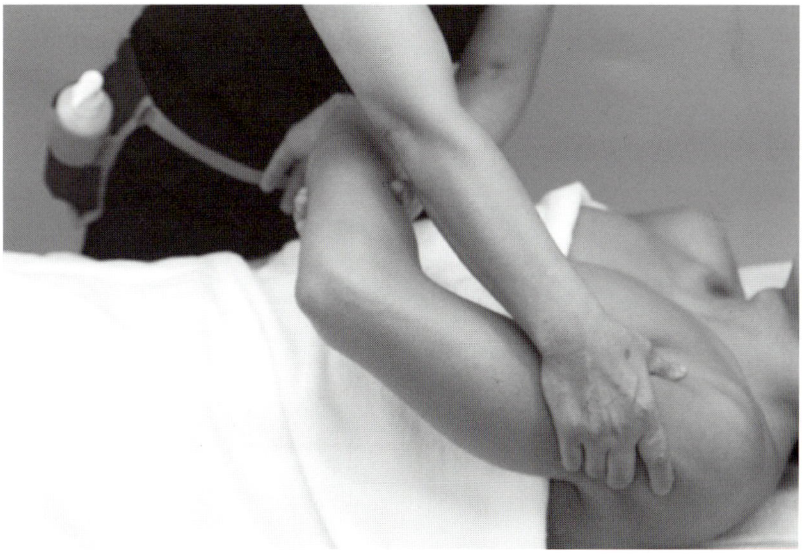

写真4-16

5）シェイキング（振せん, Shaking）Ⓕ

(1) 患者の前腕を脇の下に挟んで肘を屈曲させ、両手掌で上腕を軽く握り、上下に素早く動かし、上腕全体をふるわせる（写真 4-17）。

(2) 肘の近くから中枢方向へ、両手を素早く動かしながら移動。往復する。

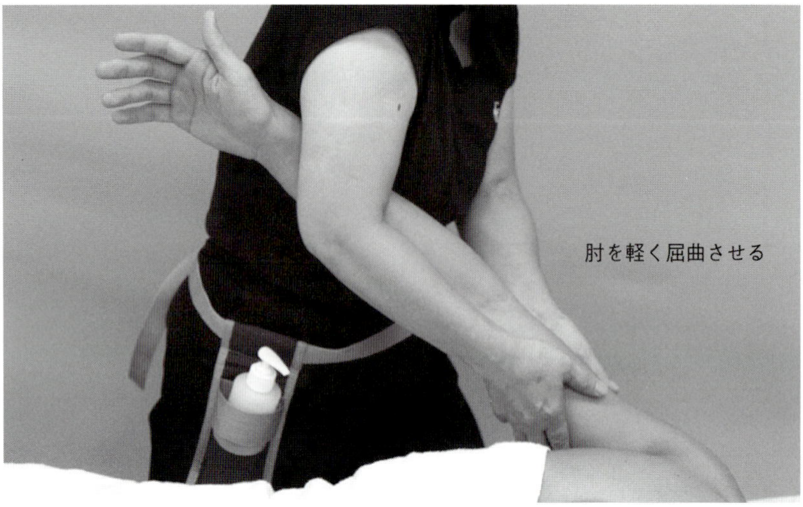

写真4-17

6）アーム・エフルラージュ（腕の軽擦, Arm Effleurage）Ⓕ

(1) 患者の前腕を両手掌で素早く交互に擦る。

(2) 患者の手首を持って牽引。そのまま牽引を弱めずに、細かくふるわせる（写真 4-18）。

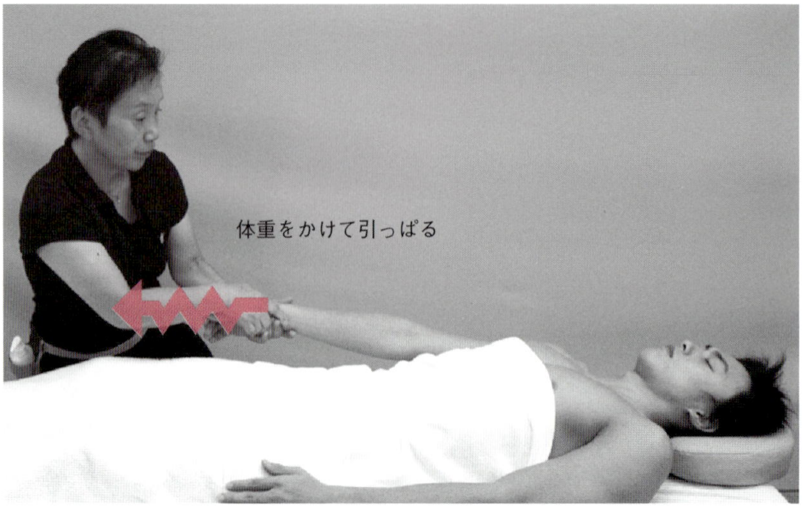

写真4-18

4. 足部のマッサージ

足はいつも疲れています。重力に逆らって、寝るとき以外は全身を一日中支えていなければなりません。しかも、靴という狭い入れ物に閉じ込められ、思うように皮膚呼吸もできません。太陽に当たることもまれです。昔の人の足に比べ、現代人の足は虐待されているのです。マッサージの必要があることは言うまでもありません。

また足には形態的な問題が多数あります。よく知られている変形に扁平足《へんぺいそく》がありますが、それ以外にも、ハイアーチ、外反母趾《がいはんぼし》、内反小趾《ないはんしょうし》、回内足《かいないそく》などがあります。

靴を替えたり、ソールを入れたりして痛みなどの症状の改善を図ると同時にマッサージで足の硬くなっている部分をほぐしたり、動きの悪い部分を動かしたりして、足全体の状態をよくすることが必要です。マッサージ終了後は、浮腫が解消され、すっきりした脚になります。

1）足趾のマッサージ　Ⓕ

(1) 母指と示指で足趾を一本ずつグニュグニュと揉む（写真 4-19）。
(2) 指の間をマッサージするとより効果的。

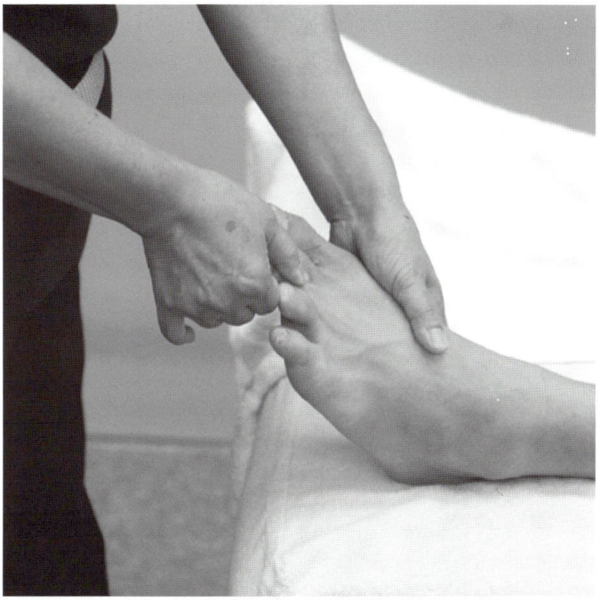

写真4-19

2）リバースド・ハンバーガー・グリップ
（ハンバーガーを食べる手の逆, Reversed Hamburger Grip）Ⓕ

(1) ベッドの端、患者の足側に立つ。患者の足首の下に枕を置く。

(2) 患者の足部を両側から握る。両母指は足背《そくはい》に、両四指は足底《そくてい》に（写真4-20）。

(3) 中足《ちゅうそく》趾《し》節関節《せつかんせつ》（足趾の付け根の関節）から足首に向かって手を滑らせる。行きは強め、帰りは弱めで数往復する。母指の圧が強すぎると痛みが出るので注意すること（写真 4-21）。

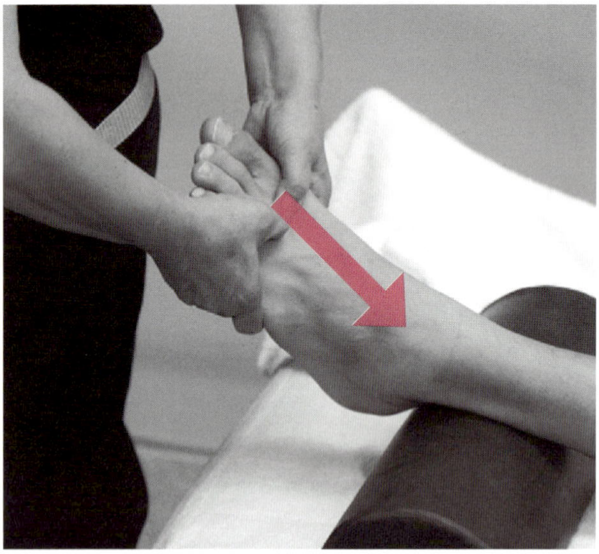

写真4-20

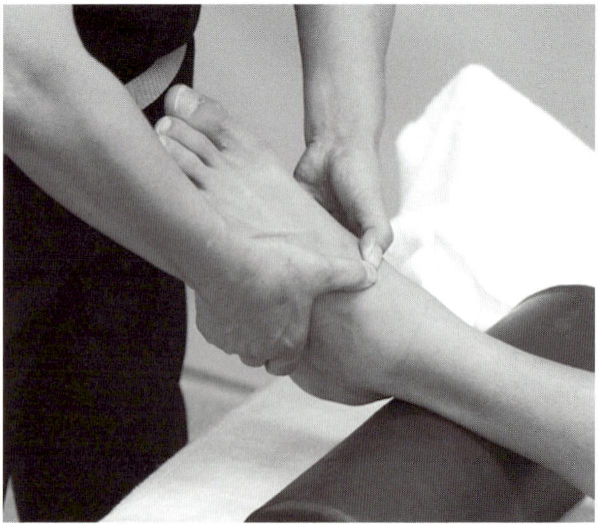

写真4-21

3）ハンバーガー・グリップ（ハンバーガーを食べる手, Hamburger Grip）Ⓕ

(1) ベッドの端、患者の足側に立つ。患者の足首の下に枕を置く。

(2) 患者の足を両側から握る。両母指は足底に、両四指は足背に（写真4-22）。

(3) 中足趾節関節から足首に向かって手を滑らせる。

(4) 両母指は踵骨《しょうこつ》の手前まで滑らせて止める。次いで両四指で内外果《ないがいか》を回る（写真4-23）。

(5) 内外果を回った後、足首から中足趾節関節まで手を滑らせながら戻る。

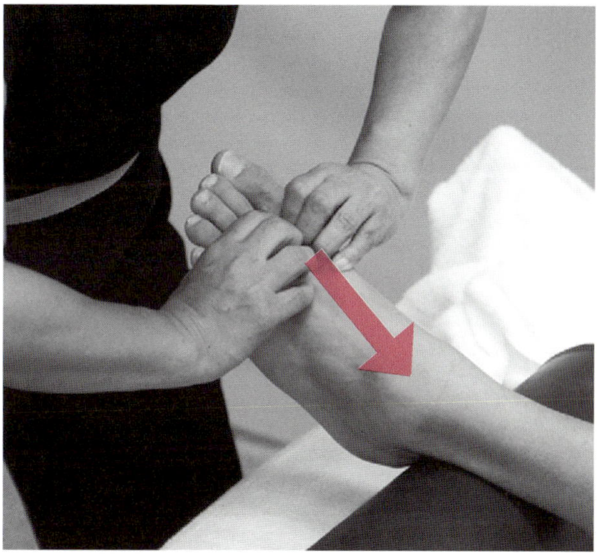

写真4-22

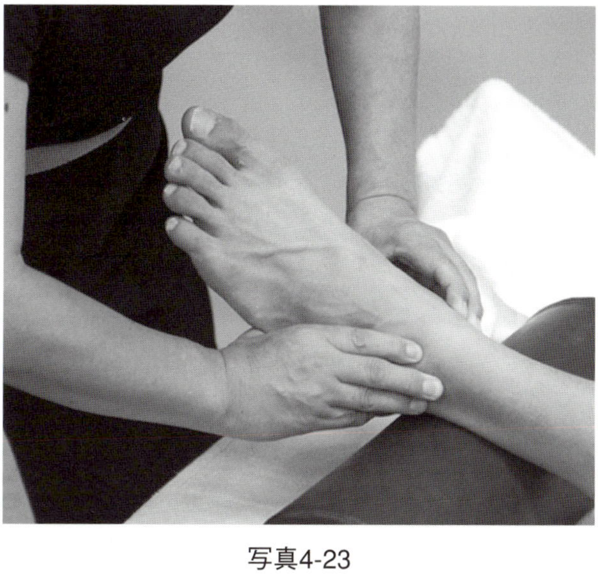

写真4-23

5. 下肢のマッサージ

1）レッグ・エフルラージュ（脚の軽擦, Leg Effleurage）Ⓕ

(1) 両手掌で足首から鼡径《りょうけい》部《ぶ》まで、下肢前面を軽擦（写真 4-24）。

(2) 螺《ら》旋状《せんじょう》に軽擦。手掌を下肢の形に合わせて、ぴったりと密着させたまま行う。膝と脛骨は痛みが出やすいので、圧に注意し、少し軽めにする。

(3) 両手掌を重ねて軽擦する。

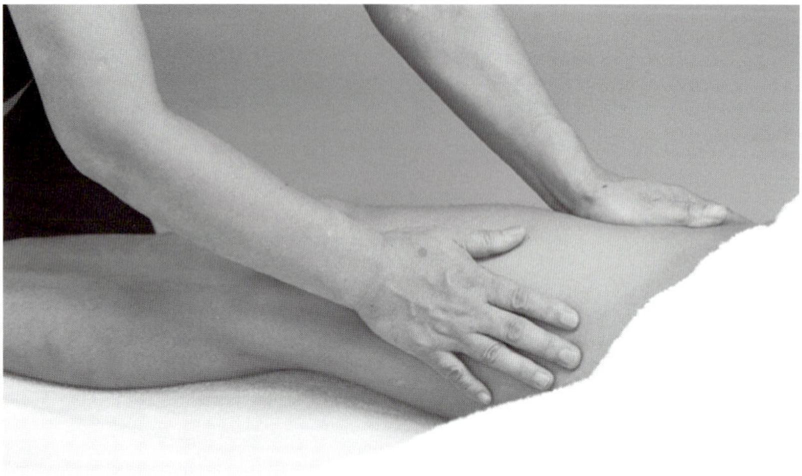

写真4-24

2）フリクション（強擦, Friktion）Ⓡ

(1) 患者の下腿部の横に立つ。

(2) 足首近位の前脛骨筋《ぜんけいこつきん》に、両四指頭をそろえて置く（写真 4-25）。

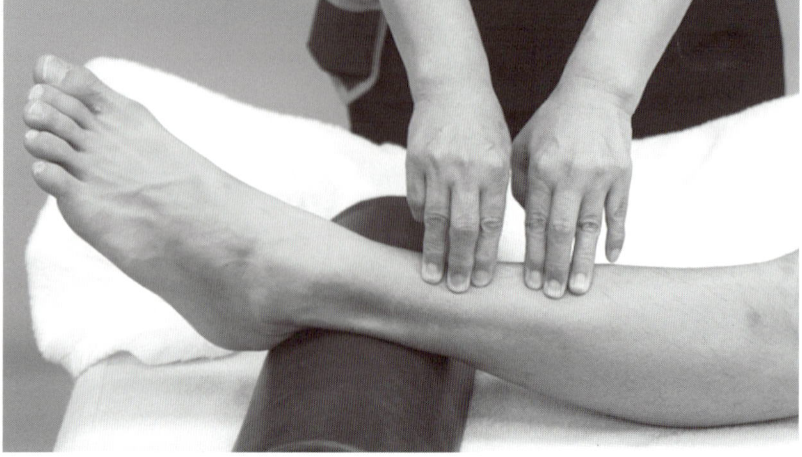

写真4-25

(3) 四指頭で圧をかけ、指先を下向きに左右交互に滑らせる（写真 4-26）。

(4) 膝の方向に移動する（写真 4-27）。手が膝の位置まできたら、U ターンして、スタート地点まで戻る

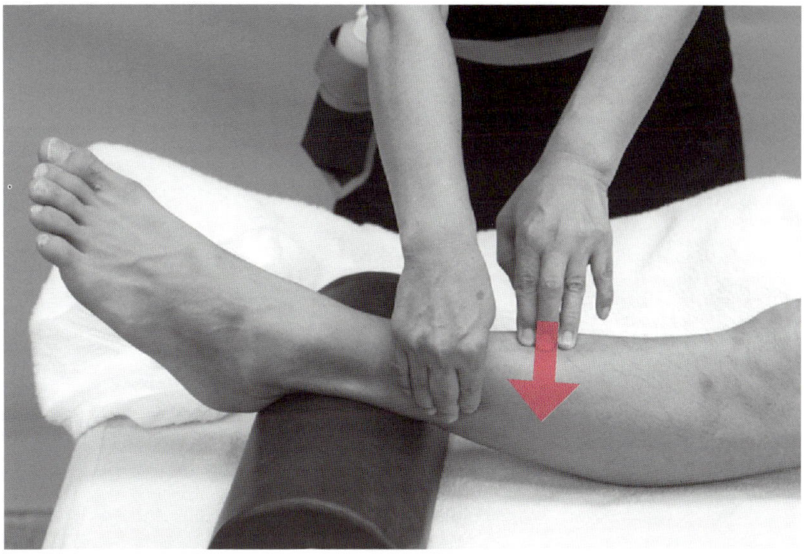

写真4-26

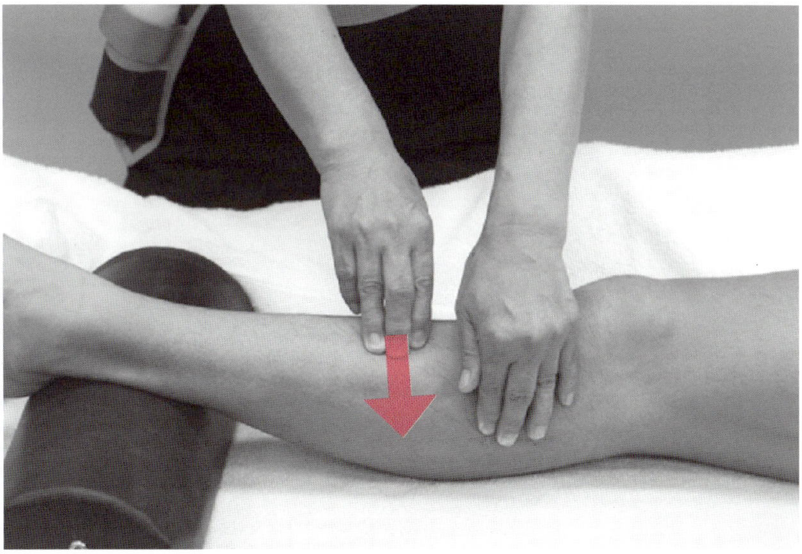

写真4-27

3）スウィンギング（弧を描くように, Swinging）Ⓕ

(1) 第3章「4. 下肢のマッサージ」の「6)スウィンギング」（写真 3-54 参照〈P.72〉）と同様のテクニックを大腿前面に行う（写真 4-28）。

(2) 1)よりもう一段深い内外側に同様の手技を行う。

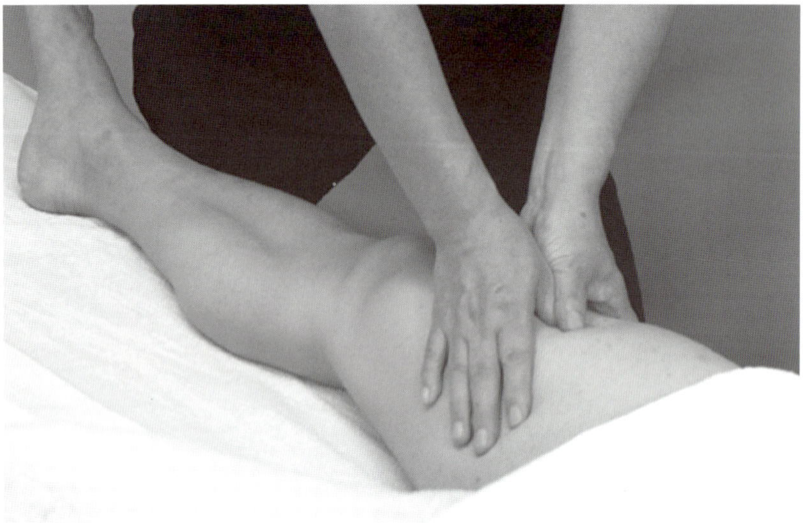

写真4-28

4）フィンガー・ハロー（両母指 X 重ね, Finger Harrow）Ⓕ

(1)「7) フィンガー・ハロー」（写真 3-55 参照〈P.73〉）と同様のテクニックを大腿前面に行う（写真 4-29）。

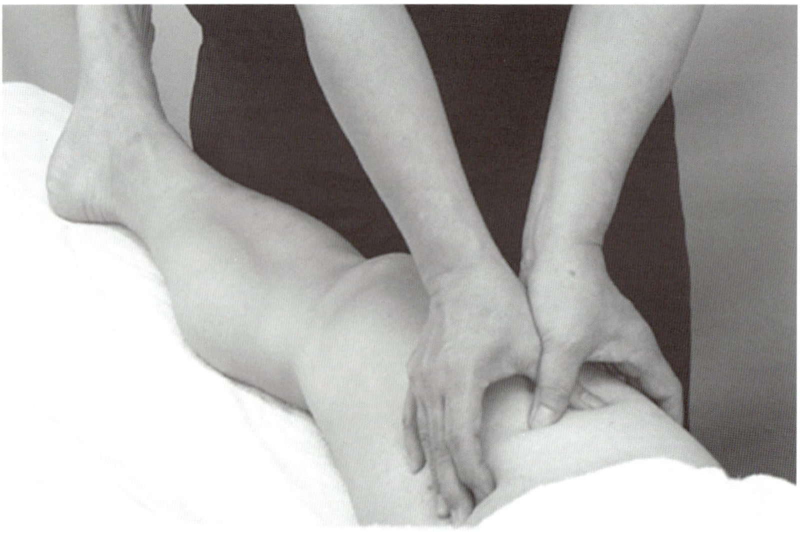

写真4-29

(2) (1)よりもう一段内外側に同様のテクニックを行う（写真 4-30）。

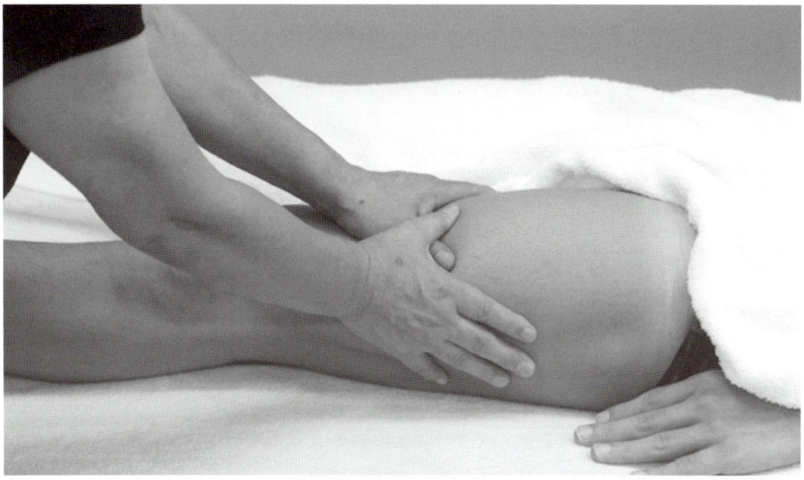

写真4-30

5）シィザーリング（S 字テクニック, Scissoring）Ⓡ

(1) 患者の股《こ》関節《かんせつ》をやや屈曲させ、外転外旋《がいてんがいせん》位《い》にする。

(2) 内転筋《ないてんきん》に第 3 章「8）シィザーリング」（写真 3-57 参照〈P.74〉）の手技を同様に行う。

6）鋸切状揉捏《きょせつじょうじゅうねつ》※　Ⓡ

(1) 大腿外側を鋸切状揉捏（写真 4-31）。

※鋸切状揉捏…両手の平でつかむようにして、左右交互にのこぎりで物を切るように揉む手技

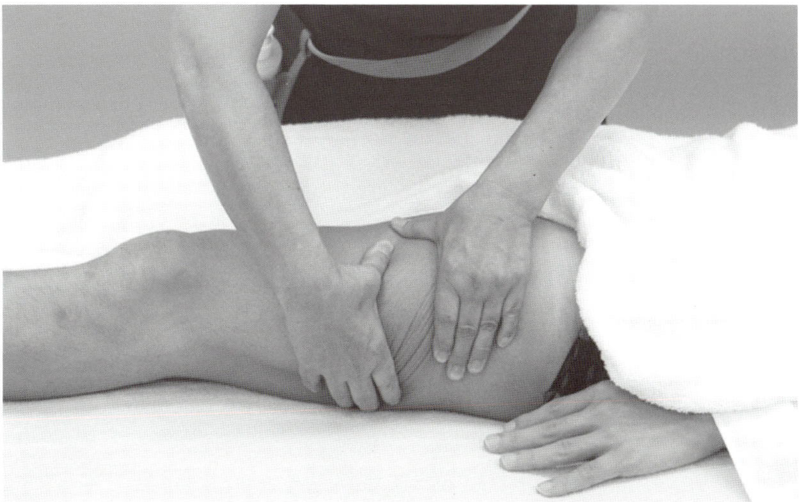

写真4-31

7）フィマー・シェイク（大腿振せん，Femur Shake）Ⓕ

(1) 患者の膝を屈曲させ、大腿部に手掌を緩く当てる。

(2) 手掌を素早く上下させ大腿部全体をふるわせながら、膝近くから中枢へ。中枢から末梢へリズミカルに往復（写真 4-32）。

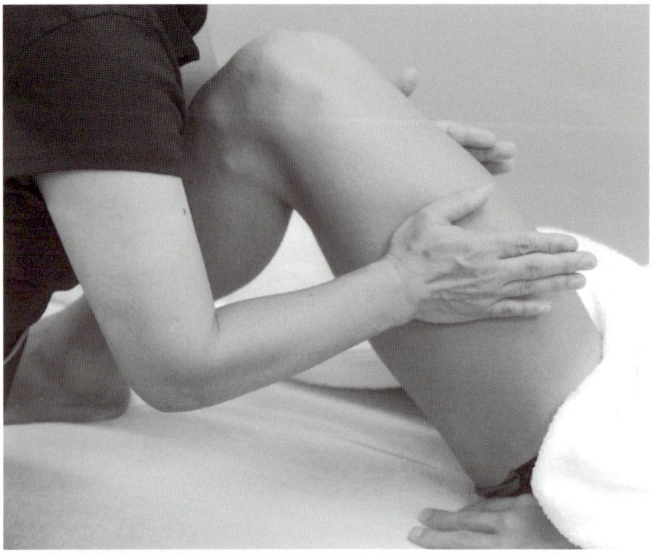

写真4-32

8）エフルラージュ（軽擦，Effleurage）Ⓕ

(1)「1)エフルラージュ」と同様の手技。

6. 胸部のマッサージ

胸部のマッサージは、患者の呼吸改善に著効があります。胸部をしっかりマッサージすると、呼吸が驚くほど楽になります。私は、大学や日本代表競泳選手のトレーナーをしていますが、胸部のマッサージをすると「泳いでいる間、呼吸が以前ほどはきつくない」と好評です。競泳以外のどのスポーツでも、呼吸による酸素の摂取量増大は、競技力向上に寄与します。スポーツ選手を施術するときは、このマッサージを選手のコンデショニングに利用して下さい。また風邪で咳が続いている患者の場合は、胸部を施術することにより、呼吸がしやすくなり、夜もぐっすり眠れることがあります。

胸部をマッサージすると、同時に背中や首のこりが楽になります。肩こりの患者には、局所をマッサージするだけでなく頭、顔面、上腕、そして胸部をマッサージするとよいのです。

また肩こりや五十肩、スポーツによる肩の障害があるときに、胸部をしっかりと処置することにより患部の症状の改善を早めます。

姿勢に関することですが、最近の若い人には、肩先が前に出て、背中が丸まっている人が多く見られます。胸部をほぐして伸ばすと、背中がすっきりと直立して、美しい姿勢に再び戻ります。若い人、特に女性の患者にお勧めです。

1）フリクション（強擦, Friktion）〔(3)のみⒻ〕

(1) 患者の頭側に立ち、両側の大胸筋に手根部を当てる。大胸筋を交互に手根《しゅこん》揉捏《じゅうねつ》※。乳房に触れないよう注意（写真 4-33）。

※手根揉捏…手根または母指球で揉む手技

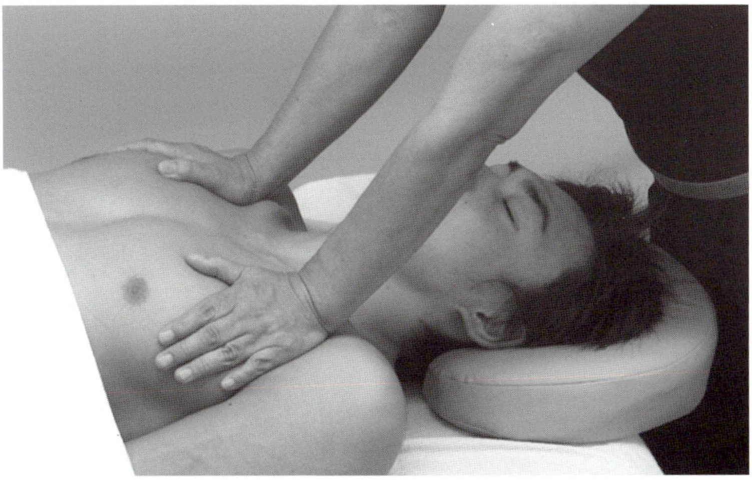

写真4-33

⑵　両四指を立てて大胸筋を胸骨《きょうこつ》の際から外側へ、左右同時に強擦（写真4-34）。

⑶　一方の手で患者の前腕を保持し、もう一方の手掌、手根で同側大胸筋を圧迫しながら、保持した前腕をリズミカルに動かして、肩関節を屈伸させる。圧迫している部位を順次動かす（写真4-35）。

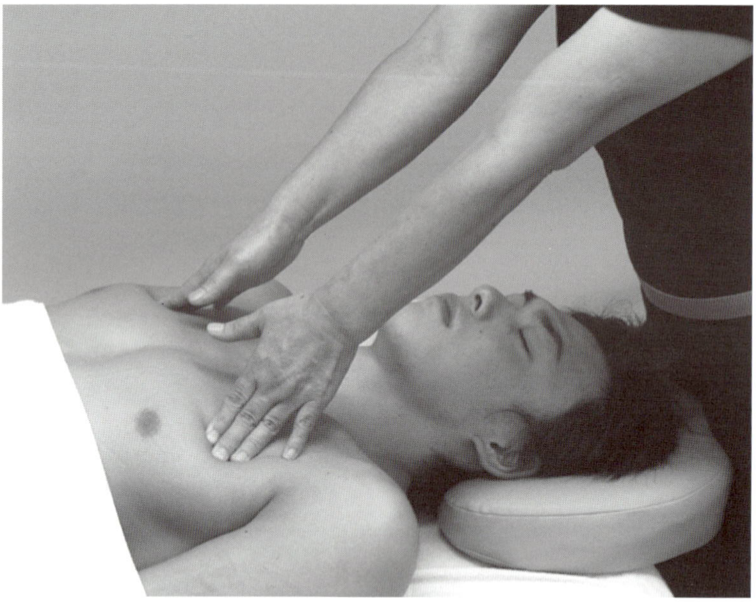

写真4-34

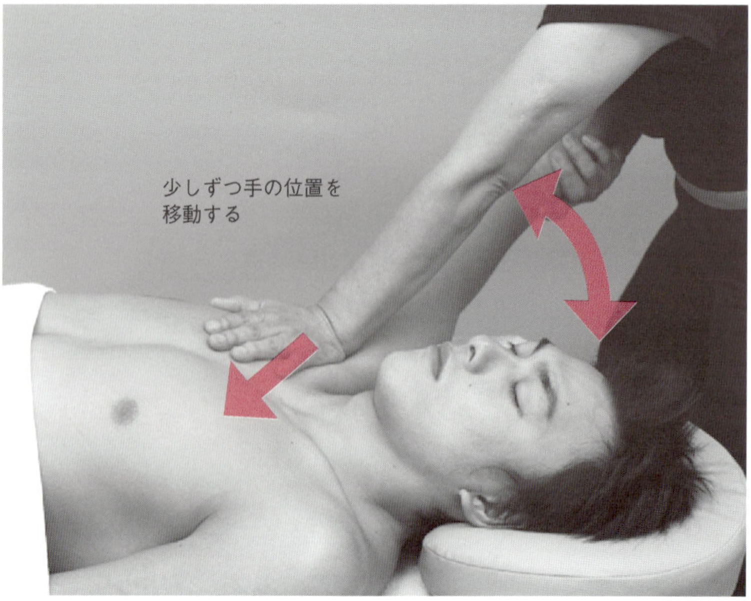

写真4-35

(4) 鎖骨を母指と示指で挟んで、胸骨の際から外端へ向け滑らせる。他の指は胸に直接触れないように上げておく（写真 4-36）。

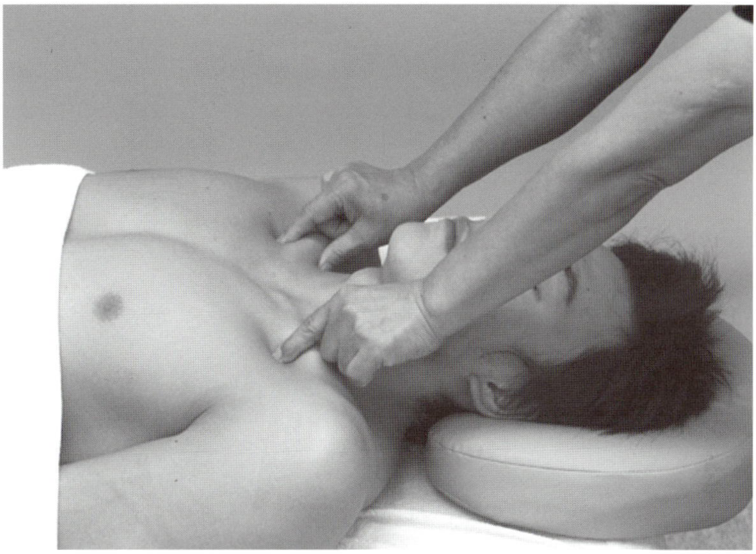

写真4-36

2）プレッシャー（圧迫, Pressure）Ⓡ

(1) 両手掌を左右の肩関節前面に置く。

(2) 外側にストレッチ。手で押すのではなく、ゆっくりと体重をかける（写真 4-37）。そのまま１～２分保持。

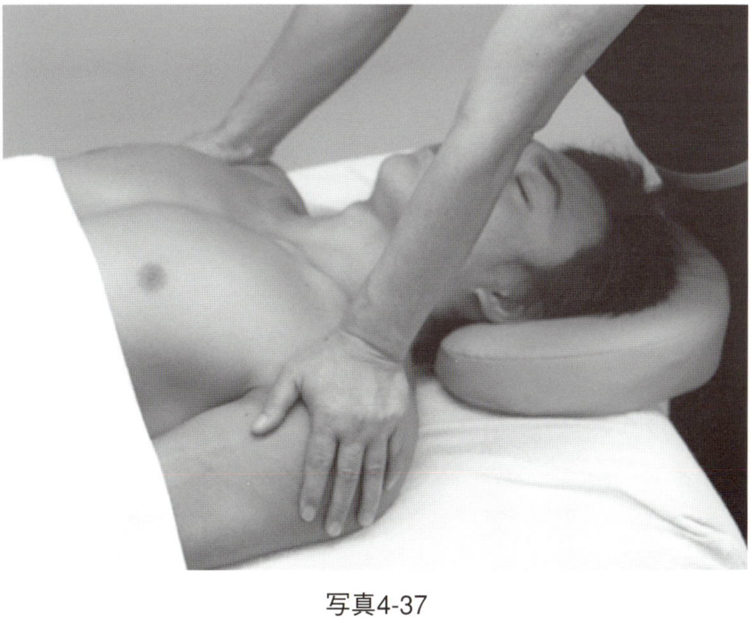

写真4-37

以上が、スウェーデンマッサージの基本手技です。この基本手技で全身のスウェーデンマッサージが立派にできます。慣れてきたら、これらの手技から適宜取捨選択をして、患者の特に希望する部位や、マッサージに使える時間など、その時々の条件を考慮して、患者の満足する「自分流のスウェーデンマッサージ」を作り上げて下さい。

基礎編の文中でもいくつか注釈を入れましたが、下記の用語が応用編以降もでてきますので頭にいれておいて下さい。

揉　　捏（じゅうねつ）…手の平や指で適当な圧を加えて筋肉をこね、つまみながら揉む
軽　　擦（けいさつ）…手の平や指を密着させ、軽くなで擦る
強　　擦（きょうさつ）…手の平や指で強く揉み、強く擦る

手根揉捏（しゅこんじゅうねつ）…手根または母指球で揉む
手根強擦（しゅこんきょうさつ）…手根または母指球で強く擦る
手根圧迫（しゅこんあっぱく）…手根で圧迫する
手掌揉捏（しゅしょうじゅうねつ）…手の平で揉む
手掌軽擦（しゅしょうけいさつ）…手の平全体で軽く擦る
手掌圧迫（しゅしょうあっぱく）…手の平全体で圧迫する
母指揉捏（ぼしじゅうねつ）…母指で揉む
母指軽擦（ぼしけいさつ）…母指で軽く擦る
母指強擦（ぼしきょうさつ）…母指で強く擦る
母指圧迫（ぼしあっぱく）…母指で圧迫する
四指揉捏（ししじゅうねつ）…母指以外の四指で揉む
四指強擦（ししきょうさつ）…母指以外の四指で強く擦る
四指頭揉捏（ししとうじゅうねつ）…母指以外の四指の指先で揉む
四指頭強擦（ししとうきょうさつ）…母指以外の四指の指先で強く擦る
二指揉捏（にしじゅうねつ）…母指と示指で揉む
二指軽擦（にしけいさつ）…母指と示指で軽く擦る
二指圧迫（にしあっぱく）…母指と示指で圧迫する

把握揉捏（はあくじゅうねつ）…手の平や母指と四指の間でしっかりつかんで揉む
把握圧迫（はあくあっぱく）…手の平や母指と四指の間でしっかりつかんで圧迫する

輪状揉捏（りんじょうじゅうねつ）…輪のように回しながら揉む
輪状強擦（りんじょうきょうさつ）…輪のように回しながら強く擦る
鋸切状揉捏（きょせつじょうじゅうねつ）
…両手の平でつかむようにして、左右交互にのこぎりで物を切ように揉む
螺旋状揉捏（らせんじょうじゅうねつ）…渦巻きを描くように揉む
螺旋状軽擦（らせんじょうけいさつ）…渦巻きを描くように軽く擦る
切　　打（せつだ）…指を伸ばし、小指側で叩く
拍　　打（はくだ）…手の平をくぼませて叩く

第2部

応用編

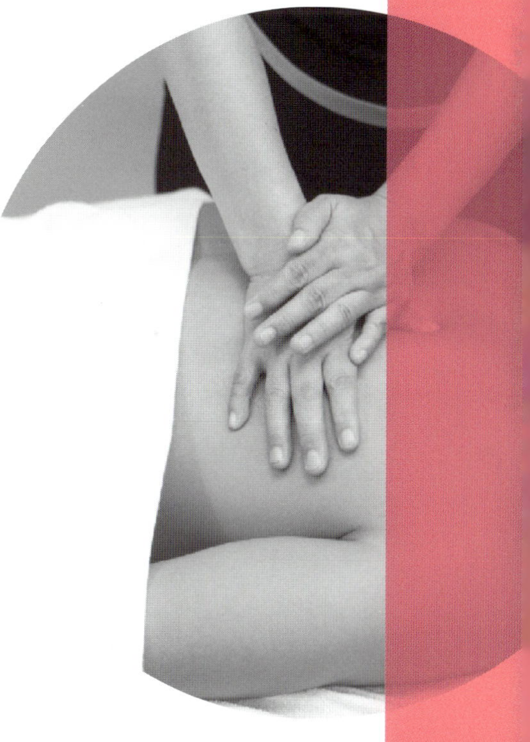

実際の施術は、 基本テクニックを組み合わせて行います。
第２部ではそんな基本テクニックの応用編を部位別に紹介します。

第5章 首、肩、背中のスウェーデンマッサージ

日常の治療で、肩こりや五十肩を始め、肩に関する訴えは非常に多いものです。患者が「肩」について、いろいろな訴えをする場合、単に解剖学上の肩関節だけではなく、首から僧帽筋上部線維《そうぼうきんじょうぶせんい》、肩甲部《けんこうぶ》、肩甲間部《けんこうかんぶ》、ときには肩甲《けんこう》骨《こつ》の下の辺りまで、極めて広範囲の部位を意味していることがあります。日本人の言う「肩」は、首から背中までと広いのです。したがって、「肩と言って来院する愁訴」には、単なる首の寝違いから、肩関節に関係する異常や、使い過ぎ・加齢から来る五十肩、頚椎の異常から来る肩甲間部の放散痛、ときには内臓の関連痛なども含める場合があります。患者の訴えの内容をしっかりと聞いて、マッサージの適応かどうかを慎重に判断することが必要です。

肩こりを訴える患者が多いということは、肩こりを上手に治せれば、治療院にたくさん患者が来るということです。今までは「肩こりは日本人の専売特許」と言われていましたが、コンピューターの普及などもあり、最近では世界中の先進国での共通の愁訴となりました。この点からも「首、肩、背中のマッサージ」はますますニーズが高くなってきています。

肩こりは長く続くと「頑固な頭痛」、「めまい」、「耳鳴り」など深刻な症状を引き起こします。軽く考えていると、いろいろな愁訴を引き起こしてしまいますので、できるだけ早期に治しましょう。ただし、肩は非常に敏感な部位なので、マッサージをあまり長時間行ったり、強く行ったりすると、痛みが出やすく、後で揉み返しを起こします。細心の注意を払って行ってください。

肩、もしくはその近隣部位へのマッサージが適応し得る愁訴としては、

①肩こり	②頭痛	③眼精疲労
④耳鳴り	⑤寝違え	⑥肩頚腕症候群
⑦五十肩	⑨スポーツ障害	⑧呼吸状態の改善（喘息など）

などがあります。

また、全身的な愁訴への治療の一部としては、睡眠障害や頭痛、高血圧、精神的なストレスなど、非常に広範囲の愁訴に「肩のマッサージ」を応用することができます。

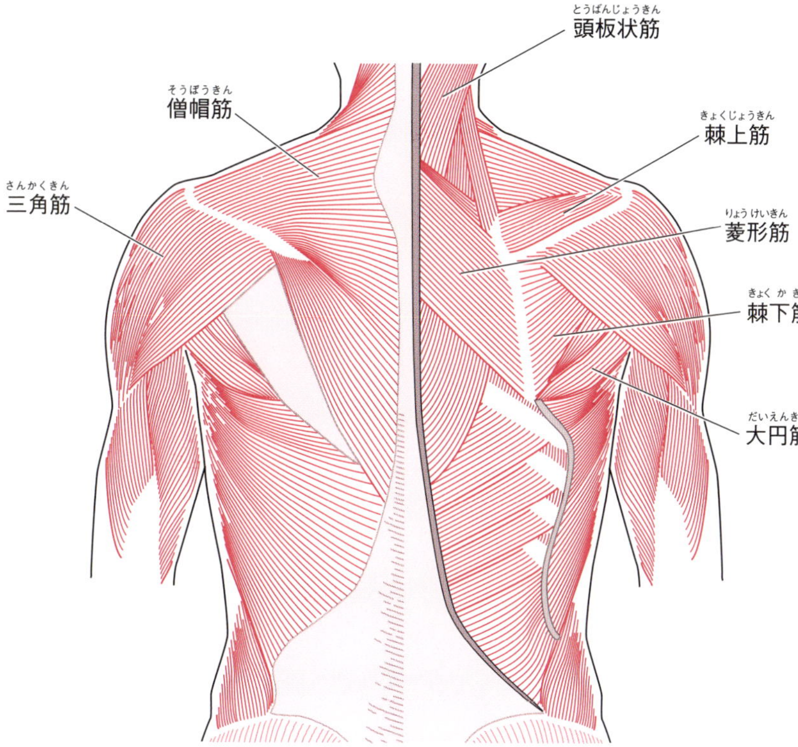

腹臥位

1. 首、肩、背中のマッサージテクニック（腹臥位）【(5)(6)(15)以外はⓇ】

(1) 首・肩の全体を優しくゆっくりと手掌軽擦。頭の毛が首までかかっている場合は、毛を擦りあげないよう注意。

(2) 首・肩の全体を四指揉捏（写真 5-1）。

(3) 拳を握って回転させながら、後頸部から肩先に向かって行う。痛みが出やすいので強さに注意（写真 5-2）。

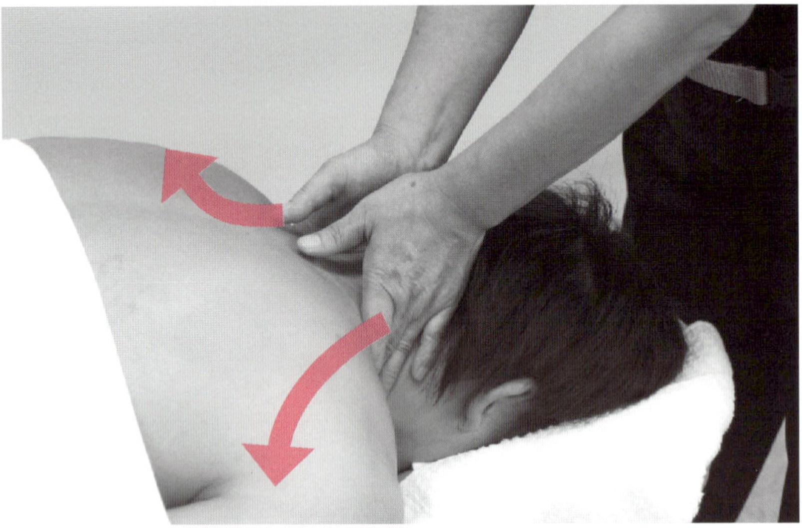

写真5-1

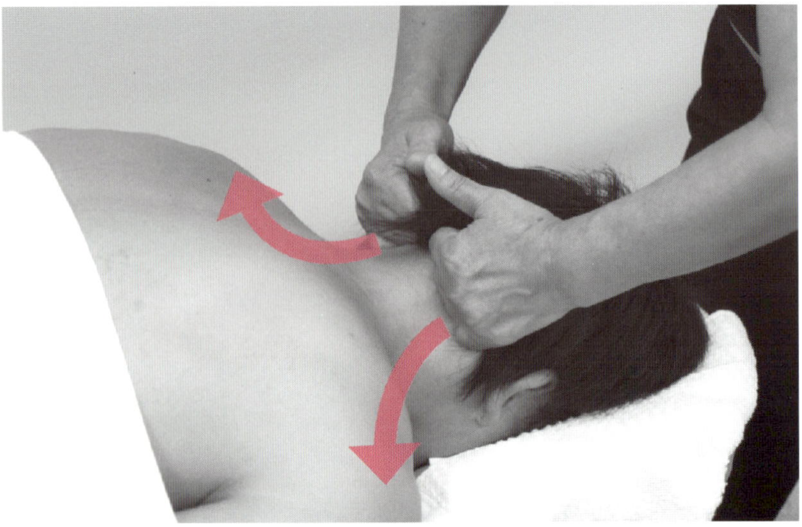

写真5-2

(4) 肩甲骨《けんこうこつ》全体を手掌揉捏（写真 5-3）。

(5) 肩甲骨周囲を母指強擦。上に乗せたもう一方の手で、母指を滑らせる。ここをほぐすと肩甲骨の動きがよくなる（写真 5-4）。

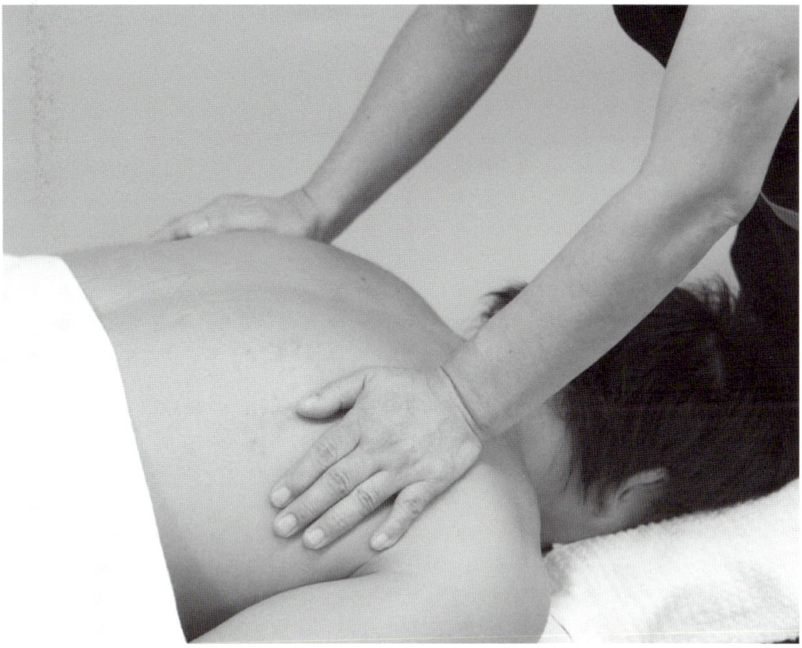

写真5-3

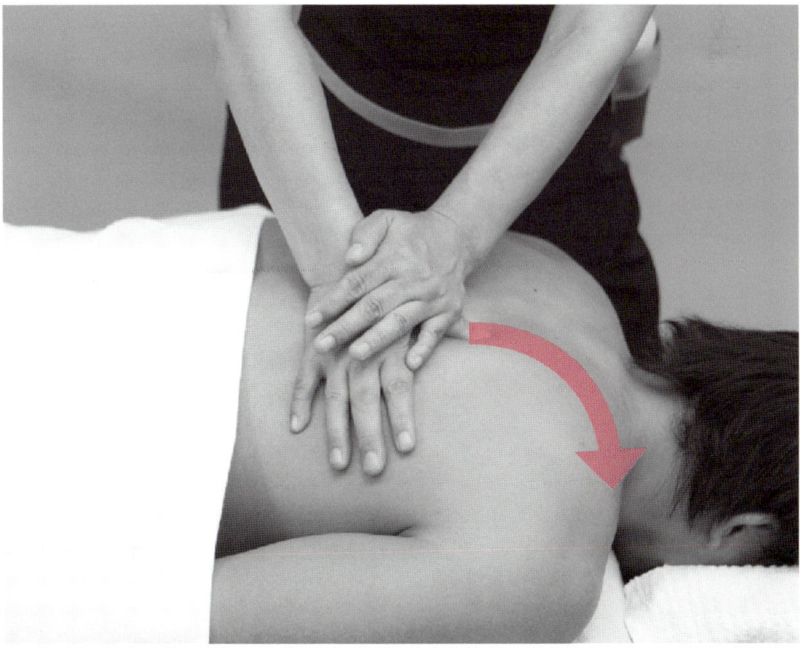

写真5-4

(6) 両手を重ね、肩甲骨を手根揉捏（写真 5-5）。

(7) 肩甲骨の内側縁《ないそくえん》を母指揉捏（写真 5-6）。

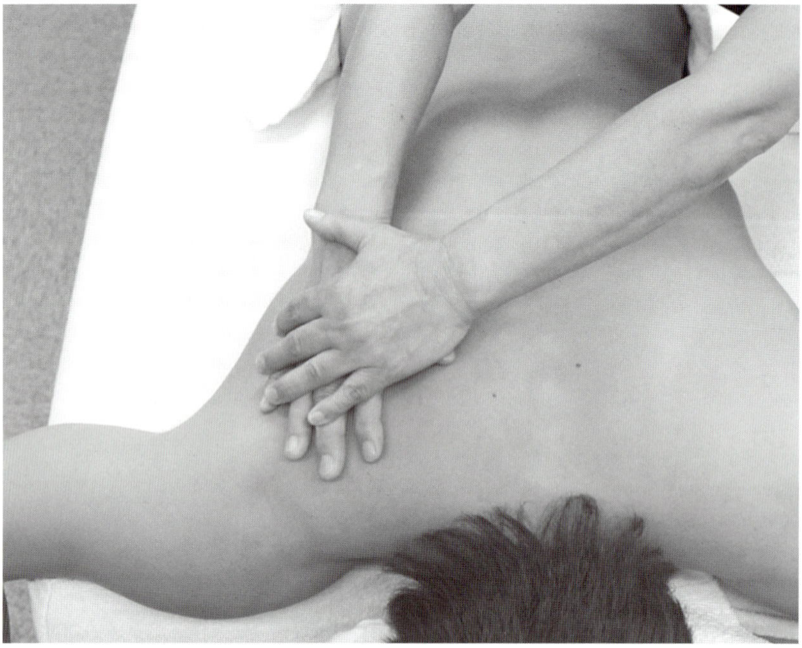

写真5-5

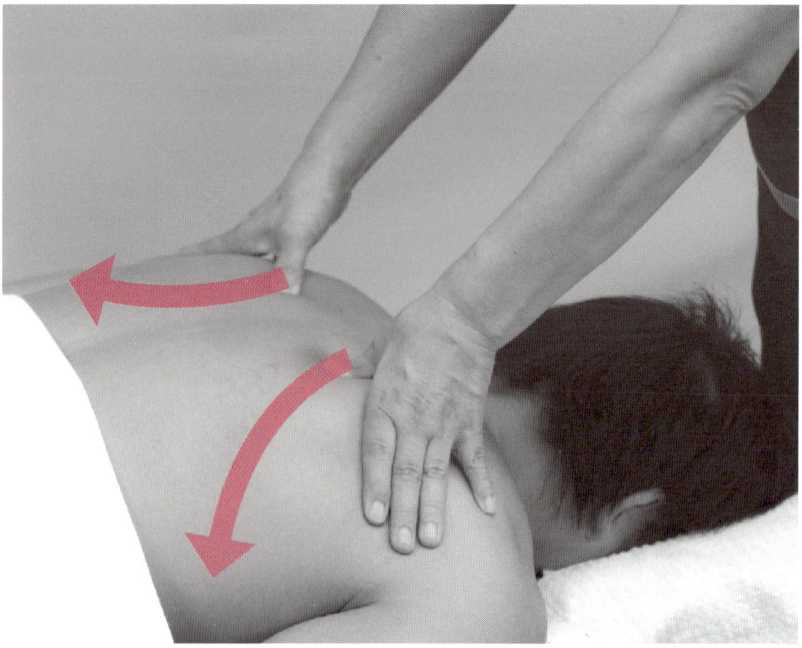

写真5-6

(8) 棘上筋《きょくじょうきん》を母指揉捏。すぐ下に肩甲骨があり、痛みが出やすいので強くは行わないこと（写真 5-7）。

(9) 手掌で押すように大円筋《だいえんきん》を軽く摘んで揉む。肩甲骨の動きがよくなる（写真 5-8）。

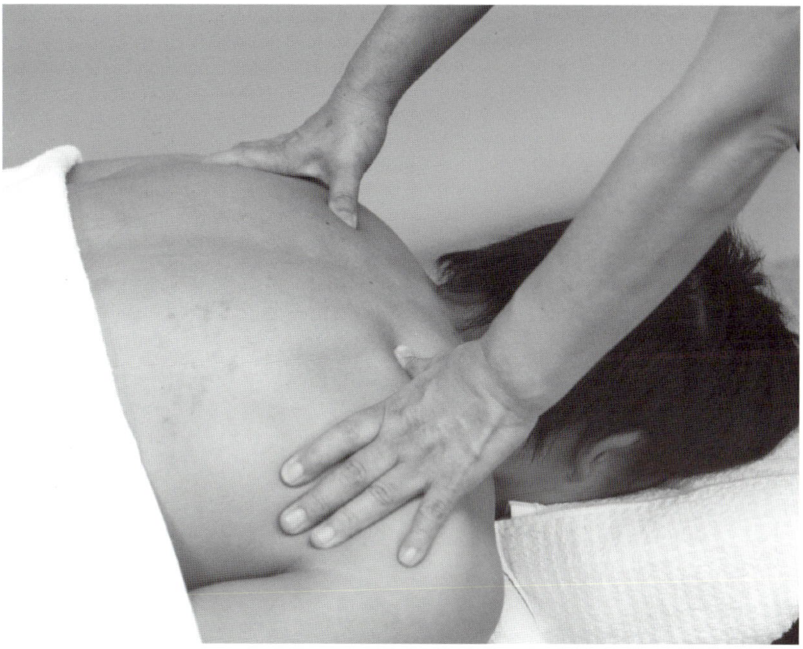

写真5-7

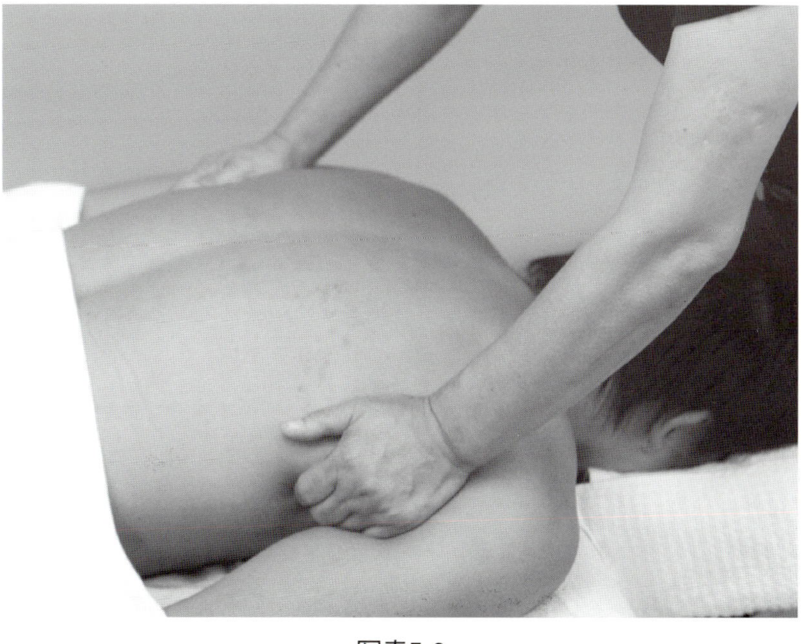

写真5-8

(10) 棘《きょく》下《か》筋《きん》、小円筋《しょうえんきん》の手根揉捏。ここも痛みが出やすいので強く圧迫しないこと（写真 5-9）。

(11) 棘下筋、小円筋で握りこぶしを回転させる（写真 5-10）。

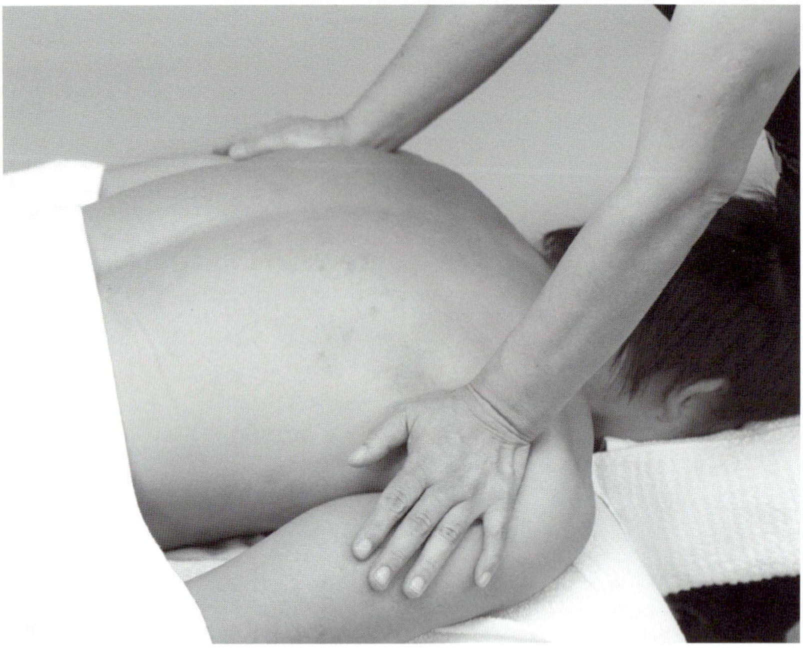

写真5-9

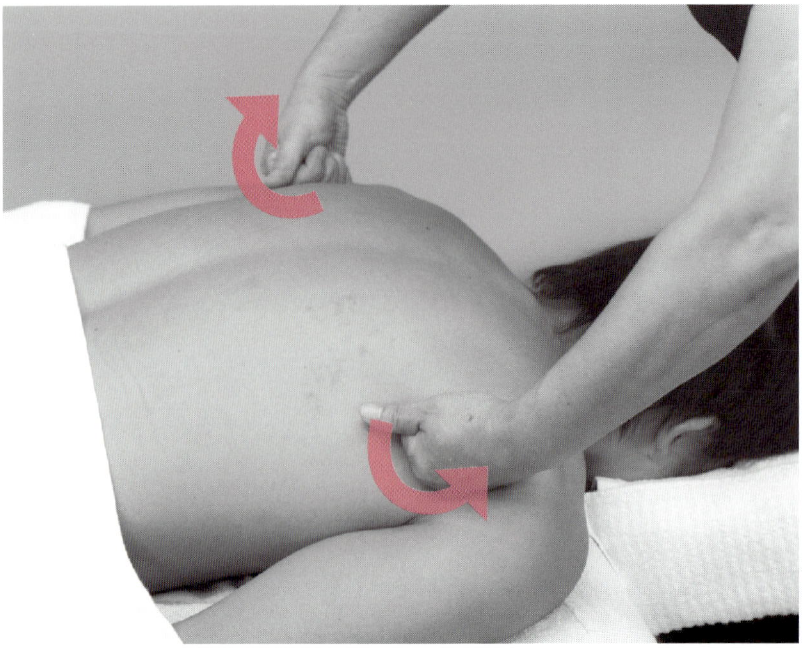

写真5-10

（12）脊柱の際のくぼみを両母指揉捏（写真 5-11）。

（13）脊柱起立筋を左右方向に切る感じで強擦。ゆっくりと丁寧に行う（写真 5-12）。

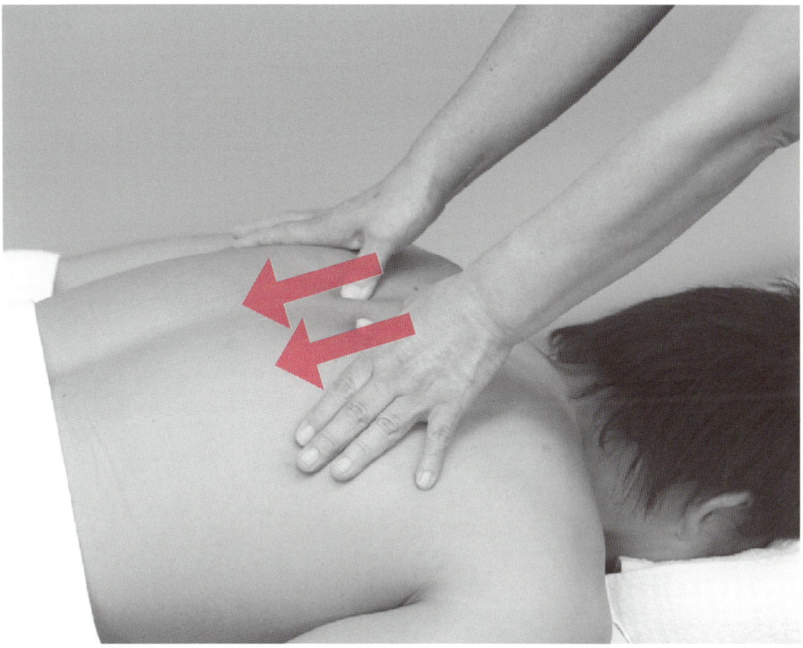

写真5-11

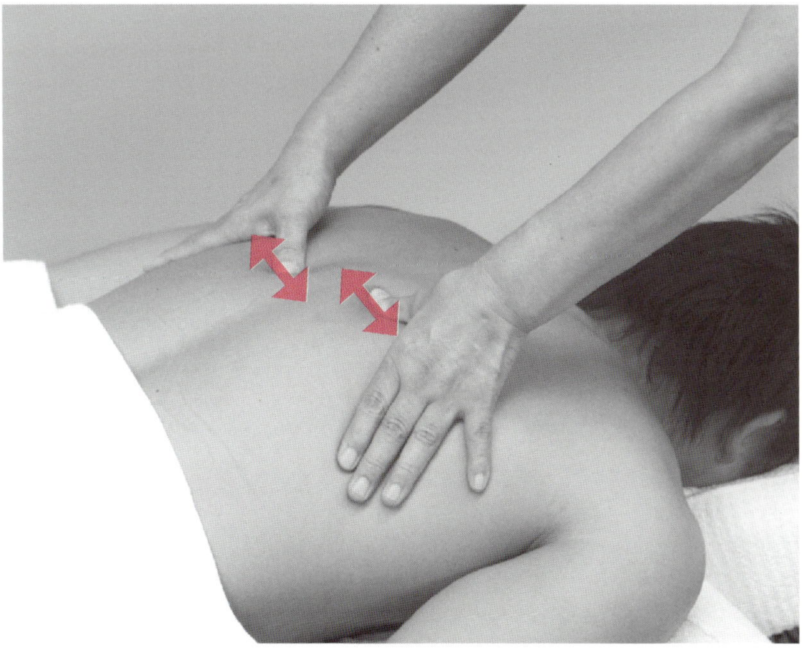

写真5-12

(14) 脊柱起立筋を示指と中指で挟む。もう一方の手を手首に置く。両指を滑らせて腰方向に順次移動する。指先には力を入れず、上に乗せている手で強さを調節する（写真 5-13、14)。

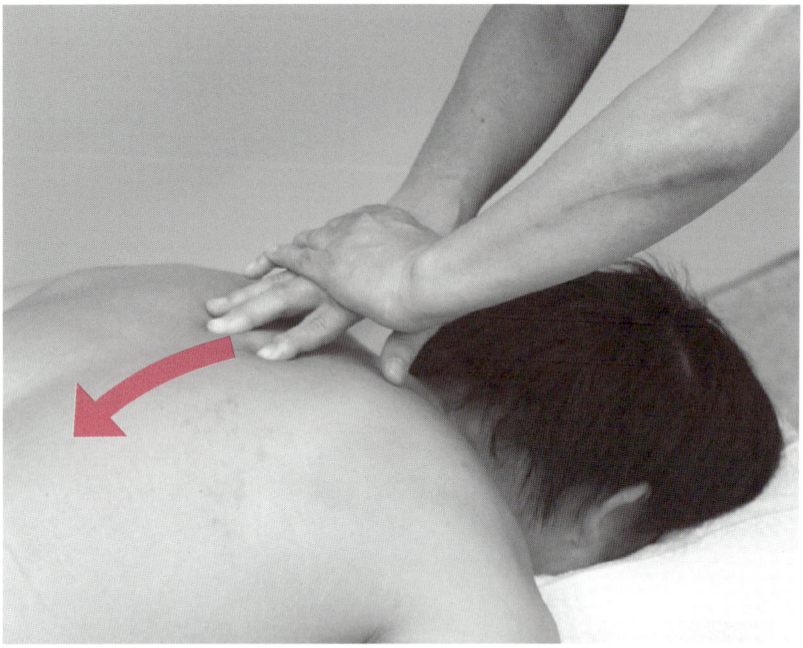

写真5-13

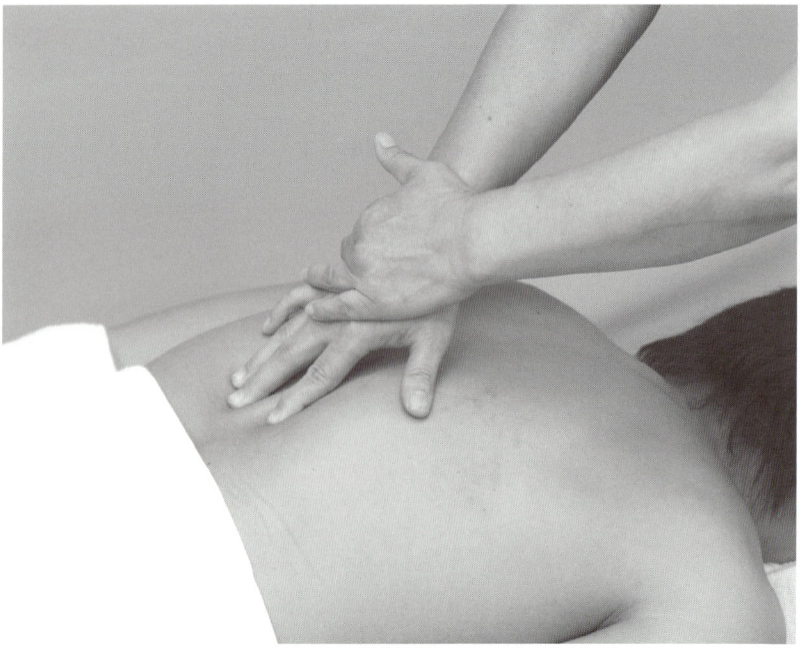

写真5-14

(15) 首の付け根から肩峰へ僧帽筋上部線維を両手で鋸切状揉捏（写真 5-15)。

(16) 後頚部の筋を母指と四指で摘んで、猫の首の後ろをつまみ上げるように引っ張り上げながら、緩める。同様の手技を繰り返しながら、順次移動する（写真 5-16)。

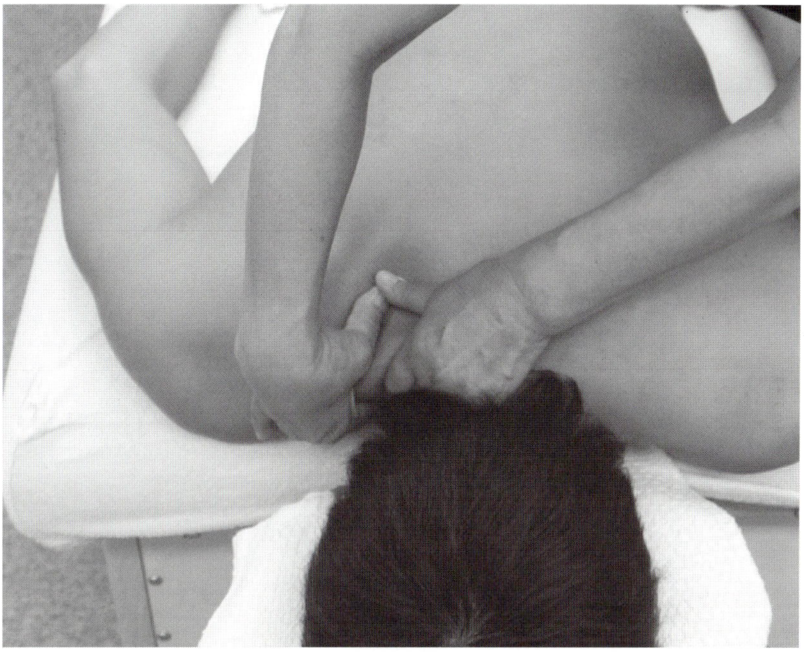

写真5-15

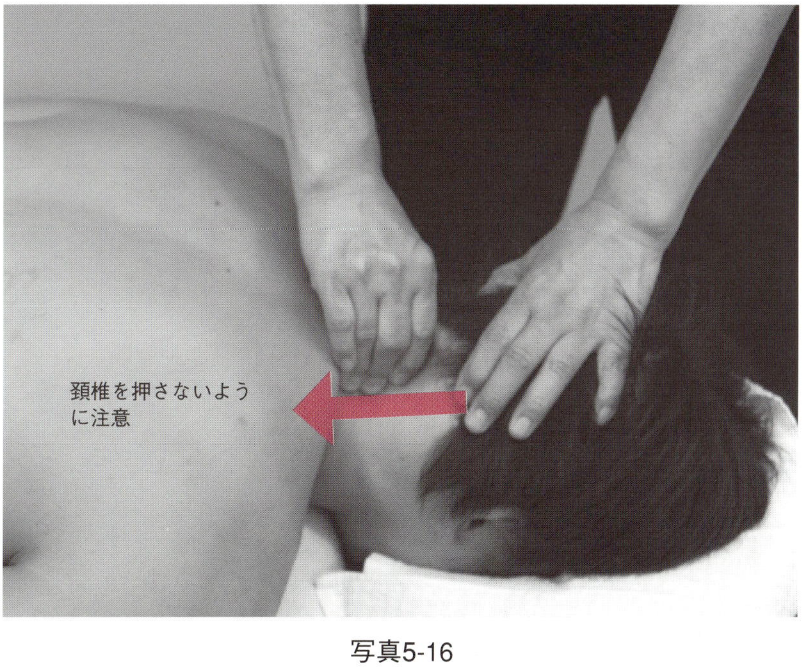

写真5-16

(17) 両四指を組み、母指を首の後面に滑らせる。

(18) 両四指を組み、後頸部を順次、母指圧迫（写真 5-17）。

(19) 上項線《じょうこうせん》（後頭下縁）を四指揉捏。重要な施術部位だが、筋肉が薄く痛みが出やすいので、強くマッサージしないこと（写真 5-18）。

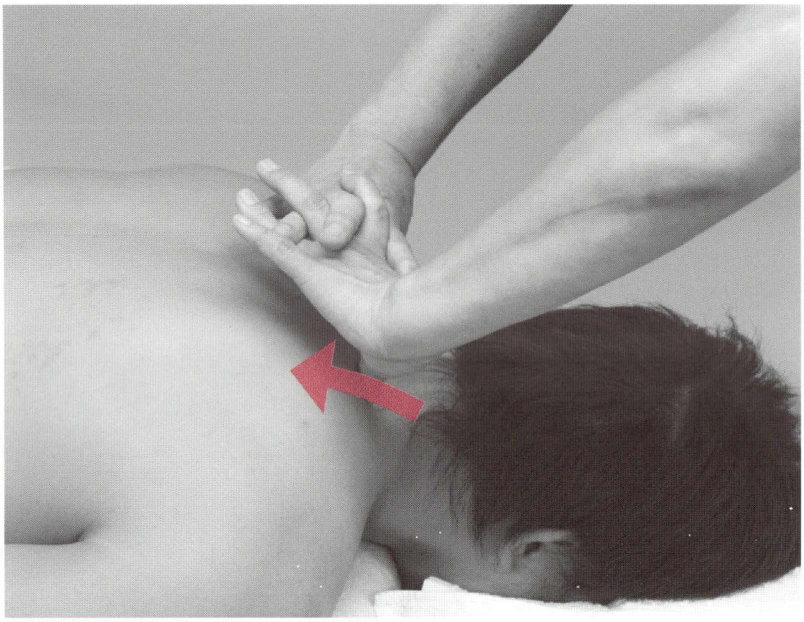

写真5-17

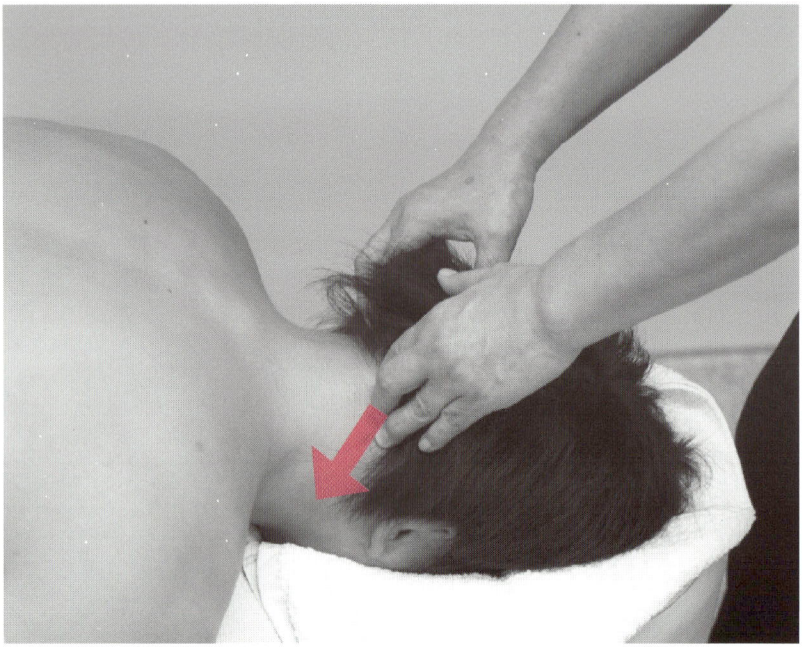

写真5-18

(20) 首、肩の全体を手掌軽擦（写真 5-19)。

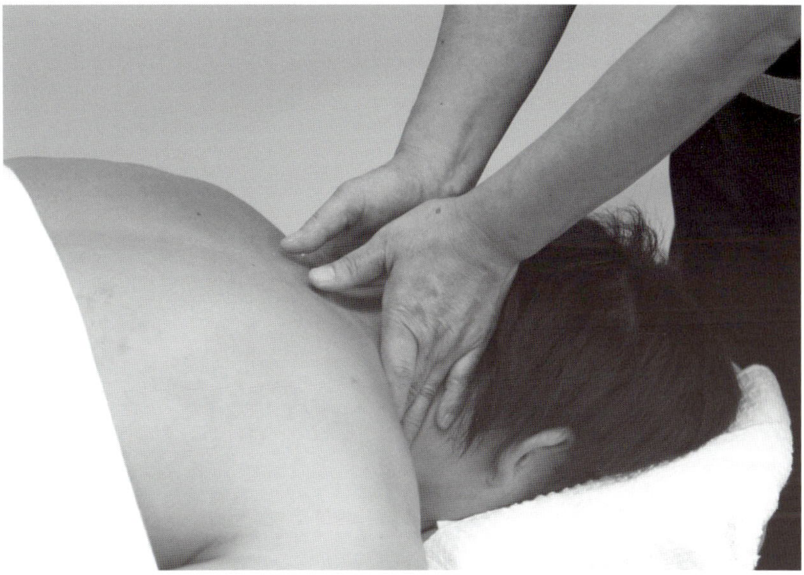

写真5-19

背臥位

2. 首、肩、背中のマッサージテクニック（背臥位）®

(1) 首全体を手掌軽擦。手掌をぴったりと密着させて行う。

(2) 首を四指揉捏（写真 5-20）。

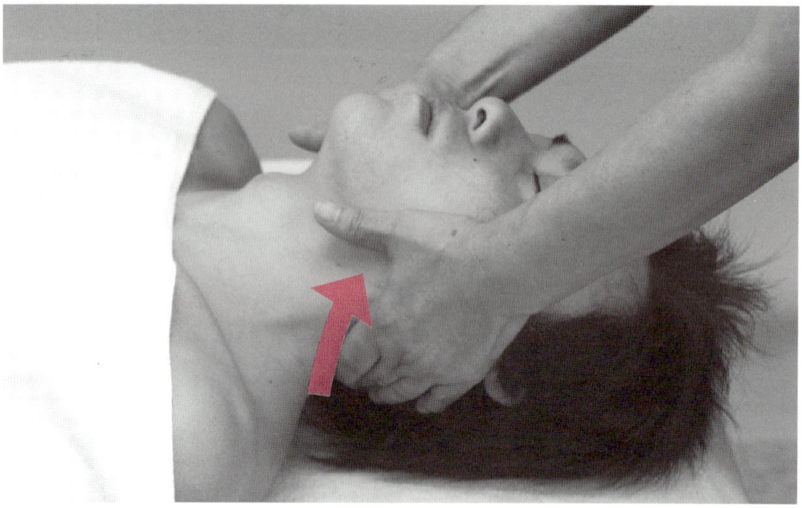

写真5-20

(3) 顔を横に向かせ、胸《きょう》鎖《さ》乳《にゅう》突《とつ》筋《きん》を二指軽擦、二指揉捏。肩こりによく効くので、首の後面へのマッサージとともにこのテクニックも重要。ただし、強くマッサージしないこと（写真 5-21）。

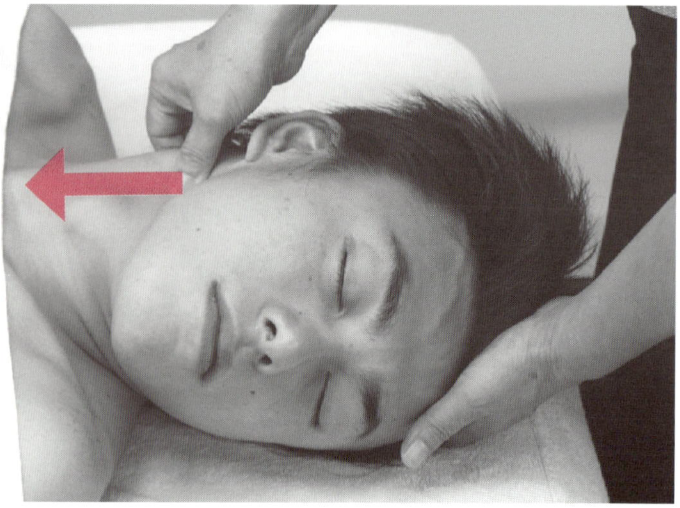

写真5-21

(4) 鎖骨《さこつ》を二指軽擦、二指揉捏。強く圧迫しないこと（写真 5-22）。

(5) 大胸筋《だいきょうきん》を左右交互に手掌揉捏（写真 5-23）。

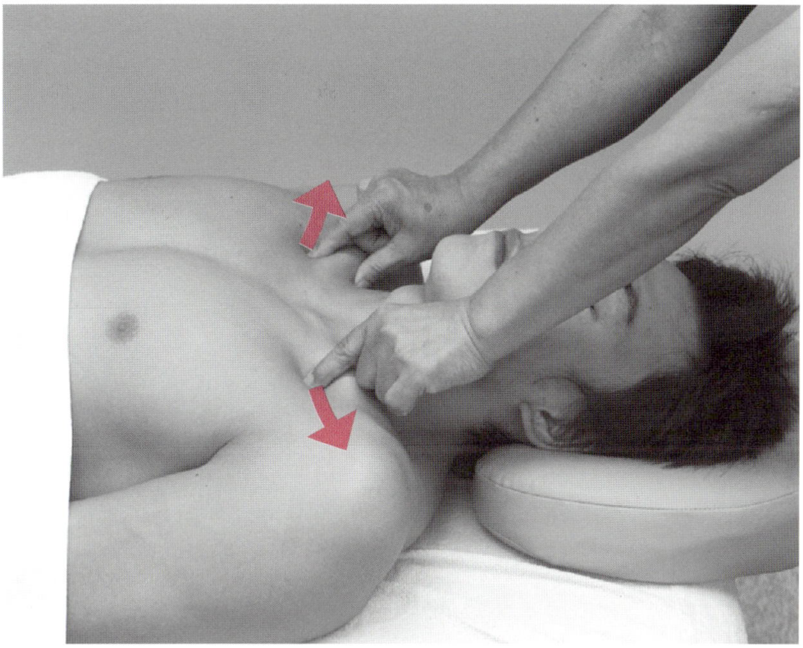

写真5-22

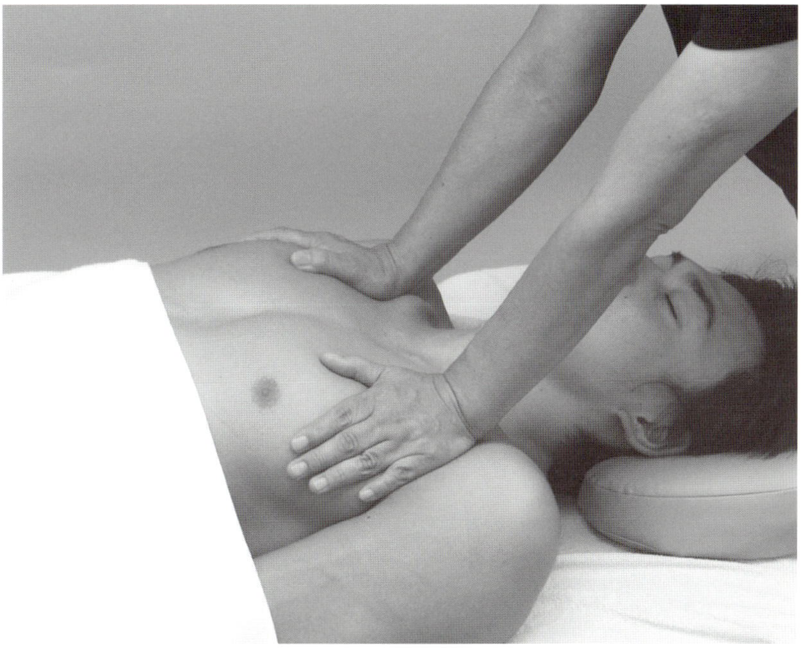

写真5-23

(6) 母指と示指の間に首の付け根を置き、上に滑らせる。上端にきたら反対側の手を上に滑らせる。圧は全体的に極めて軽くする。リズミカルに何回か行う。首がぐらつかないように、母指と示指間で支える（写真 5-24）。

(7) 首全体を手掌軽擦。

(8) 胸部をゆっくりと広げるようにストレッチ。強さはかける体重で調節する（写真 5-25）。

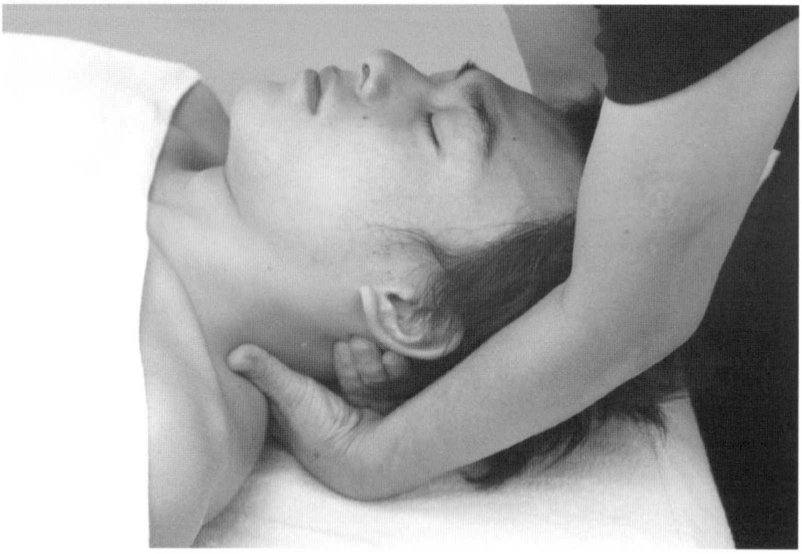

写真5-24

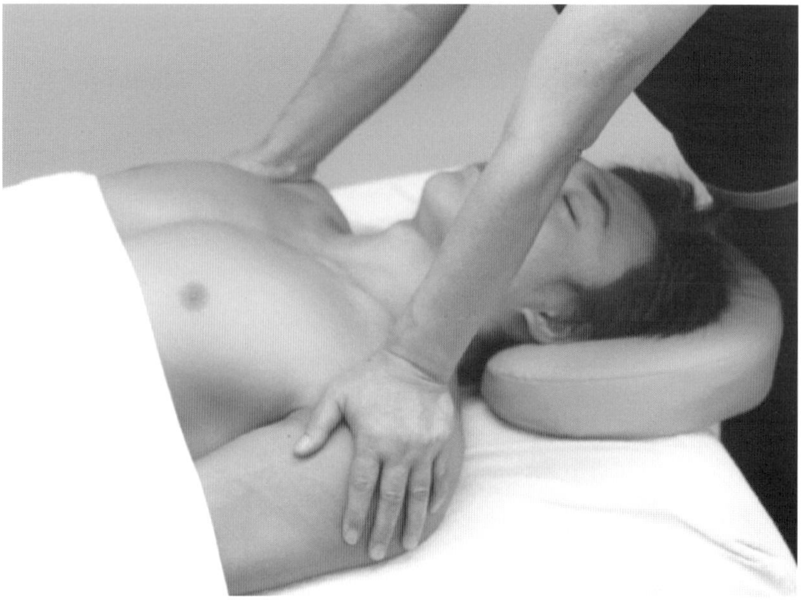

写真5-25

第6章
腹部のスウェーデンマッサージ

腹部は、解剖学的にも機能的にも人体の中心です。東洋医学では、腹丹田は人体の中心であり施術の要です。腹部が施術の重要ポイントであることは、スウェーデンマッサージでも変わりがありません。

患者の主訴が肩であれ、腰であれ脚であれ、また更年期障害や不眠など様々な愁訴であっても、腹部へのマッサージは効果をもたらします。しっかり食事をとり、消化と排泄をよい状態にして、いろいろな病気からの回復を早めます。腹部の調子が悪かったり、機能が弱っていたりすると人間が本来持つ自然治癒力が十分に発揮されません。人間が生きていく上での「元気の一番の元」が腹部だと言えるでしょう。

また最近、若い女性に便秘が増えています。いくらメイクをしても、便秘では肌が荒れてしまいます。腹部のマッサージは、便秘に即効性があることでも知られています。

ただし、腹部には大切な臓器が皮膚のすぐ下にあるため、刺激の量などに気をつけなければいけません。数あるマッサージ部位のなかでも、腹部は最もマッサージが難しい箇所の１つといえるでしょう。

この章では、そんな重要な腹部を丁寧にマッサージする方法を紹介していきます。

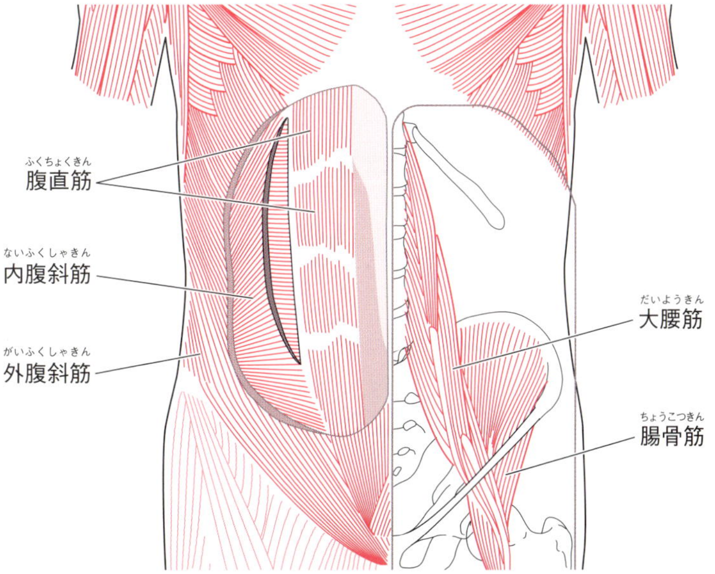

背臥位

1. 腹部のマッサージテクニック【患者の両膝を立ててやっても可】

Ⓕ (1) 季肋部《きろくぶ》を手掌軽擦し、第 12 肋骨沿いに小指を滑らせる（写真 6-1、2）。

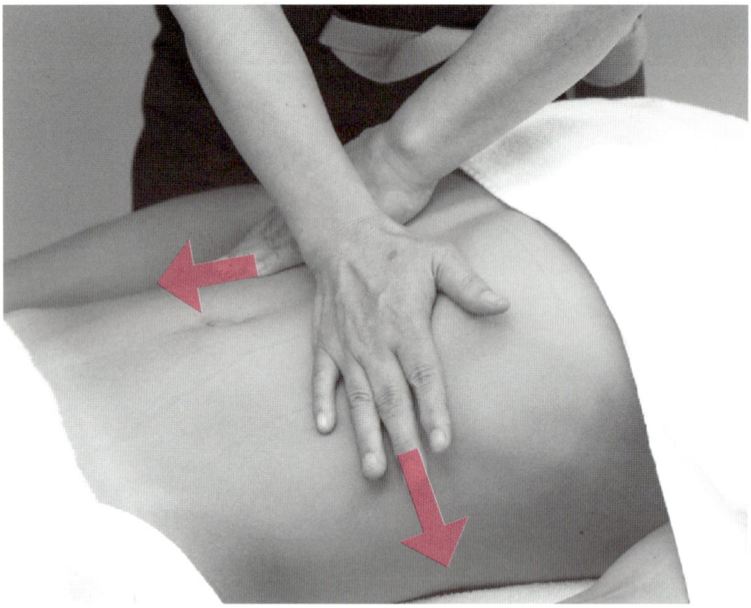

写真6-1

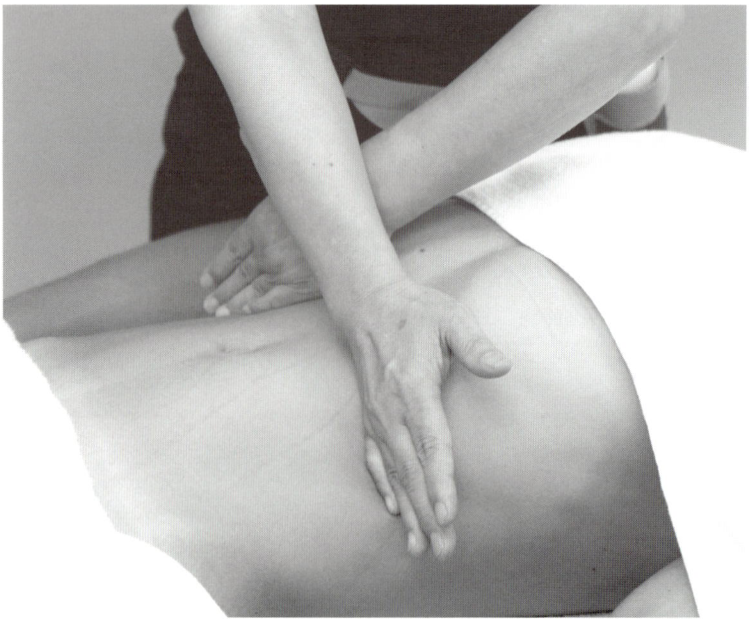

写真6-2

Ⓕ (2) 腹部全体を両手掌で時計回りに軽擦（写真 6-3）。

Ⓕ (3) 両四指を重ね、大腸の走行に沿って、腹部全体を時計回りに適度な圧で押す（写真 6-4）。押すときも戻すときもゆっくりと行う。

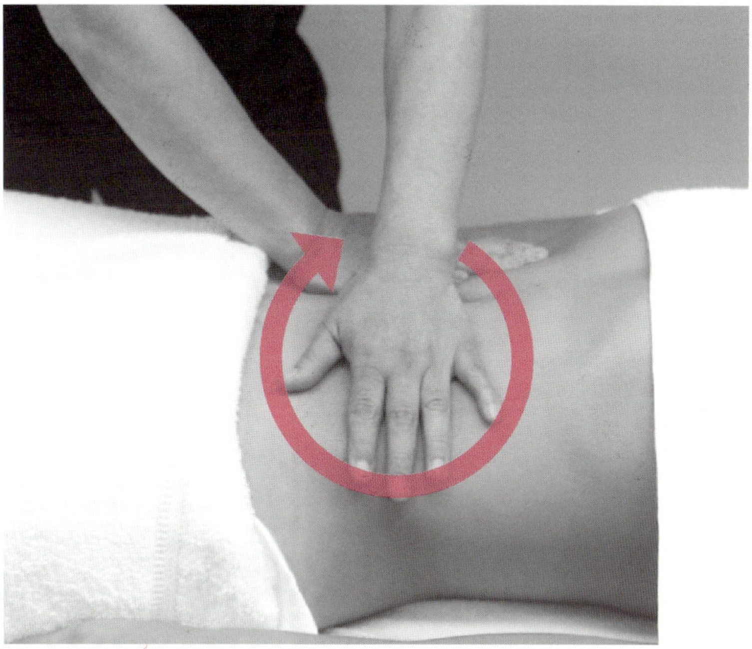

写真6-3

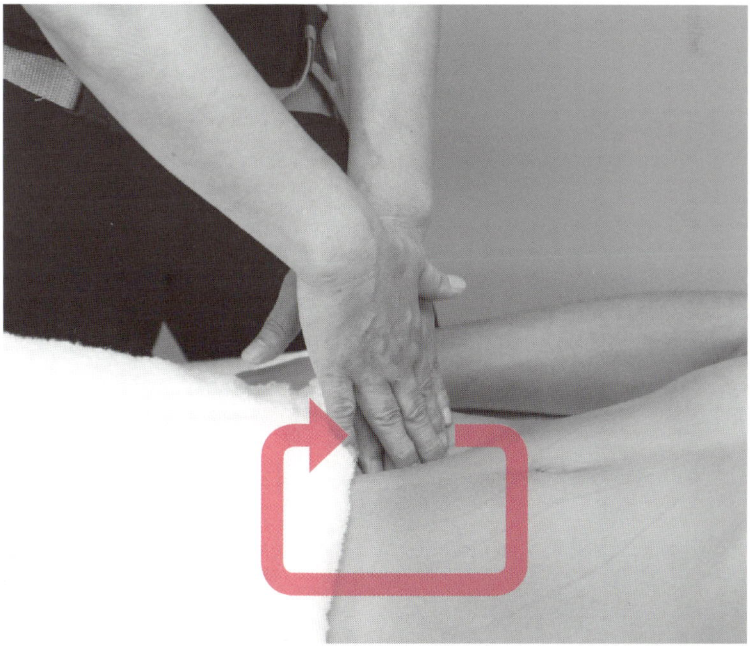

写真6-4

Ⓡ ⑷ 腸を手掌で圧迫。一方の手掌を離すと同時に、もう一方の手掌で圧迫を開始する。リズミカルに行うこと（写真6-5、6）。

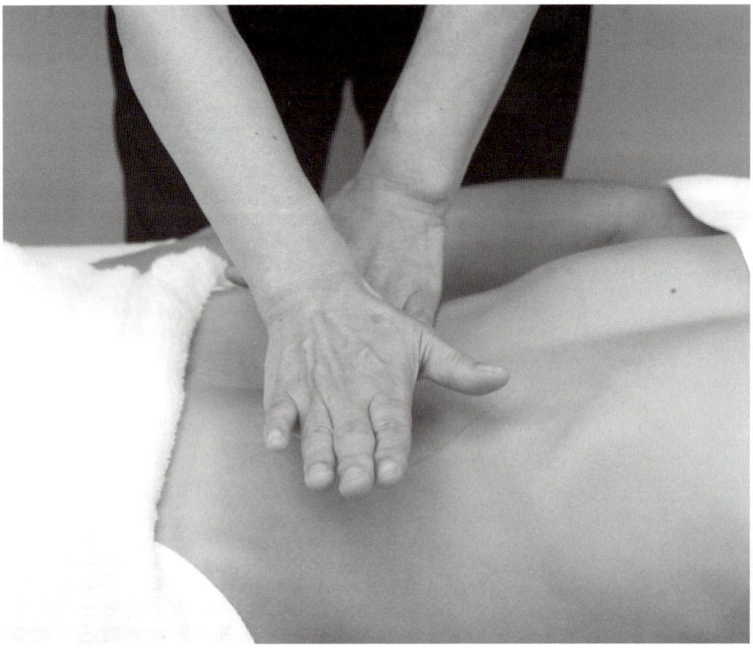

写真6-5

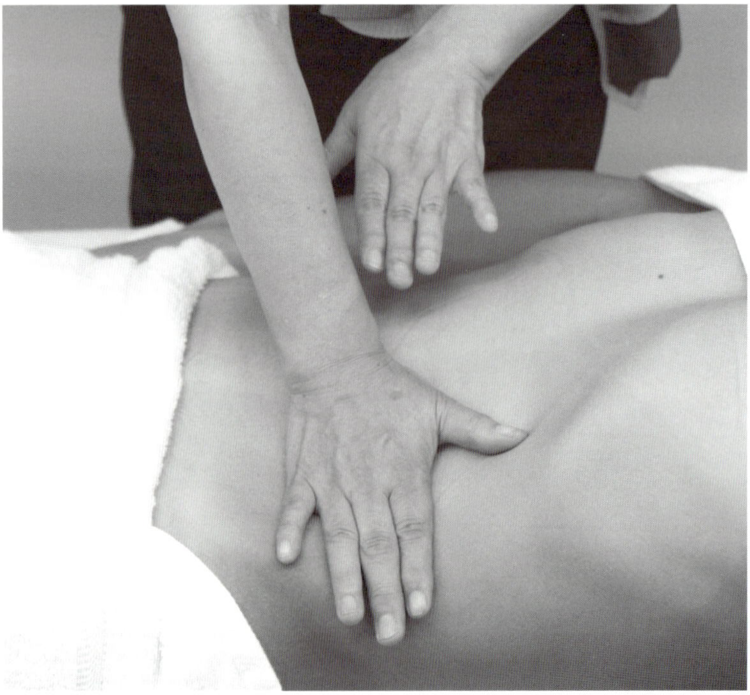

写真6-6

Ⓡ ⑸ 腹部全体を船のオールをこぐように揉捏（写真 6-7、8)。

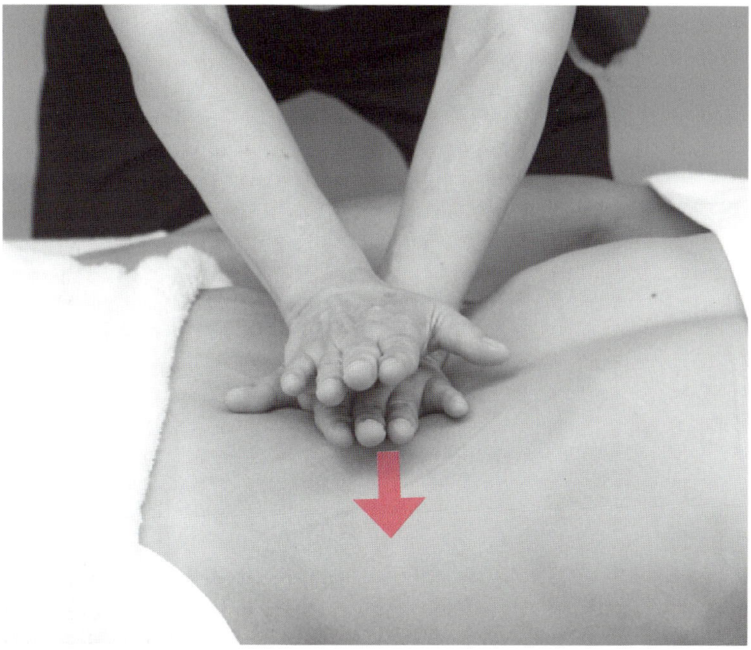

写真6-7

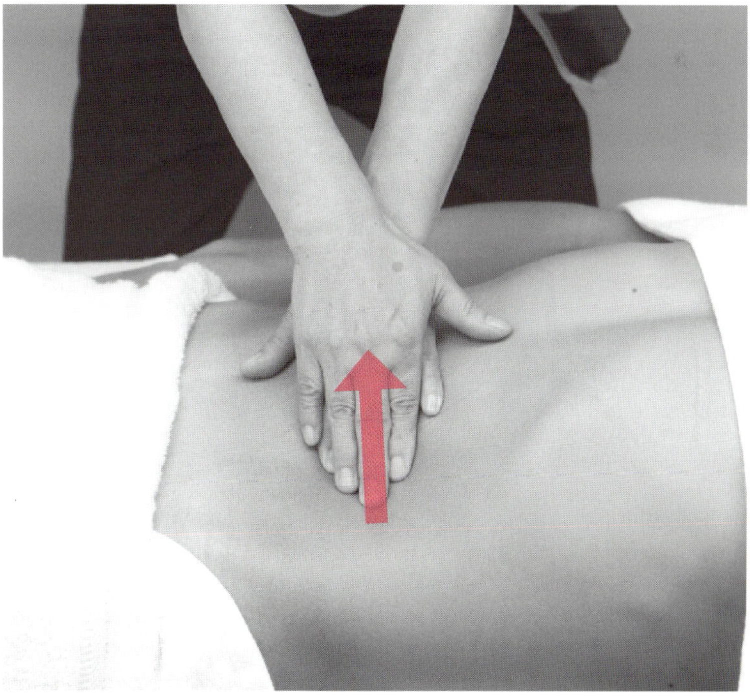

写真6-8

Ⓡ (6) 臍に拳で適度な圧をかける。そのまま細かくふるわせながら、掌をゆっくりと回転させる。ふるわせているうちに、圧が弱くなりやすいので注意（写真 6-9）。

Ⓡ (7) 腹部を母指と四指で摘みあげて、そのまま揺する。腹部全体を移動しながら行う（写真 6-10）。

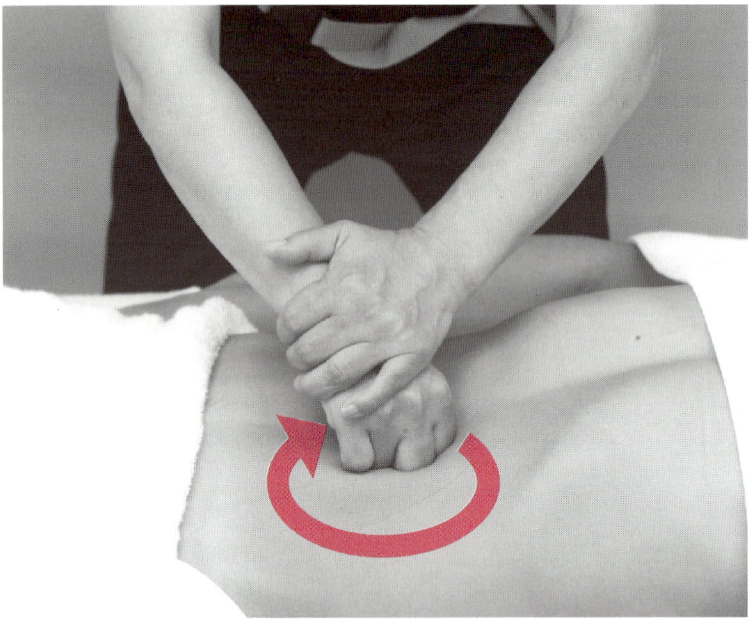

写真6-9

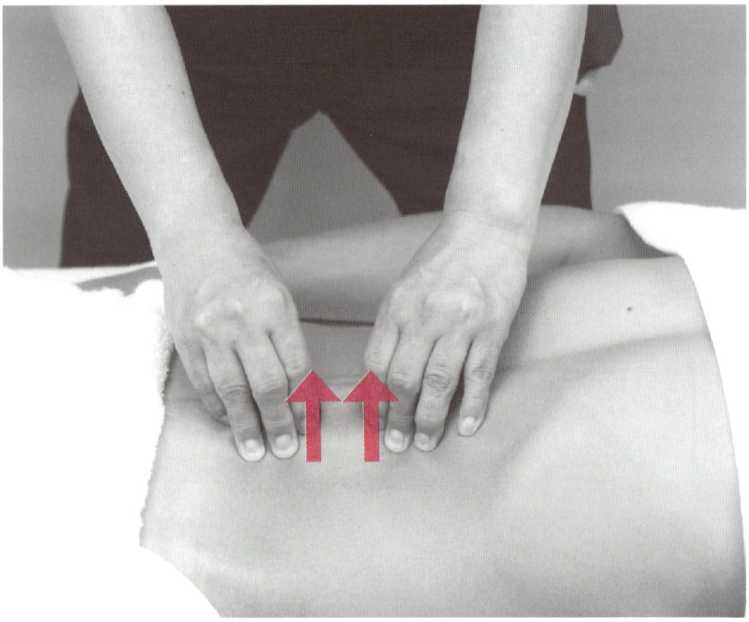

写真6-10

Ⓡ (8) 脇腹から腹部中央に向かい、四指で交互に掻き寄せる（写真 6-11）。

Ⓡ (9) 脇腹を両手で交互に揉捏。一方の手をもう一方の手が追いかけるように行う（写真 6-12）。

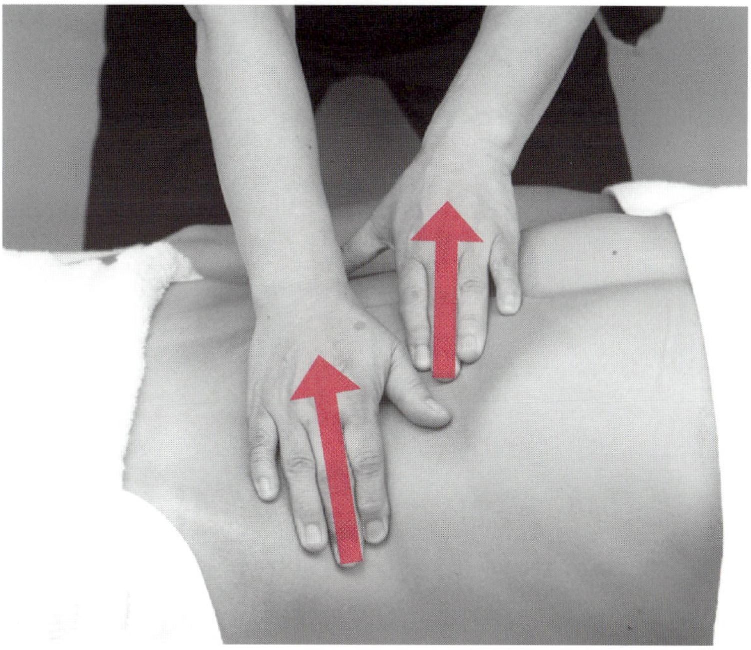

写真6-11

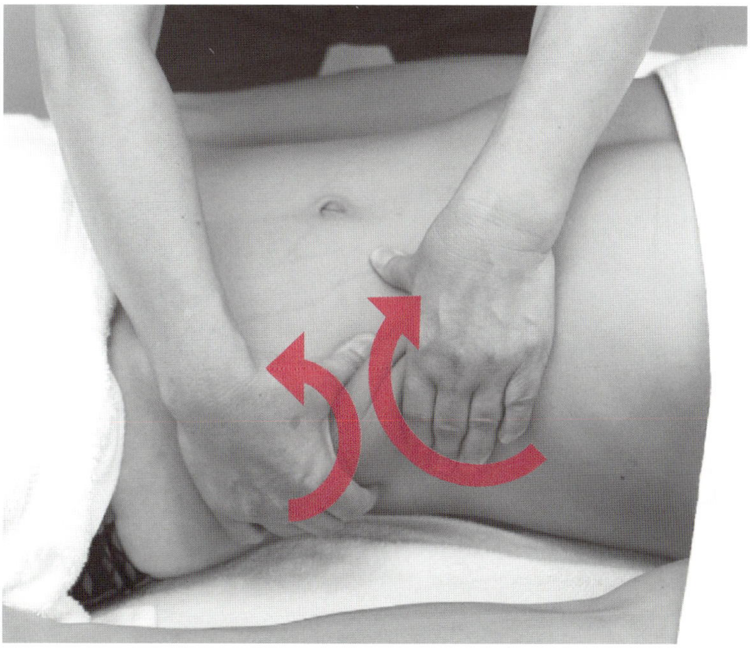

写真6-12

Ⓕ（10）腹部全体を時計回りに両手掌で交互に軽擦（写真 6-13）。

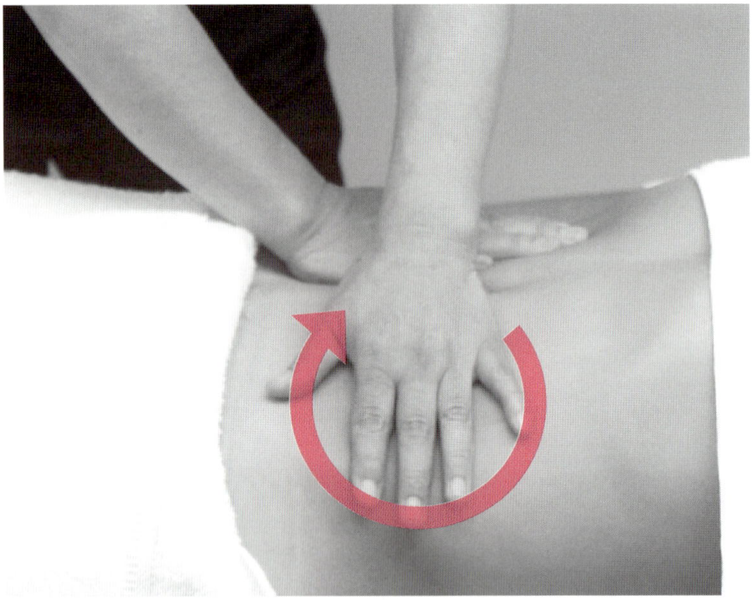

写真6-13

第7章 脚のスウェーデンマッサージ

脚はその上に全身を乗せて支えている大変重要な部位です。例えばタイ式マッサージでは、２時間にわたる全身マッサージのうち、大半の時間を脚に費やす程です。

腰や背中、首など上半身に問題があるとき、脚をマッサージすることで、それらの遠隔部位の愁訴が改善されることがしばしばあります。人体は、足の先から頭のてっぺんまで相互に影響し合う一つのユニットなのです。そのユニットの土台が脚なのです。マッサージするときには、土台である脚をしっかりマッサージしましょう。

脚をマッサージすることが多いのは、下記のような愁訴や疾患です。

①むくみ
②足の冷え
③変形性膝関節症、変形性股関節症など加齢からくる症状
④打臼や捻挫、肉離れ、打撲などの後療法
⑤下肢の疲労や使いすぎによる様々な症状

局所以外に、体全体とのつながりから、脚のマッサージが有効なのは下記のような愁訴や疾患です。

1）骨盤など腰の異常

腰痛や仙腸関節《せんちょうかんせつ》の痛みがあるときは特に重要です。下肢を触ると、全体、もしくは一部が緊張していることが多いです。トレーナーをやっていますと、腰痛を訴える選手の下肢が張っていることが少なくありません。下肢と腰、仙腸関節、骨盤は密接に相互リンクしていると考えられます。逆に、下肢に問題があるときは、腰周囲もしっかりと処置しましょう。

2）首、肩、背中のこり

下肢の疲労によって腰が張り、さらにその張りが脊柱起立筋を通じて、肩、首まで緊張させることがあります。

マッサージをするときは、体の他の部位との繋がりを常に考慮しましょう。人間の体は一つのユニット。すべてがつながっていることに着目すれば、治療の幅は広がり効果も上がりすくなります。

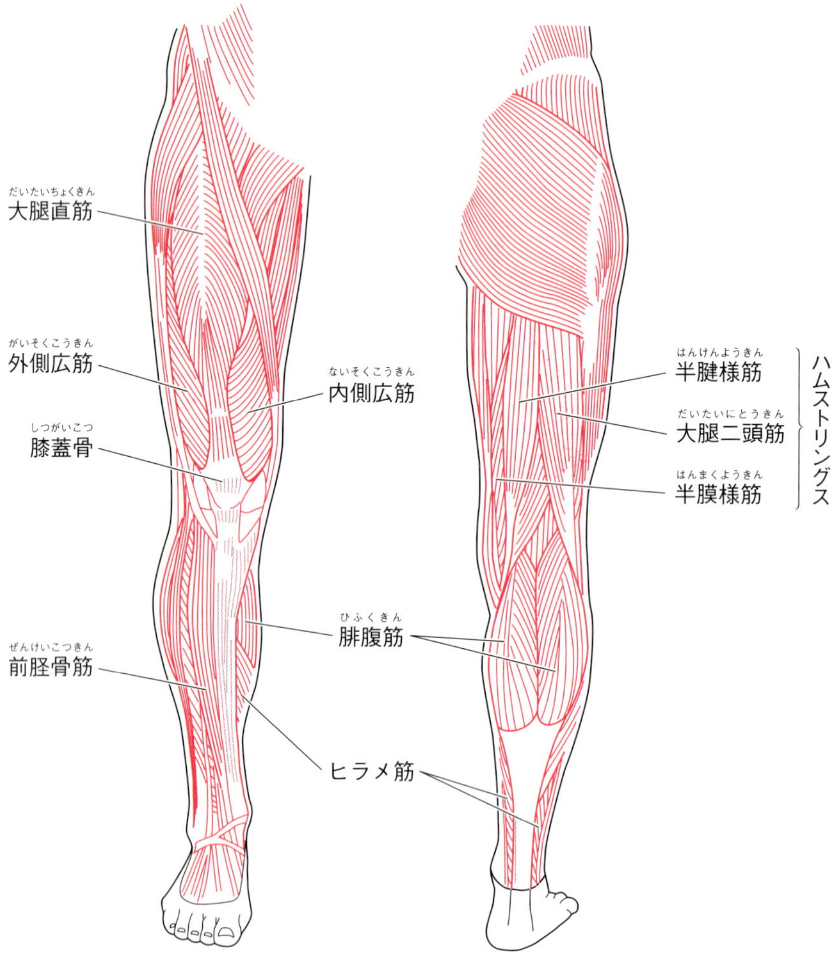

腹臥位

1. 足部と下腿部のマッサージテクニック

1）足部へのアプローチ　Ⓕ

(1) 一方の手で患者の足首を固定し、もう一方の手の手根で足底《そくてい》全体を軽擦（写真 7-1）。

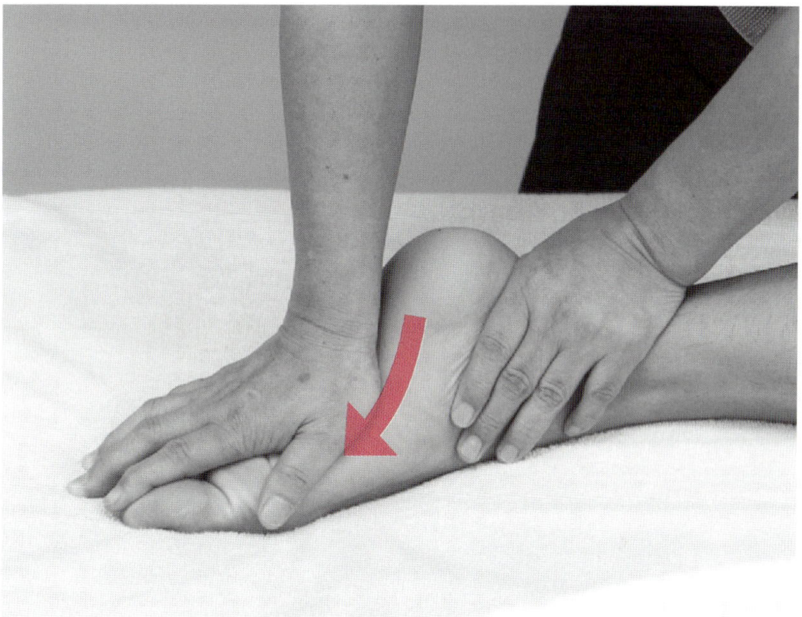

写真7-1

(2) 拳を回転させながら、足底全体を手背の基《き》節骨《せつこつ》や中節骨《ちゅうせつこつ》で軽擦（写真7-2)。

(3) 踵を満遍なく両手掌で強擦。ゴシゴシとこする（写真 7-3)。

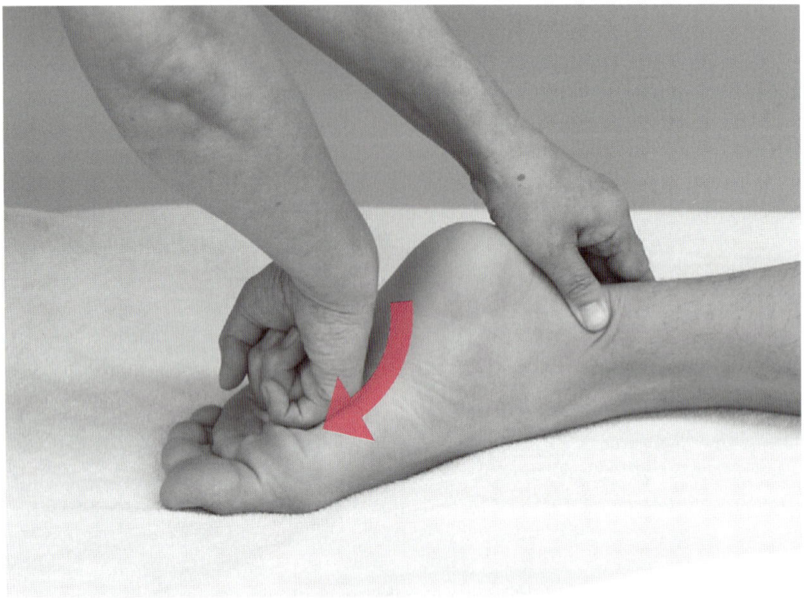

写真7-2

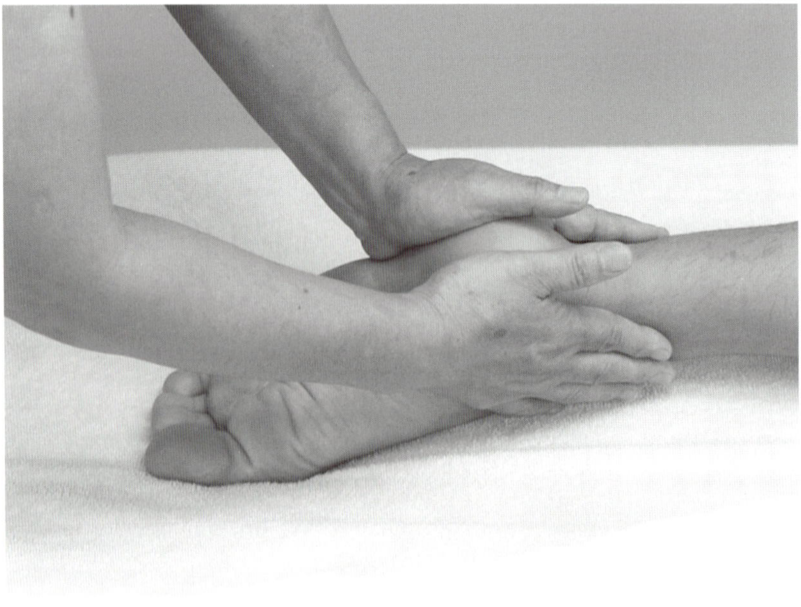

写真7-3

2）アキレス腱摘み　Ⓕ

(1) 患者の膝を屈曲させ、一方の手で足底を軽く把握する。もう一方の手の母指と示指でアキレス腱を軽く挟む（写真 7-4）。

(2) 足底を把握した手で、足首の底背屈《ていはいくつ》をリズミカルに繰り返す。同時にアキレス腱を挟んだ指は、中枢に向かって移動させる（写真 7-5）。

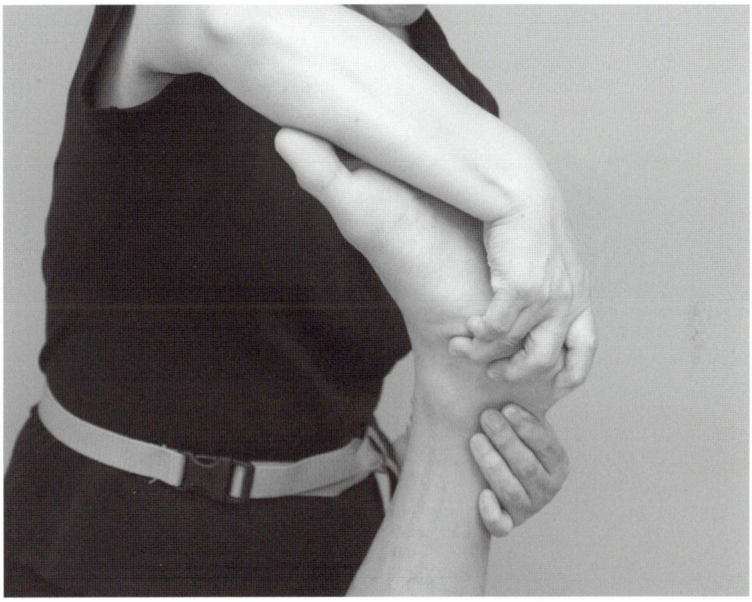

写真7-4

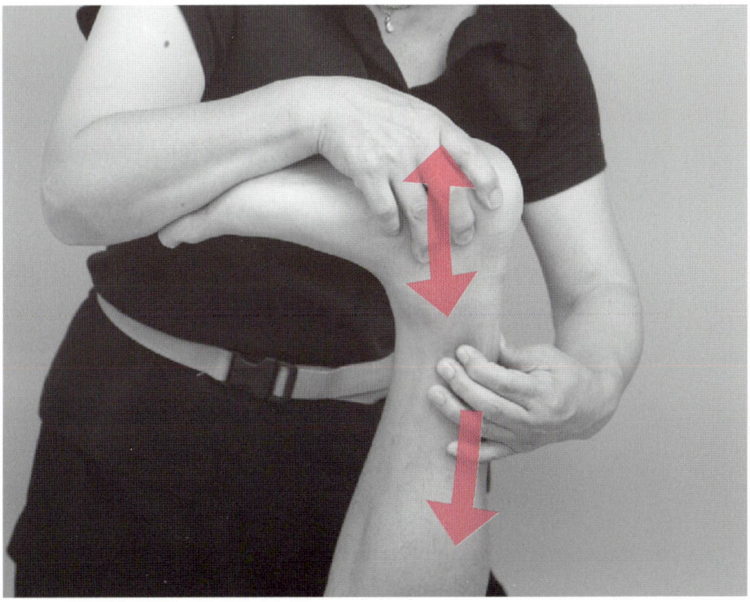

写真7-5

3）レッグ・エフルラージュ（脚の軽擦, Leg Effleurage）Ⓕ

（1）下腿後側全体を重ねた両手掌で軽擦。

（2）下腿後側全体を螺旋状に軽擦（写真 7-6）。

（3）下腿後側全体を母指と示指の間を使って軽擦。

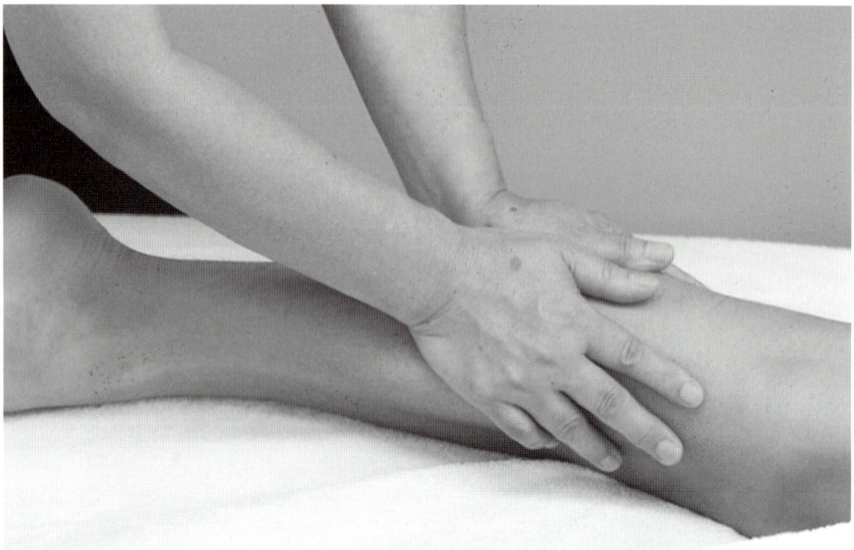

写真7-6

4）ペトリサージュ（揉捏, Petrissage）

Ⓕ（1）下腿を四指揉捏。四指の圧を緩めないようにする（写真 7-7）。

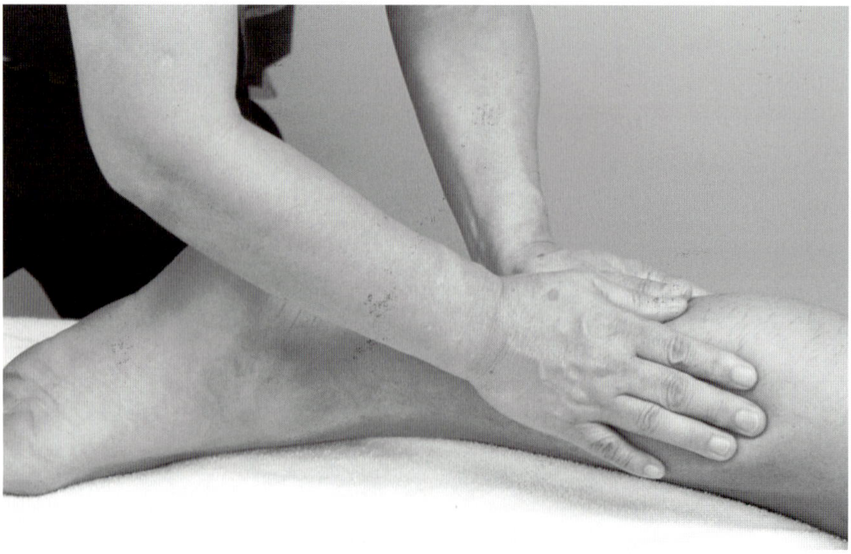

写真7-7

Ⓕ (2) 下腿を母指揉捏（写真 7-8）。

Ⓡ (3) 下腿を手掌揉捏し（写真 7-9）、さらに鋸切状揉捏を行う（写真 7-10）。

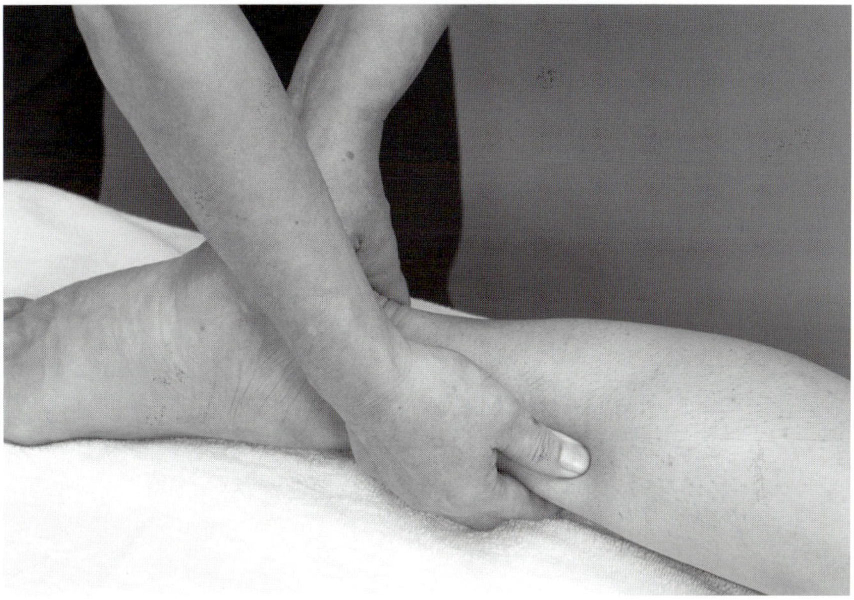

写真7-8

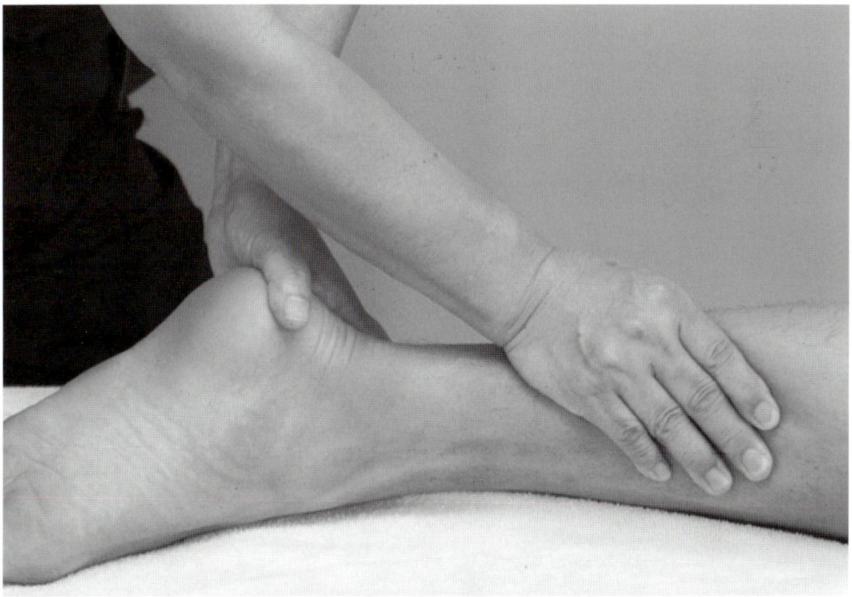

写真7-9

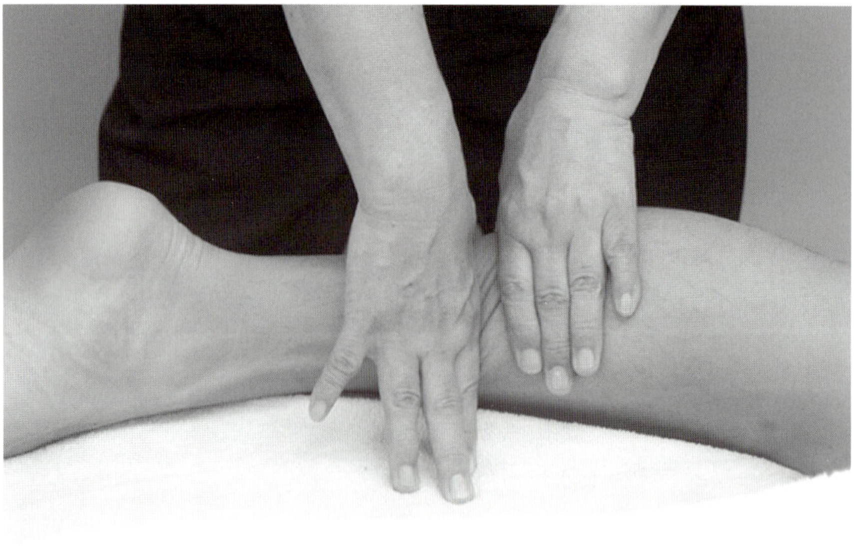

写真7-10

5）フリクション（強擦, Friktion）Ⓕ

(1) 患者の膝を屈曲させ、施術者の肩に患者の足背を乗せる。四指を組み合わせて手根で強擦（写真 7-11）。

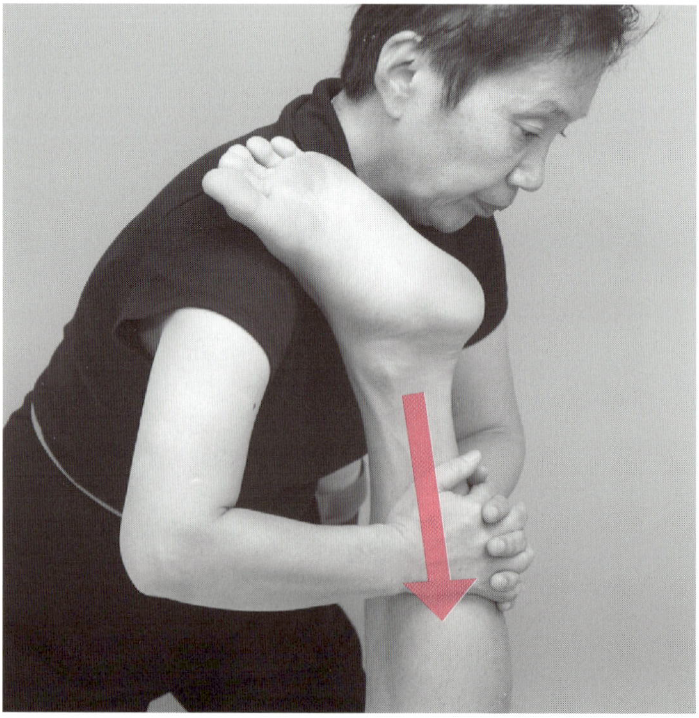

写真7-11

(2) 同肢位で、母指強擦（写真 7-12）、さらに四指強擦（写真 7-13）。

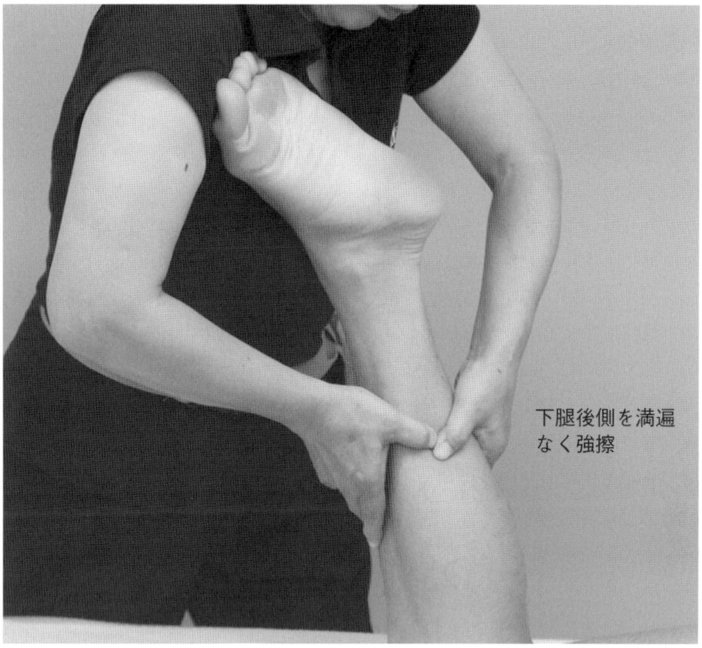

写真7-12

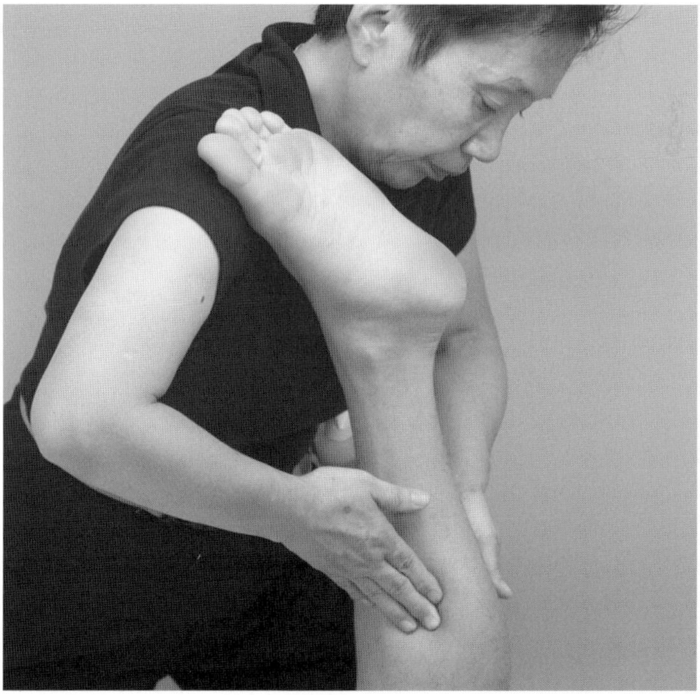

写真7-13

(3) 同肢位で、前腕を半回転させながら下腿全体に滑らす（写真 7-14）。

(4) 膝《しつ》窩《か》の内側、外側、中央を母指軽擦。次いで母指で軽く揉捏（写真 7-15）。痛みが出やすいので注意。

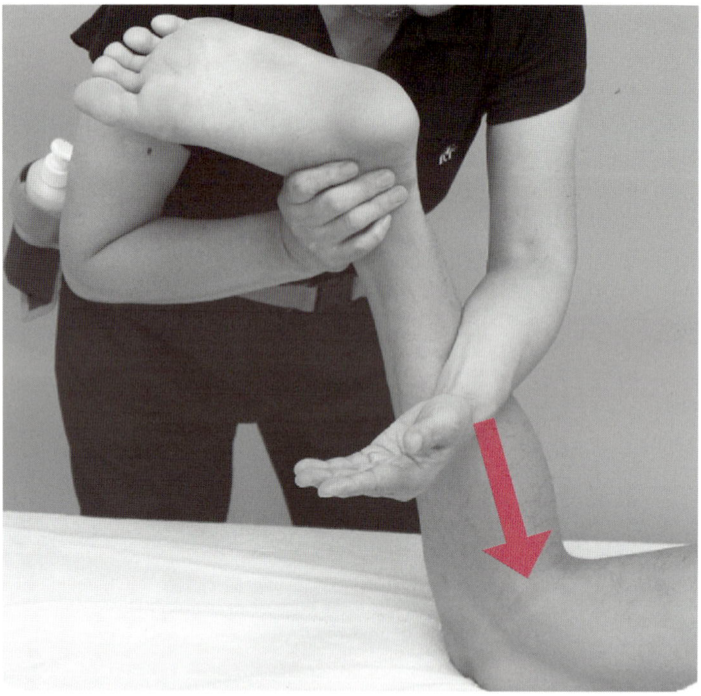

写真7-14

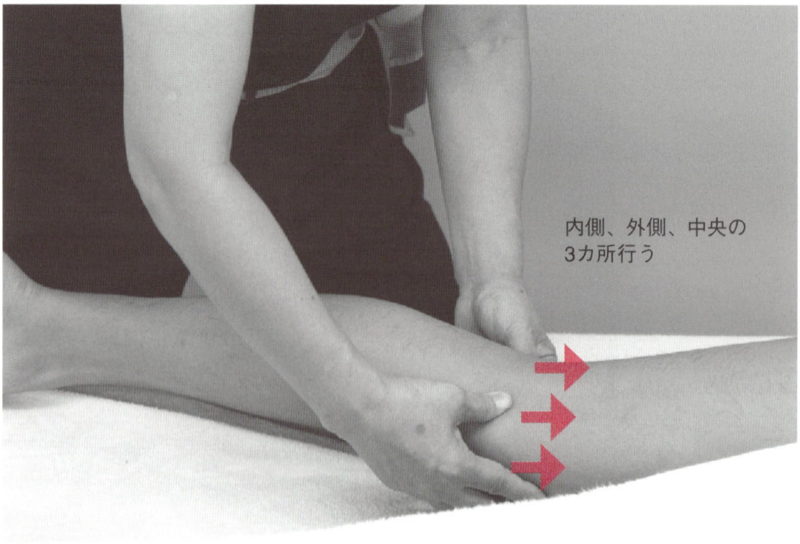

写真7-15

2. 大腿部のマッサージテクニック Ⓕ

(1) 大腿後側を手掌揉捏。大きな筋肉なので自分の体重を上手に利用する。

(2) 大腿後側を四指揉捏（写真 7-16）。

(3) 術者の大腿の上に患者の下腿を乗せ、前腕を交互に使って大腿全体に下から上に半回転させながら滑らす。圧は体重の掛け方で調節する（写真 7-17）。

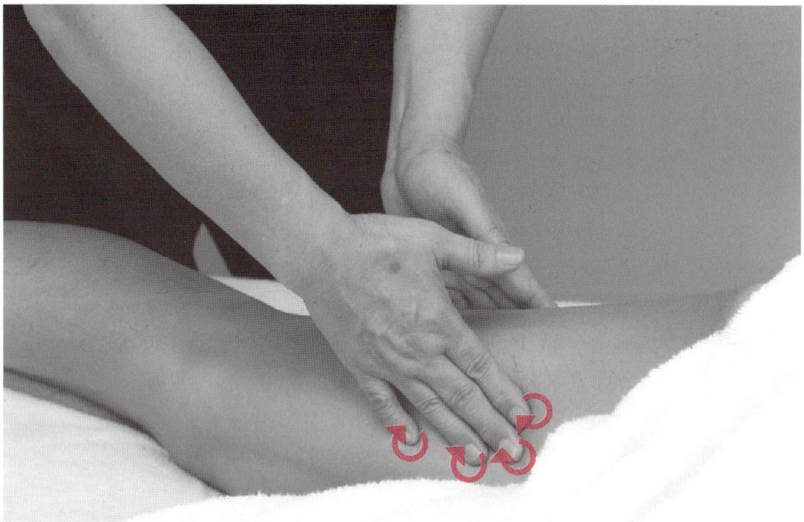

写真7-16

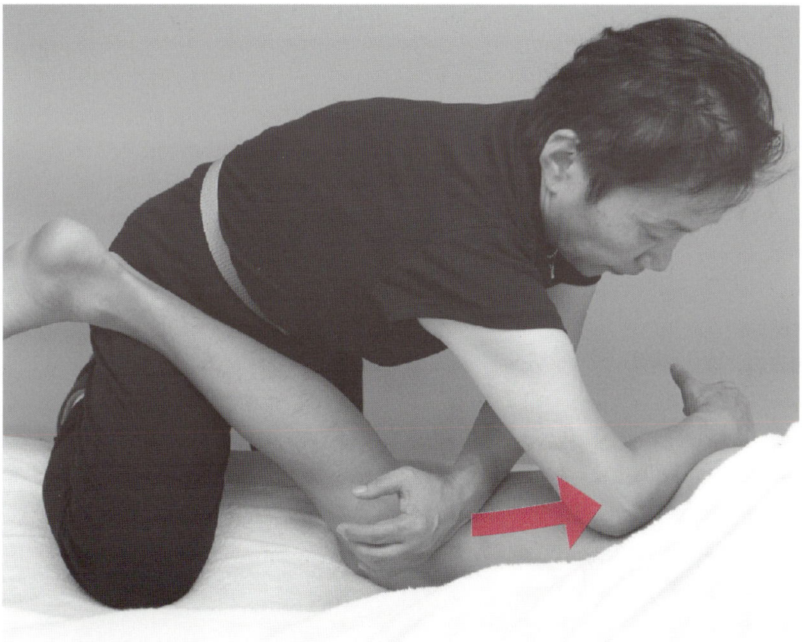

写真7-17

⑷ 同肢位で、拳を交互に使ってリズミカルに回転させながら、ハムストリングスの上を移動（写真 7-18）。

⑸ 大腿筋膜張筋《だいたいきんまくちょうきん》を順次、手掌圧迫。痛みが出やすいので強くは行わないこと（写真 7-19）。

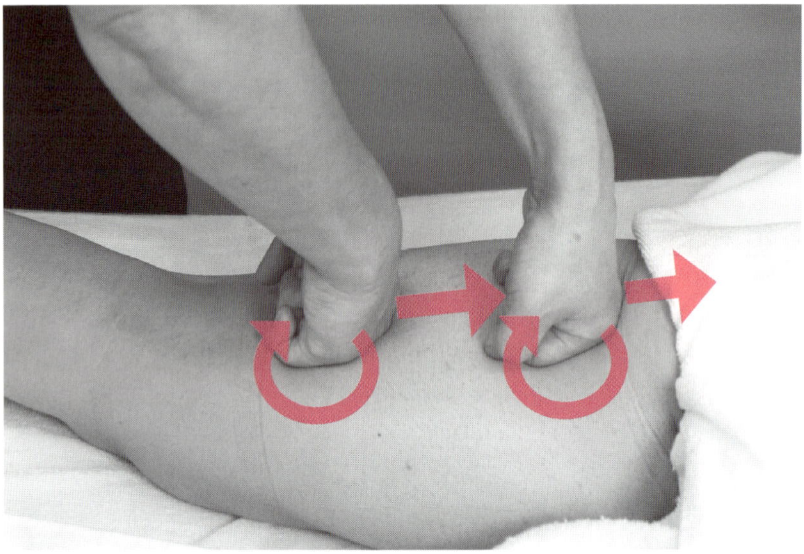

写真7-18

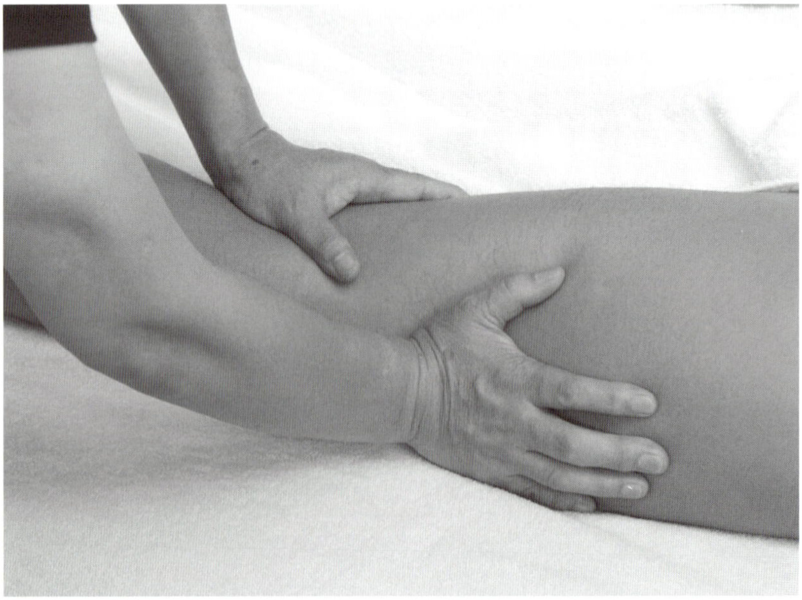

写真7-19

(6) 大腿後側上を一方の手は拳を前後に転がしながら、もう一方の手は手掌揉捏を行う。両方の動きをリズミカルに行いながら、移動すること。両手を同時に動かすときに、利き手でないほうに意識をおくとうまくいく（写真7-20）。

(7) 同様に、一方の手は四指頭揉捏、もう一方の手は手掌揉捏。左右の手と同時に動かしながら移動（写真 7-21）。

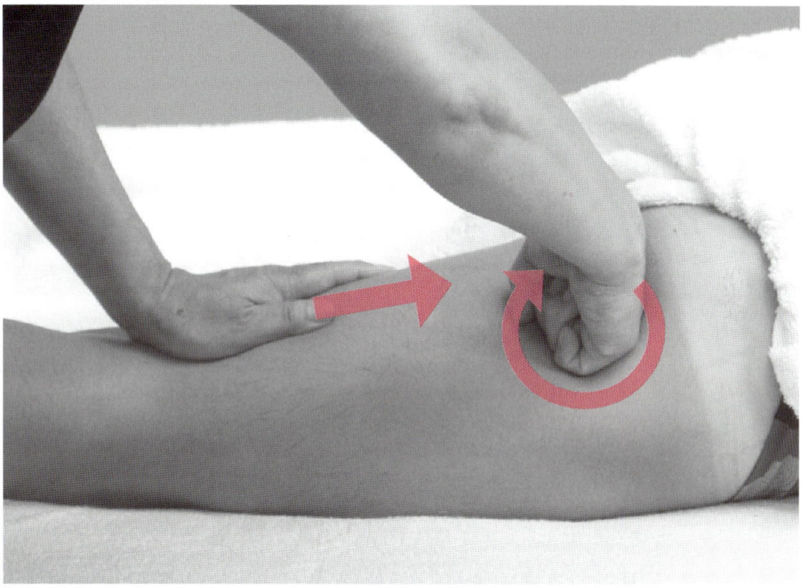

写真7-20

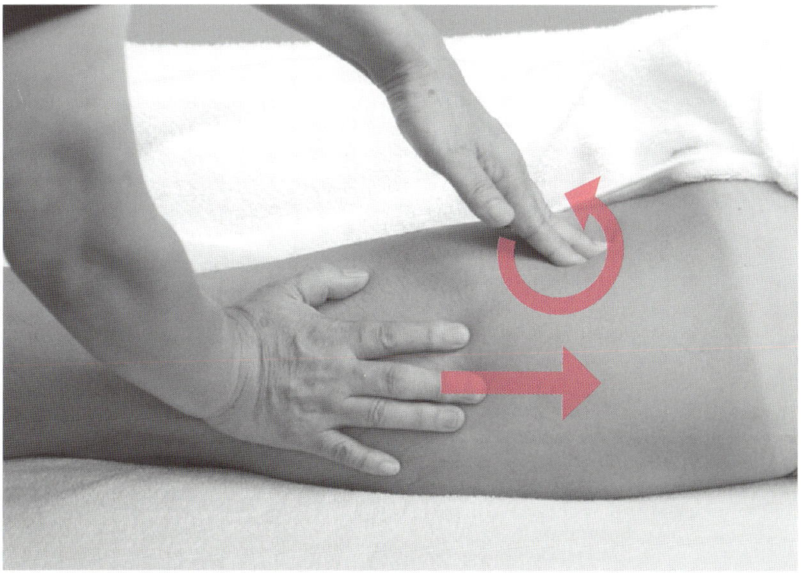

写真7-21

(8) 手掌を重ねて、下腿後側面を軽擦。体重のかけ方で圧を調節する。膝窩《しつか》のところは押さない（写真 7-22)。

(9) 下腿後側を両手掌で軽擦（写真 7-23)。

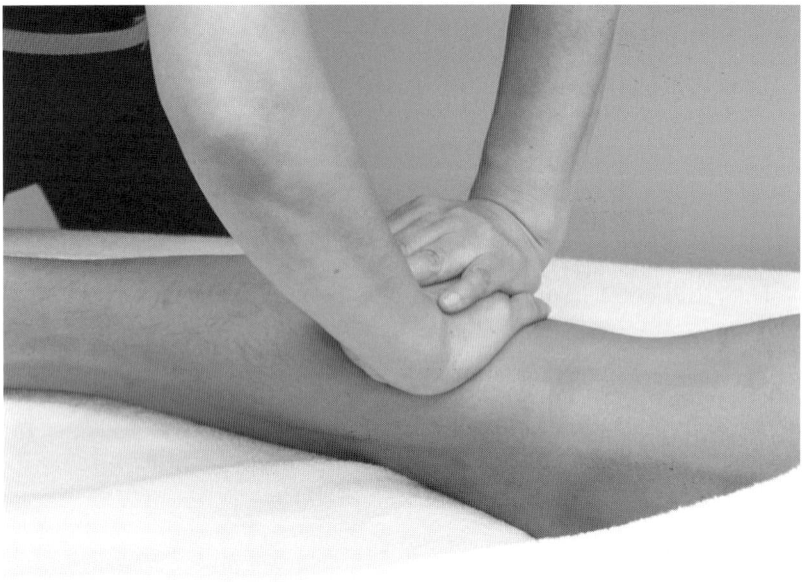

写真7-22

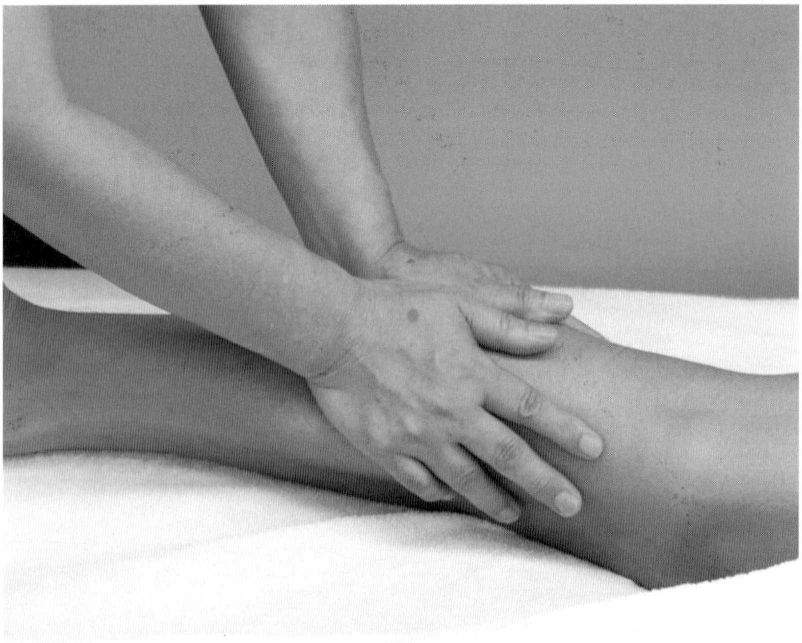

写真7-23

（10）下腿後側を母指と示指の間で軽擦（写真 7-24）。

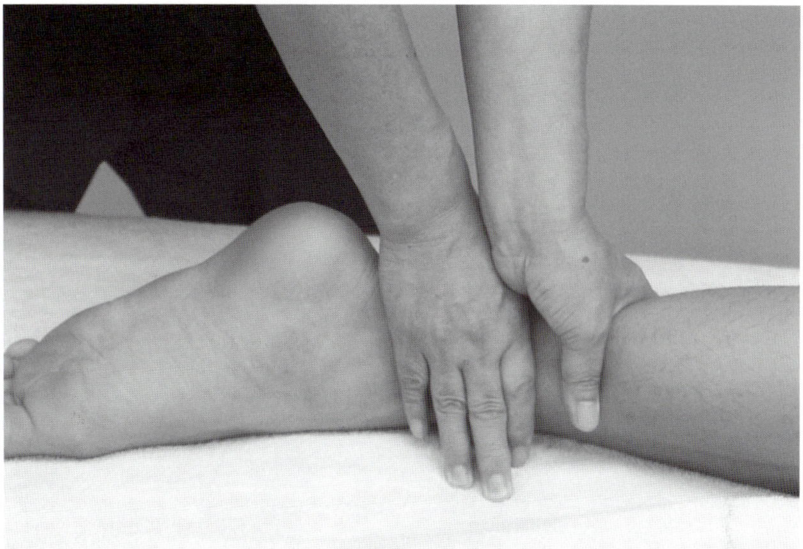

写真7-24

背臥位

3. 下肢全般のマッサージテクニック【(22)以外Ⓕ】

(1) 足趾を二指揉捏。満遍なく丁寧に行う（写真 7-25）。

(2) 足趾をスナッピング。示指と中指で挟んで、指の根本からすばやく前に引いて、空中でポンと合わせる（写真 7-26）。

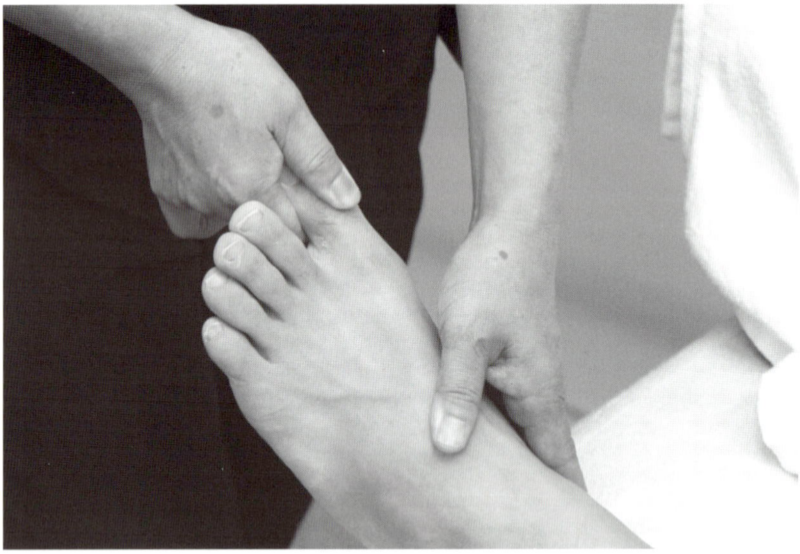

写真7-25

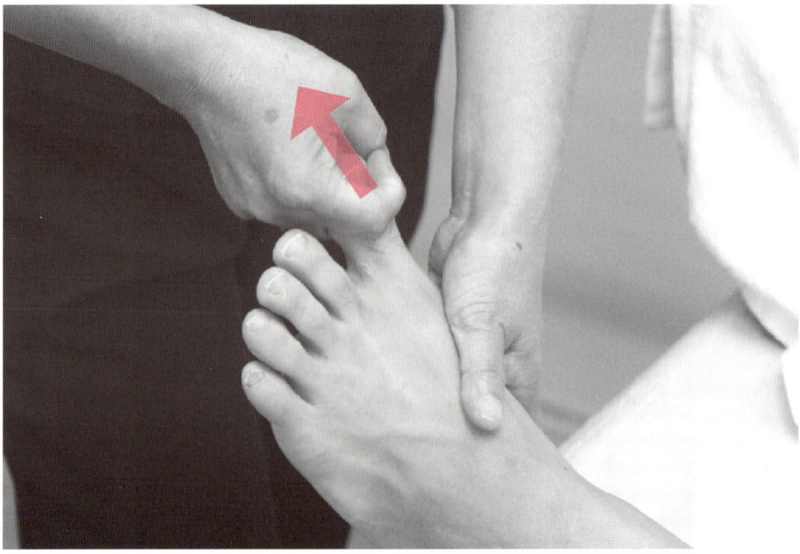

写真7-26

(3) 足趾をゆっくりと背屈させてストレッチ。しっかりと背屈させる（写真 7-27）。

(4) 両足底内側を母指圧迫。踵から足先の方へ向けて行う（写真 7-28）。

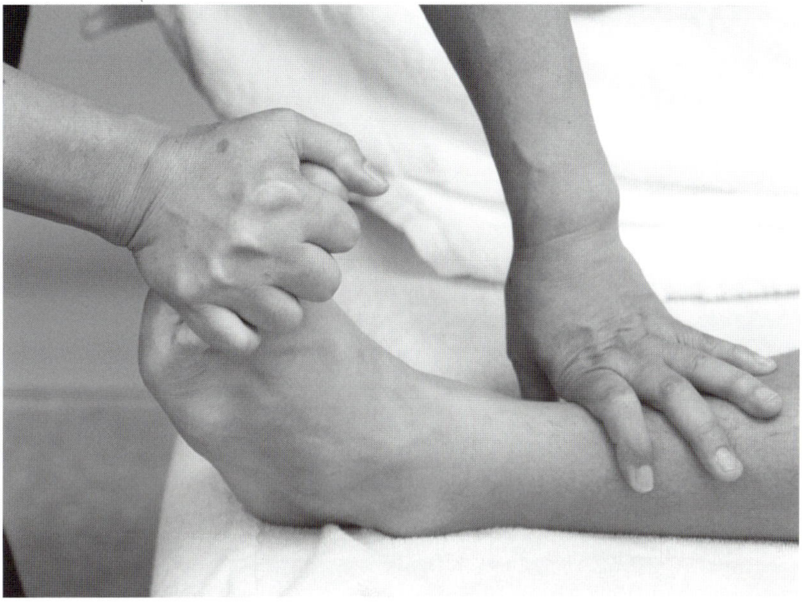

写真7-27

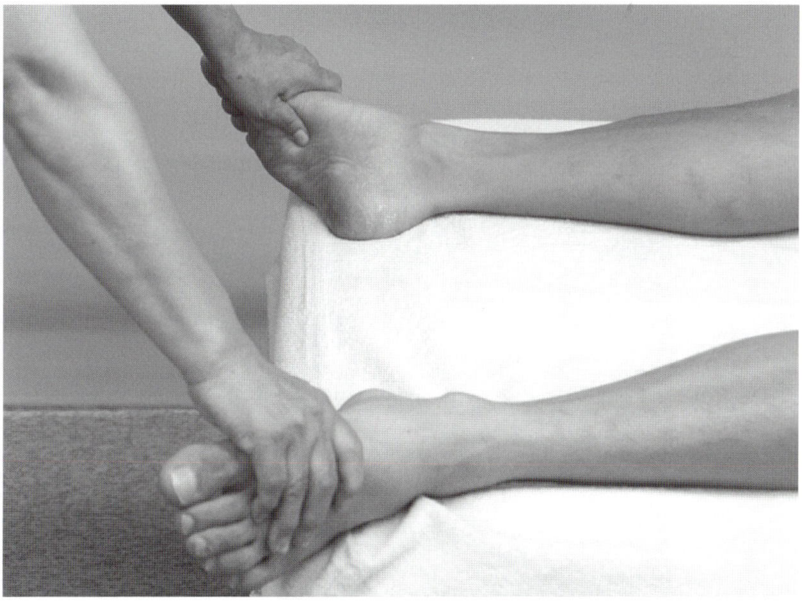

写真7-28

(5) 両足底中央を母指圧迫（写真 7-29）。

(6) 両足底外側を母指圧迫。

(7) 骨間を両母指で揉捏（写真 7-30）。むくみがある場合は丁寧に行うこと。

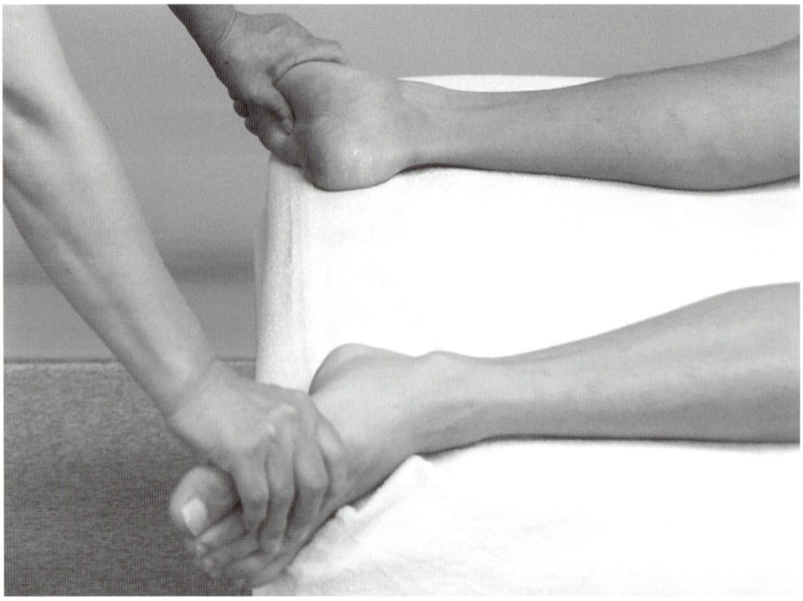

写真7-29

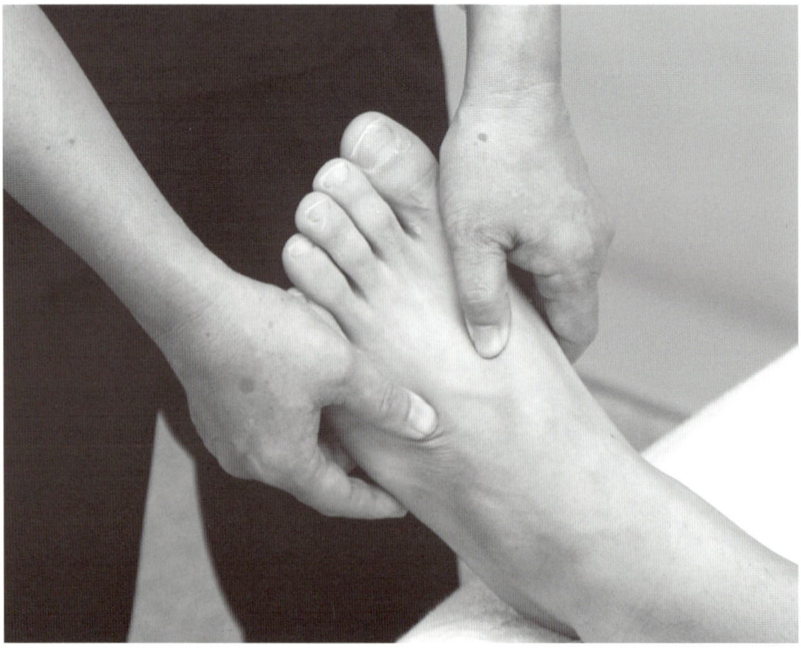

写真7-30

(8) 両母趾球をほぐすように揉捏（写真 7-31）。

(9) 内外《ないがい》果《か》を四指揉捏。次に足関節前面を母指圧迫。痛みが出やすいので注意すること（写真 7-32）。

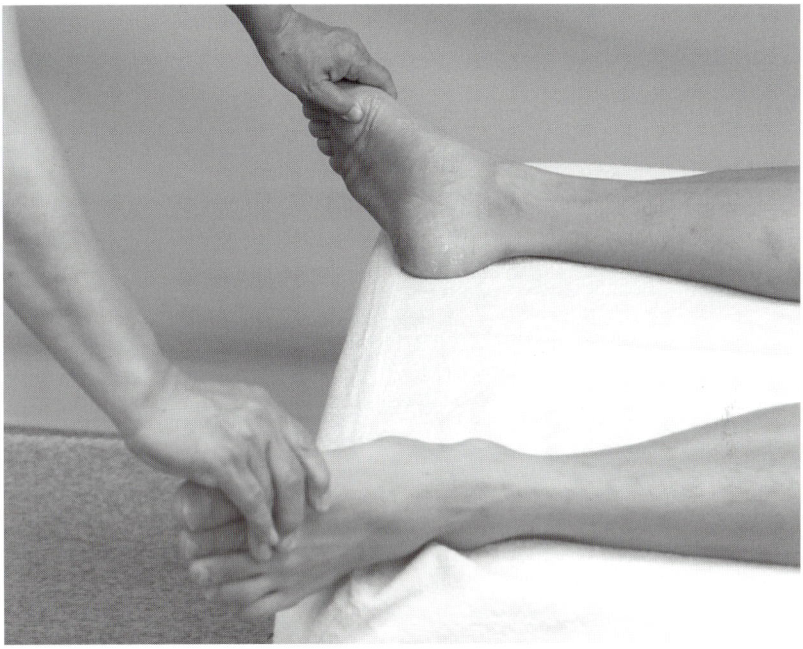

写真7-31

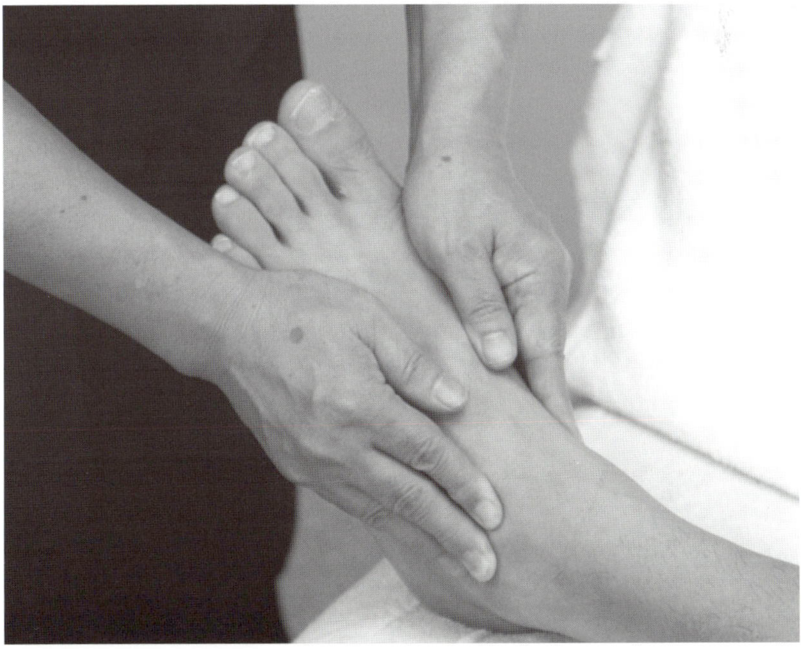

写真7-32

(10) 下肢全体を手掌軽擦。

(11) 両手掌を交互に使って、下肢全体を螺旋状に軽擦（写真 7-33）。

(12) 両母指をそろえ、下腿外側を足首から膝の下まで強擦、ついで揉捏（写真 7-34）。

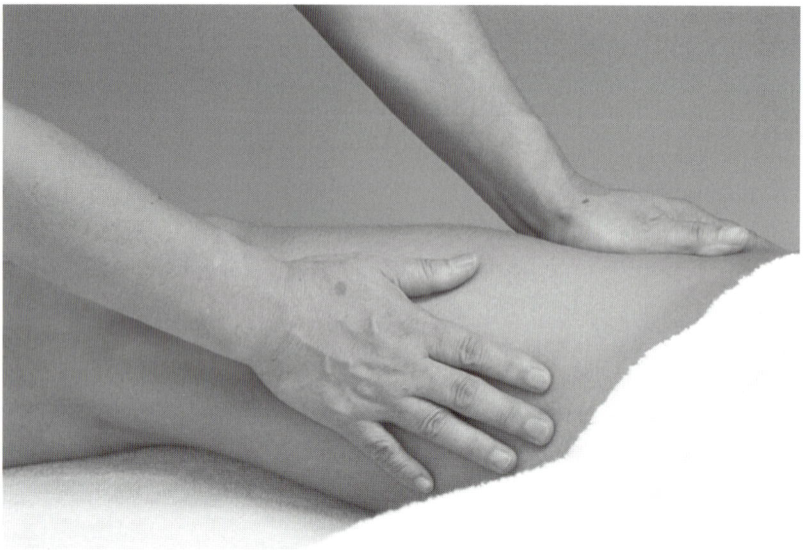

写真7-33

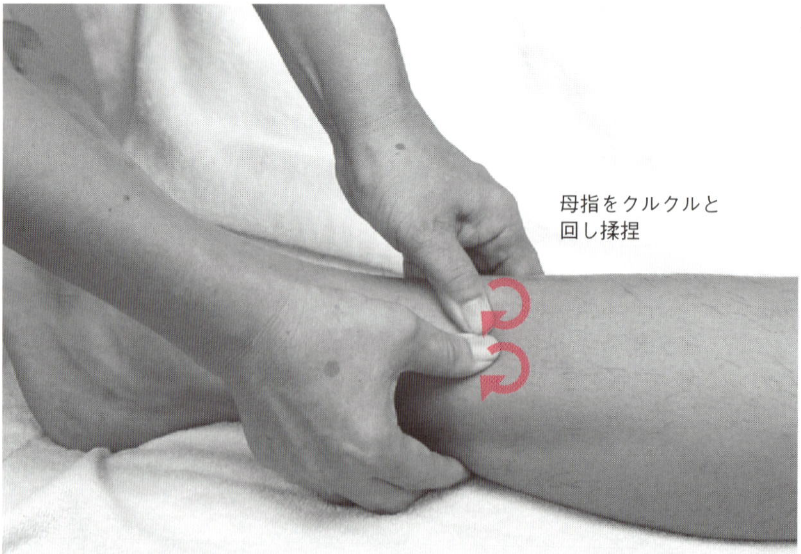

写真7-34

(13) 母指と示指の間を使って、下腿を左右の手で交互に圧迫（写真 7-35）。
(14) 膝蓋大腿関節《しつがいだいたいかんせつ》の周囲を母指強擦（写真 7-36）。

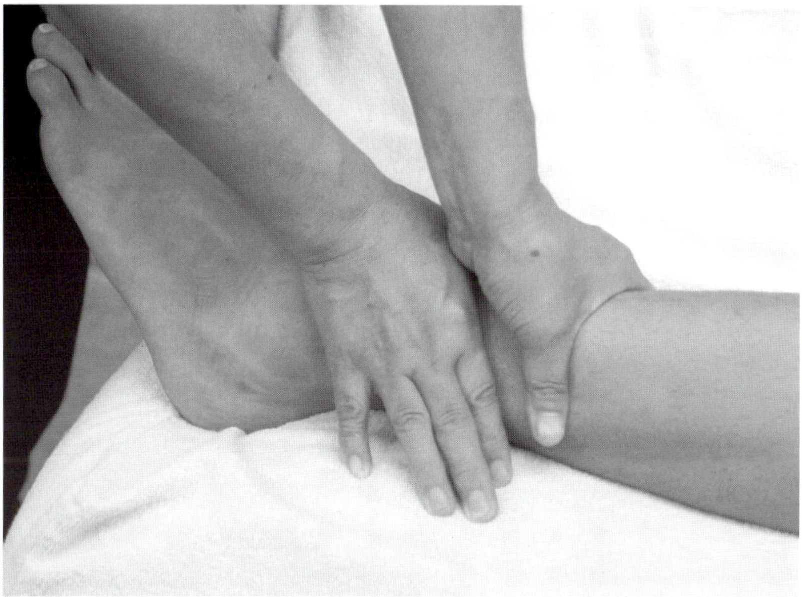

写真7-35

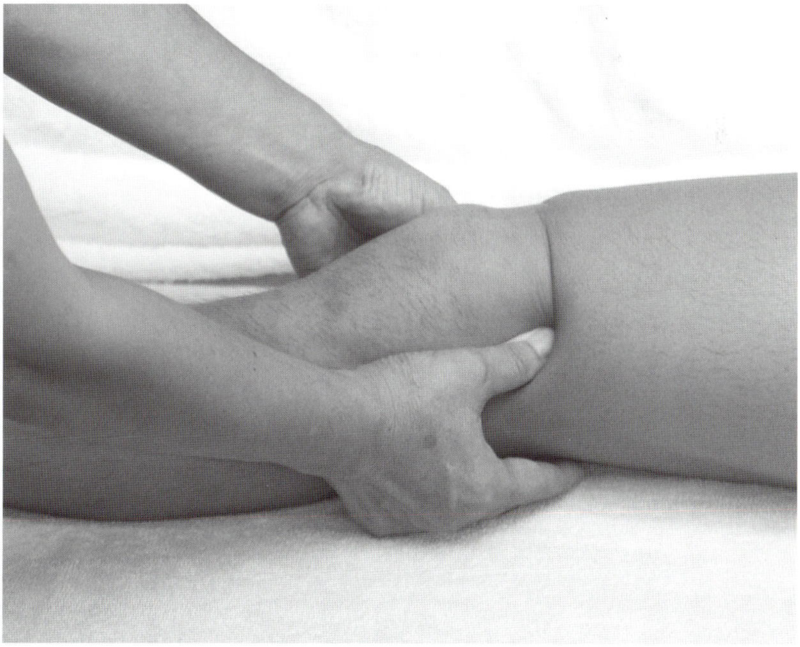

写真7-36

(15) 膝蓋骨《しつがいこつ》を指で挟んで上下左右に動かす。膝蓋骨を動かして痛みの出るときは、無理に行わないこと（写真 7-37）。

(16) 腸脛靭帯《ちょうけいじんたい》を一方の手の母指と示指で挟み、もう一方の手は同側の下肢に置き、下腿を揺する。腸脛靭帯を挟んでいる指を順次移動。その間もリ

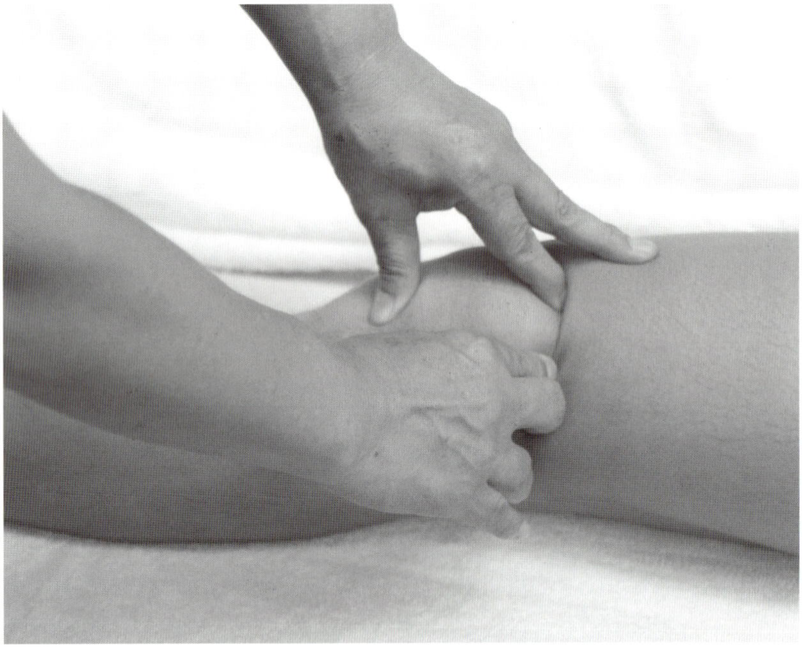

写真7-37

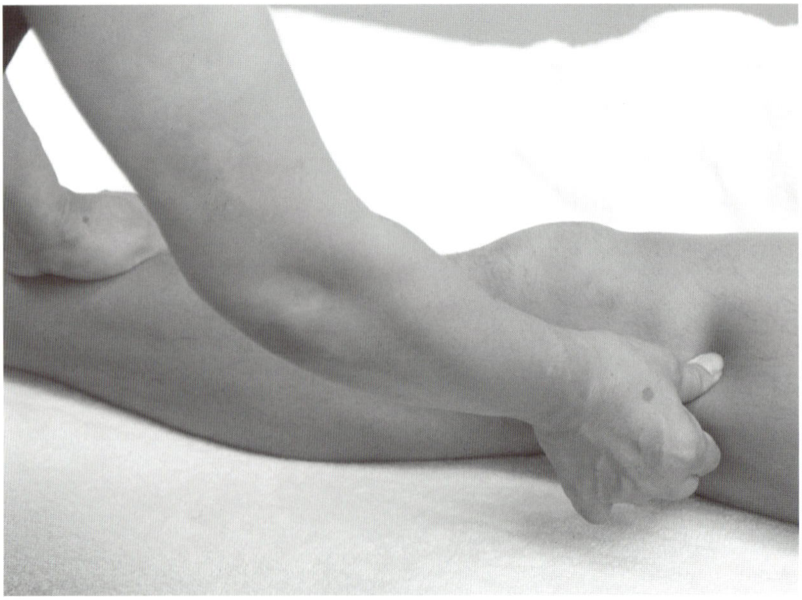

写真7-38

ズミカルに下腿を揺すり続ける（写真 7-38、39）。

(17) 腸脛靭帯を母指と示指で挟み揉捏。痛みが出やすいので軽めに行うこと（写真 7-40）。

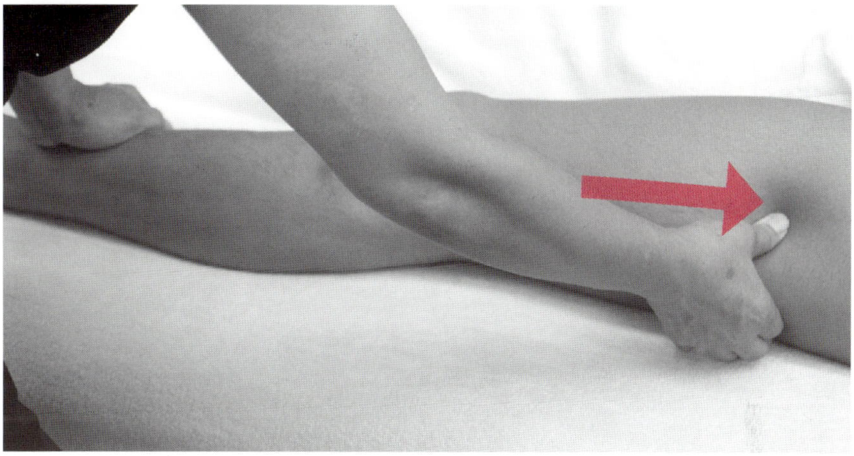

写真7-39

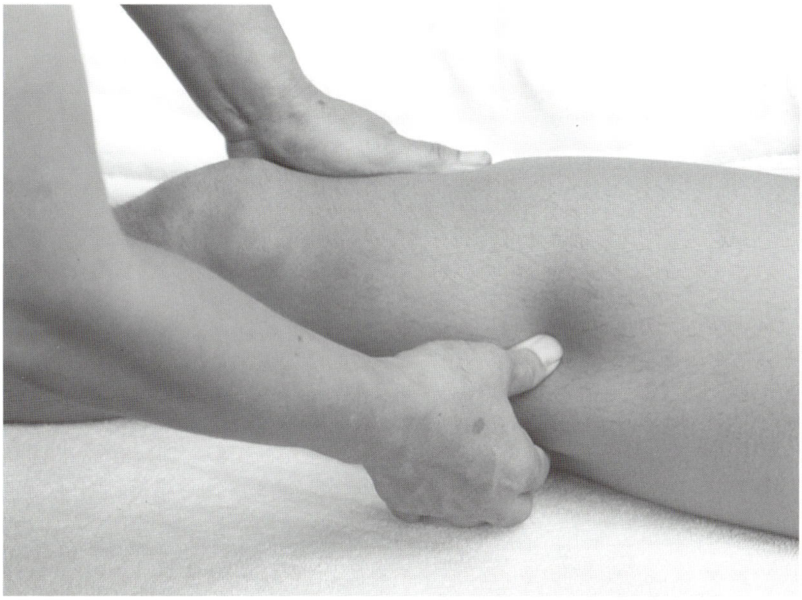

写真7-40

(18) 大腿四頭筋《だいたいしとうきん》を手掌揉捏（写真 7-41）。

(19) 大腿四頭筋を手根揉捏（写真 7-42）。

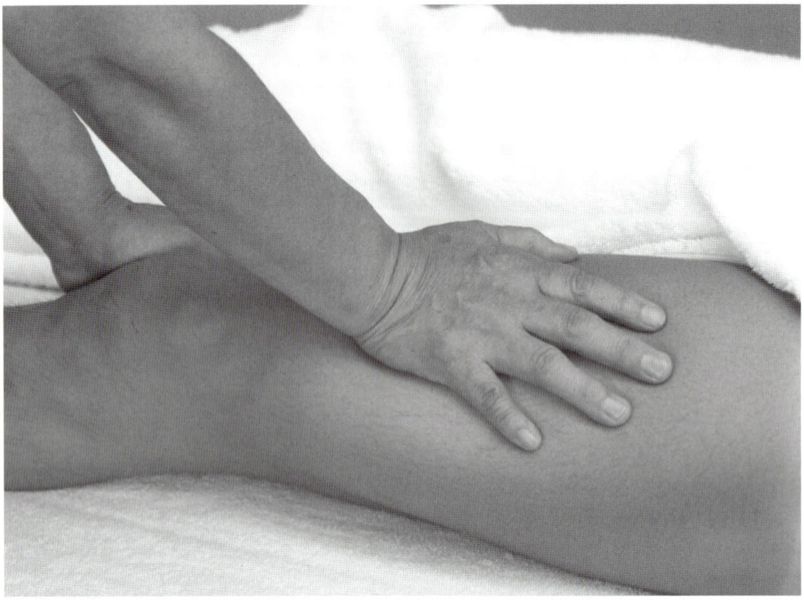

写真7-41

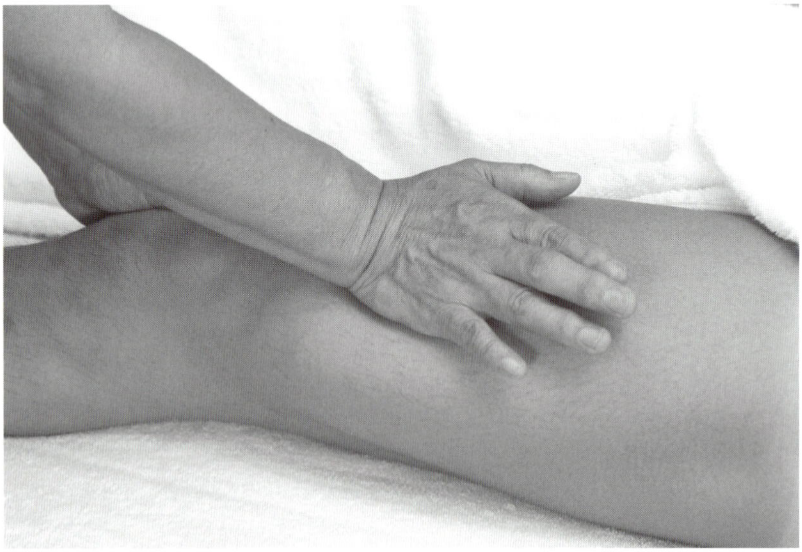

写真7-42

(20) 患者の膝を屈曲させて、組んだ両手で、膝から大腿部に向かい手根圧迫。自分の大胸筋をうまく使うこと（写真 7-43）。

(21) 患者の股関節をやや屈曲、外転、外旋位にする。施術者は両手を広げて手根部をくっつけ、蝶が羽を広げたような形（バタフライハンド）を作る。大腿内側を圧迫しつつ、滑らせながら順次移動（写真 7-44）。

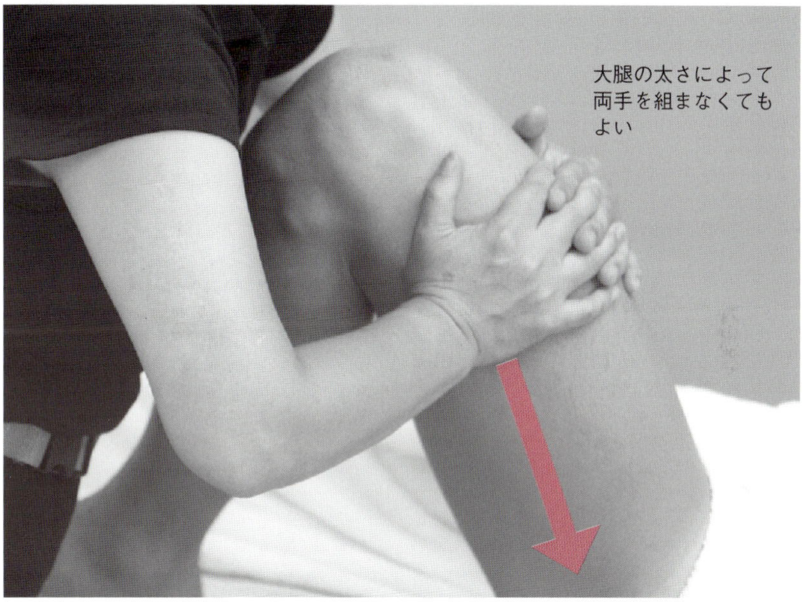
大腿の太さによって
両手を組まなくても
よい

写真7-43

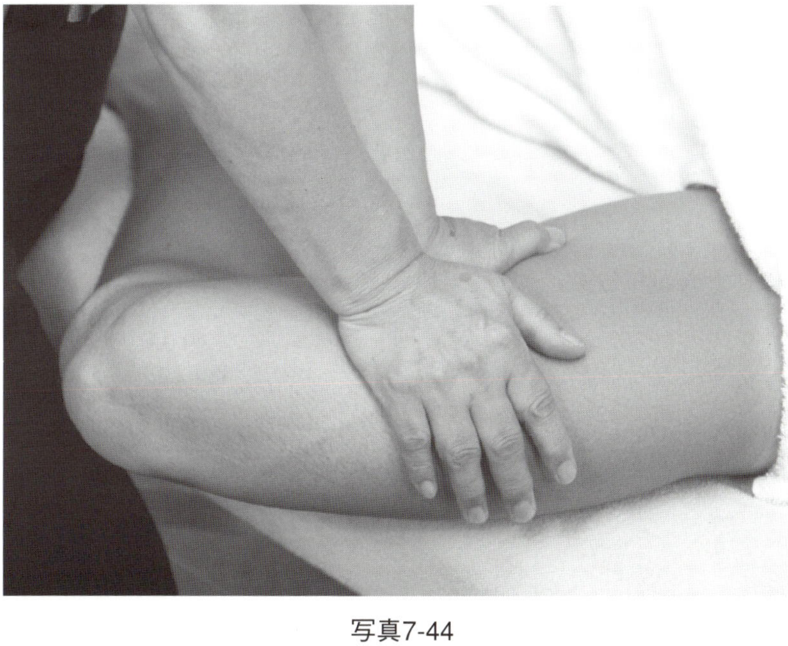

写真7-44

(22) 患者同肢位で左右交互に把握揉捏（写真 7-45）。

(23) 大腿外側に施術者の前腕を滑らし、同時にもう一方の手で大腿内側を手掌揉捏。リズミカルに行いながら移動する（写真 7-46）。

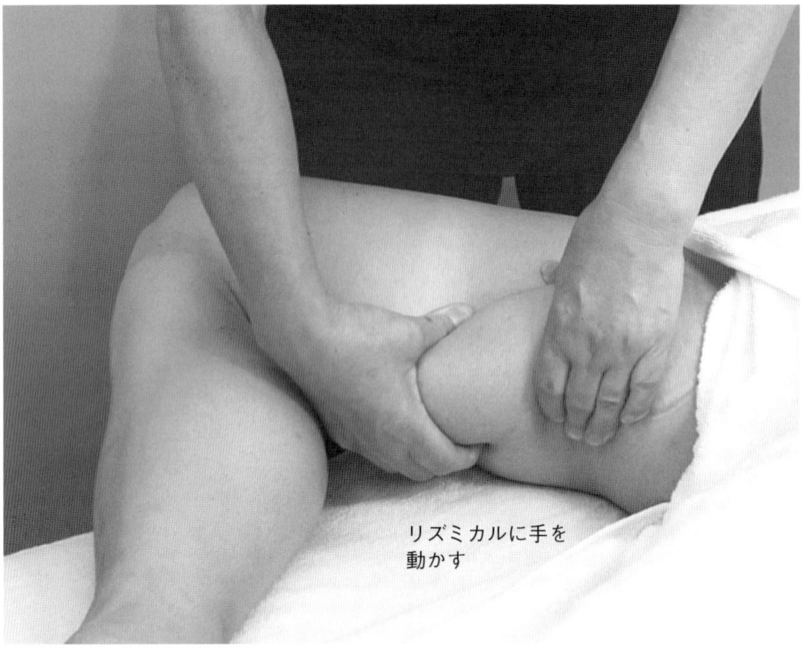

写真7-45

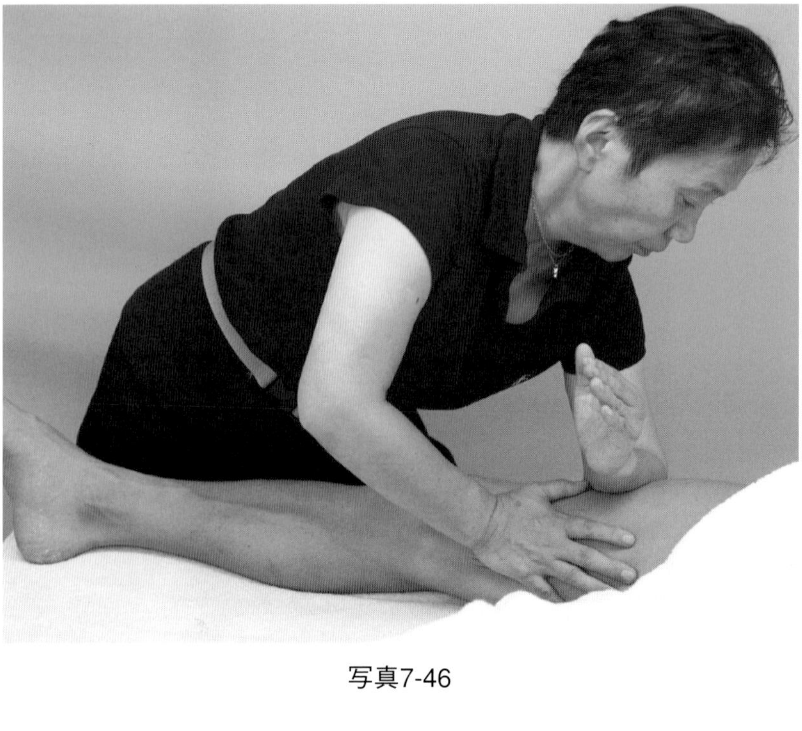

写真7-46

(24) 両手掌を使って、下肢全体を螺旋状に軽擦（写真 7-47）。

(25) 下肢全体を両手掌軽擦。

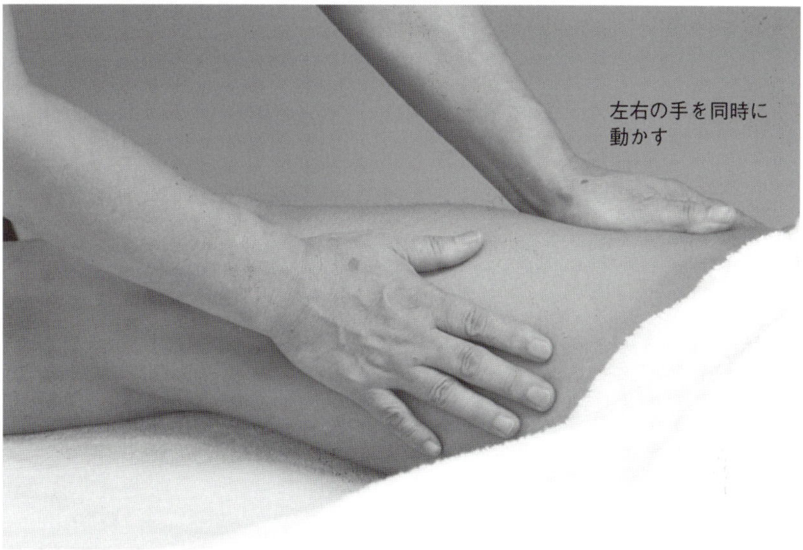

写真7-47

4. 下肢のストレッチ Ⓕ

下肢のストレッチはマッサージの仕上げなどに行うと、患者の下肢を柔軟にし、爽快感を与えます。活用してみて下さい。

(1) 足趾をゆっくりと背屈させて伸ばす（写真 7-48)。

(2) 一方の手で踵の内側を保持し、もう一方の手を足背内側《そくはいないそく》に置き、ゆっくり足関節を内反《ないはん》させる（写真 7-49)。

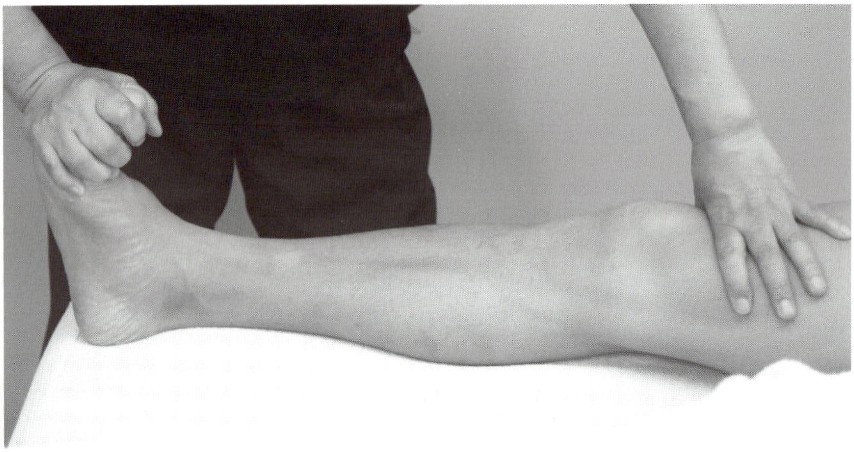

写真7-48

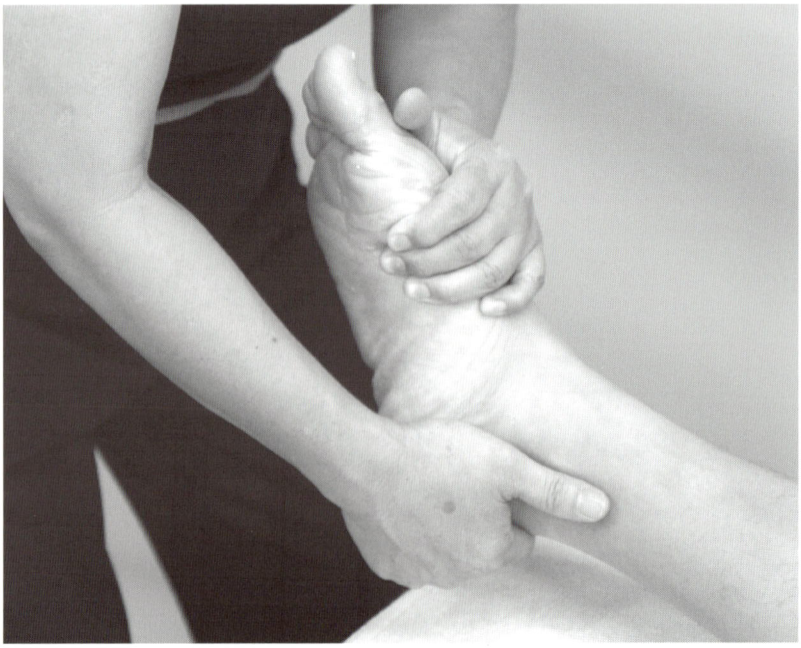

写真7-49

(3) 一方の手で踵の外側を保持し、もう一方の手を足背外側に置き、ゆっくりと足関節を外反《がいはん》させる（写真 7-50）。

(4) 一方の手掌で踵を持ち、足関節を背屈《はいくつ》させて、下腿部のストレッチ。施術者が体を前方に移動させながら伸ばす（写真 7-51）。腕の力だけでなく、体重を利用して伸ばすこと。

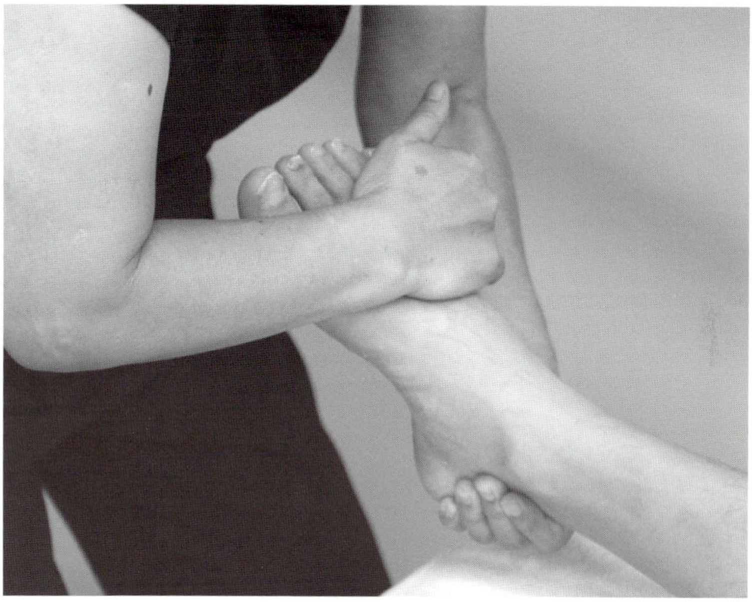

写真7-50

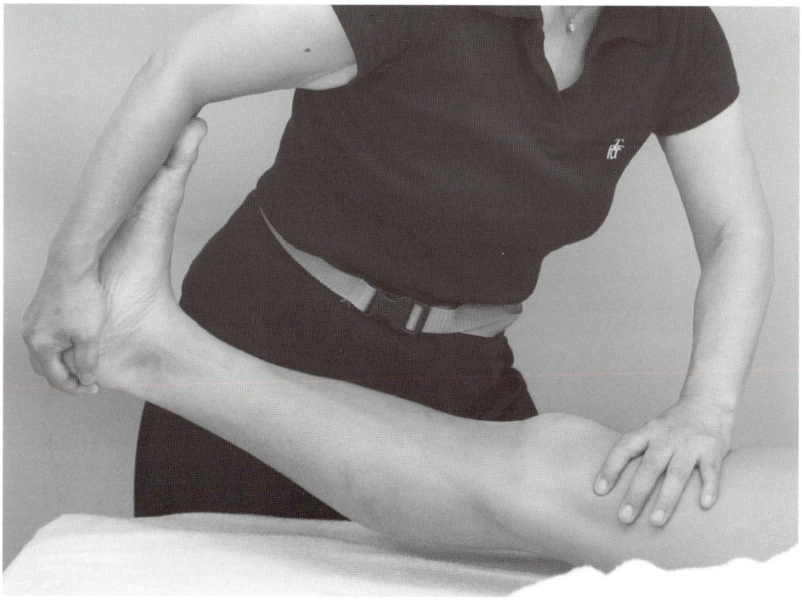

写真7-51

(5) 足関節を交互に底背屈《ていはいくつ》させる（写真 7-52）。

(6) 足関節を内回し、外回しと交互にグルグル回す（写真 7-53）。

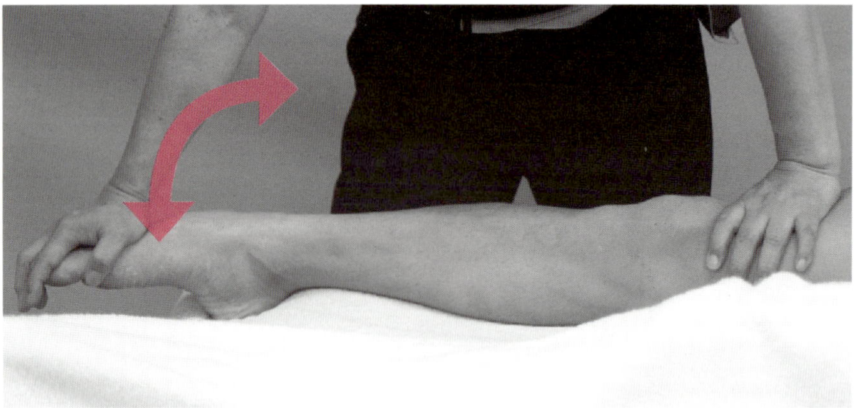

写真7-52

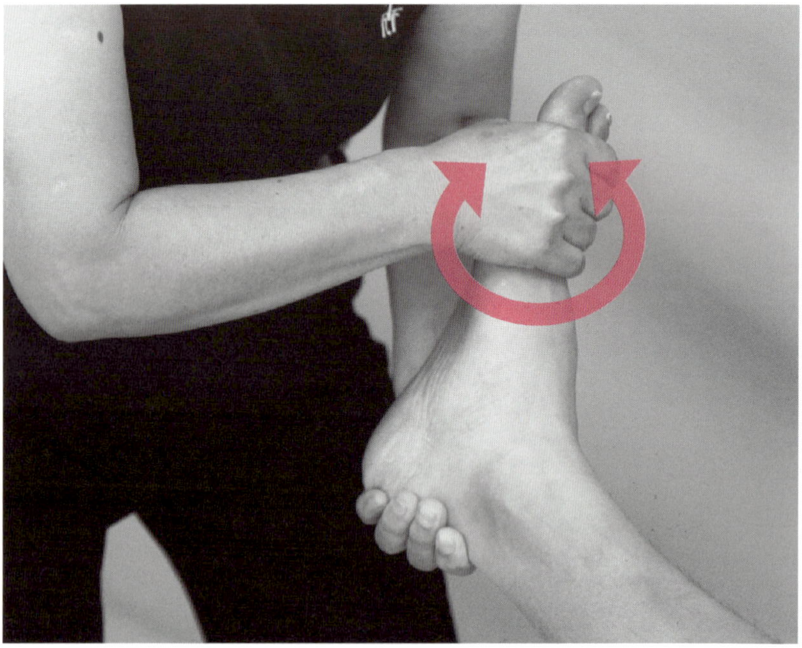

写真7-53

(7) 足関節を両手で持って牽引。牽引を緩めずにふるわせる（写真 7-54)。

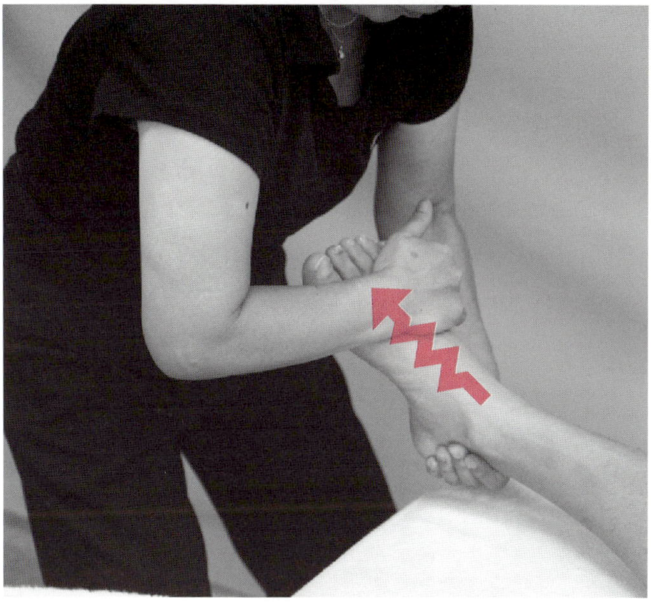

写真7-54

第8章 腰のスウェーデンマッサージ

解剖学上の範囲と異なり、実際の臨床の場では、背中の下部から腰までのかなり広範囲を「腰」としてマッサージする機会が多いと思います。

禁忌として、下記の場合はマッサージを控えましょう。

1）俗に言う「ぎっくり腰」の急性期

下手に患部へ刺激を与えると、悪化することがあります。数日たって症状が落ち着いたら、軽擦から始めましょう。それまでは肩背部、下肢、殿部の緊張を緩めると腰が楽になります。背臥位が難しいときは側臥位で施術すれば悪化させることはありません。またできるだけ早い時期に腹部にマッサージし始めることも、腰治療のポイントです。

2）炎症や腫れがあるとき

触れてみて熱があったり、見て腫れが確認できる場合は、炎症を起こしている可能性があります。腰に限りませんが、このような部位への直接的なマッサージは痛みを増長させる可能性があるので控えたほうがよいでしょう。

3）新鮮な外傷歴があって、腰がおかしい

打撲であれ、骨折であれ急性期には、患部には触れないほうが無難です。高齢者の場合、腰を打ったり、軽く尻もちをついたでけで、胸腰椎の圧迫骨折や、場合によっては､大腿骨の頚部骨折を起こしていることもあるので要注意です。

腰をマッサージするのは、まず腰そのもの、もしくは近隣部への処置の一環として治療する場合があります。①腰痛②坐骨神経痛③腹部の緊張④生理痛や生理前緊張症などの婦人科疾患⑤スポーツ障害、などです。

また、他の部位の訴えでも、腰にマッサージすることで愁訴の改善が見られることがあります。例えば、肩こり、背部痛などがあります。ほかにも便秘、下痢など消化器症状でも腰のマッサージが愁訴の改善に役立つことがあります。

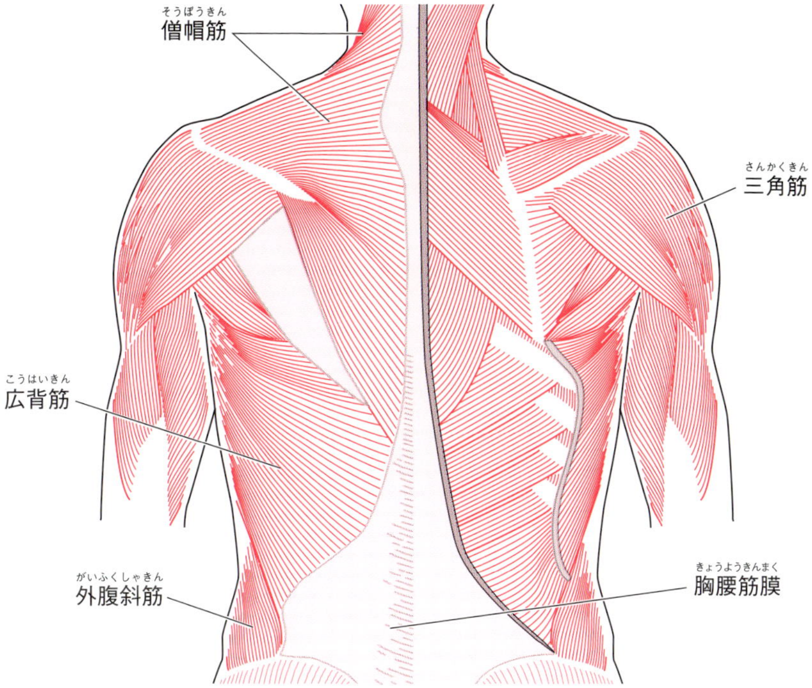
僧帽筋《そうぼうきん》
三角筋《さんかくきん》
広背筋《こうはいきん》
外腹斜筋《がいふくしゃきん》
胸腰筋膜《きょうようきんまく》

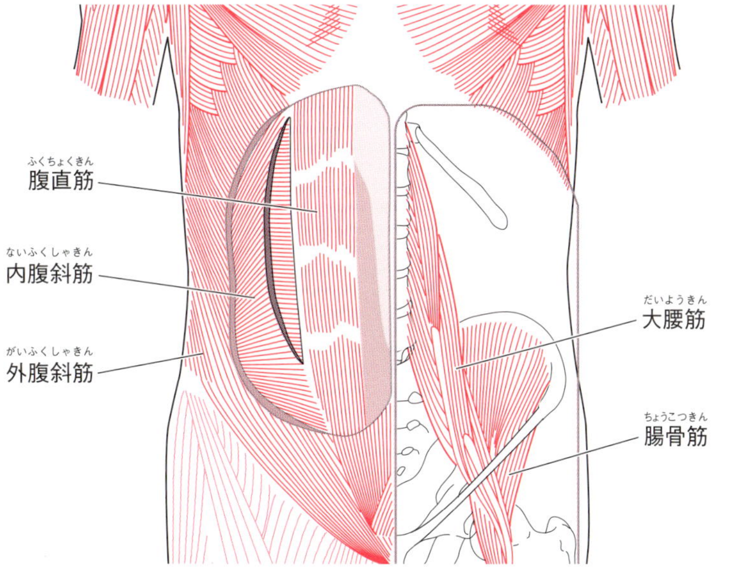
腹直筋《ふくちょくきん》
内腹斜筋《ないふくしゃきん》
外腹斜筋《がいふくしゃきん》
大腰筋《だいようきん》
腸骨筋《ちょうこつきん》

腹臥位

1. 腰のマッサージテクニック【(6)(7)(10)のみⓇ】

(1) 両手掌を重ね、脊柱に沿って適度な圧で何度か滑らせる（写真 8-1、2）。

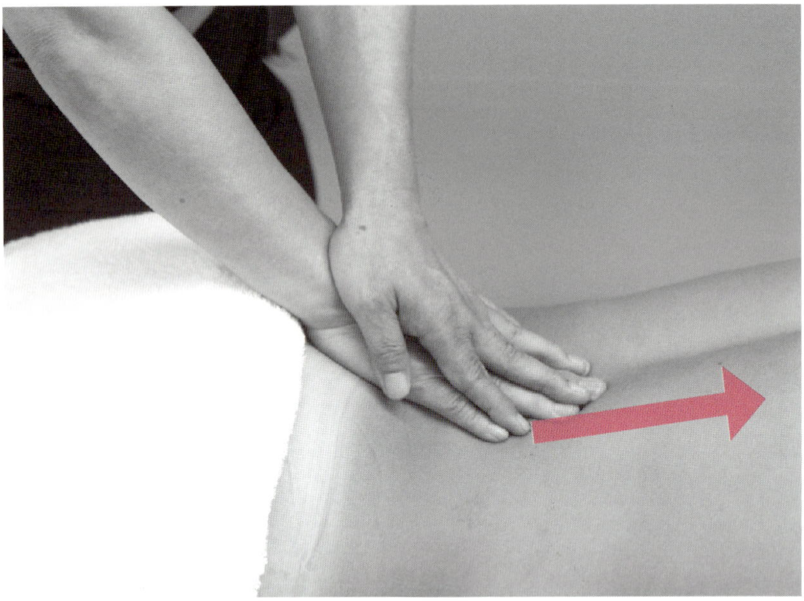

写真8-1

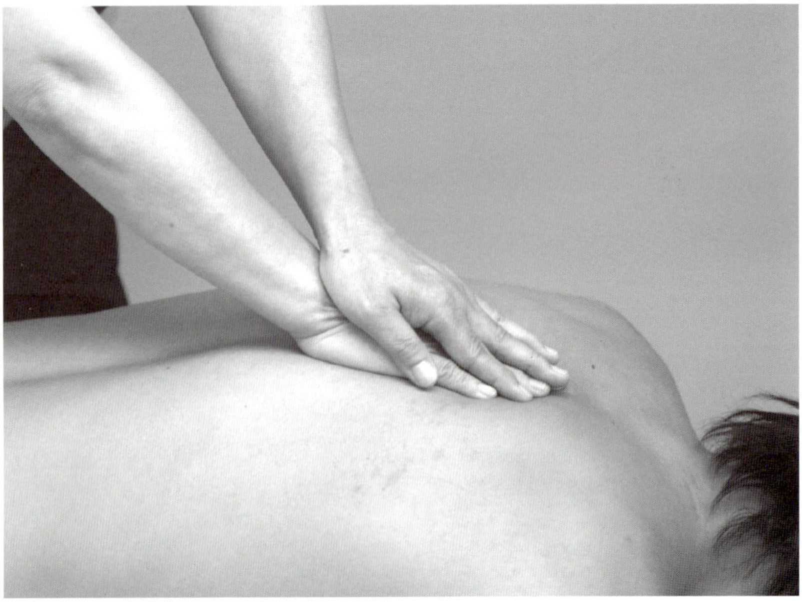

写真8-2

(2) 示指と中指で脊柱を挟み、その上にもう一方の手掌を乗せ、適度な圧で滑らせる。圧は上に乗せた手で調節する（写真 8-3）。

(3) 広背筋を全体的に手掌軽擦。非常に大きな筋肉なので、満遍なく行う（写真 8-4）。

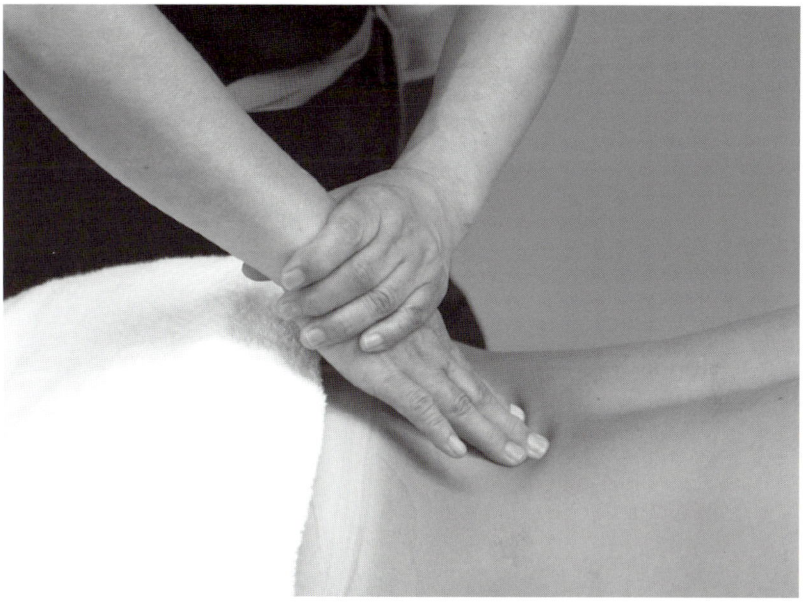

写真8-3

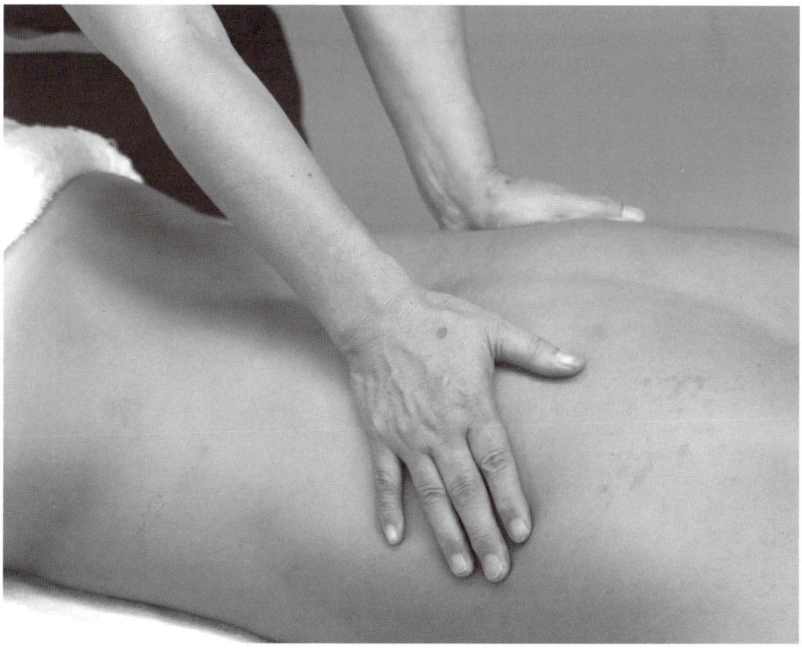

写真8-4

(4) 脊柱の両側に手根を置き、外側に向かい適度な圧で押す（写真 8-5）。

(5) 両母指を重ねて、腸骨稜《ちょうこつりょう》から胸腰移行部まで脊柱起立筋を圧迫。肋骨に注意すること（写真 8-6）。

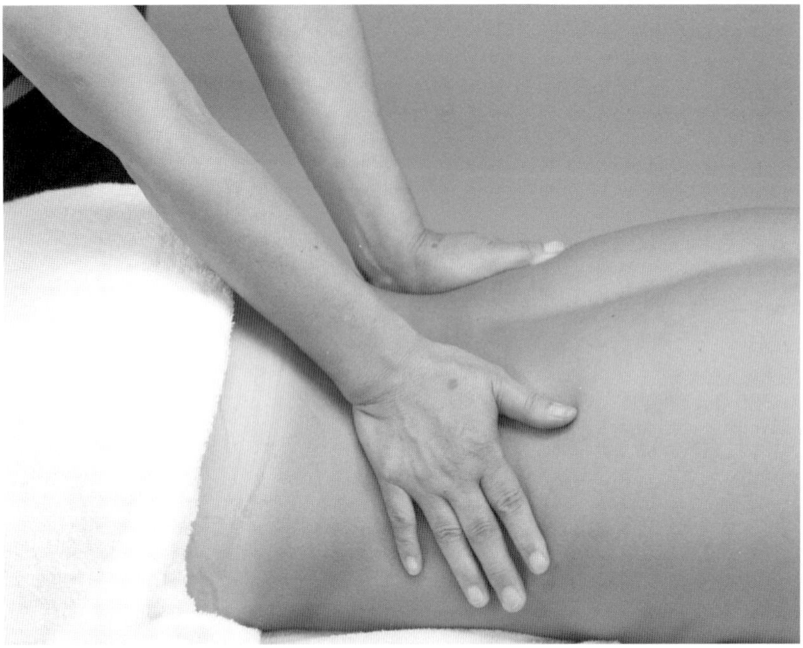

写真8-5

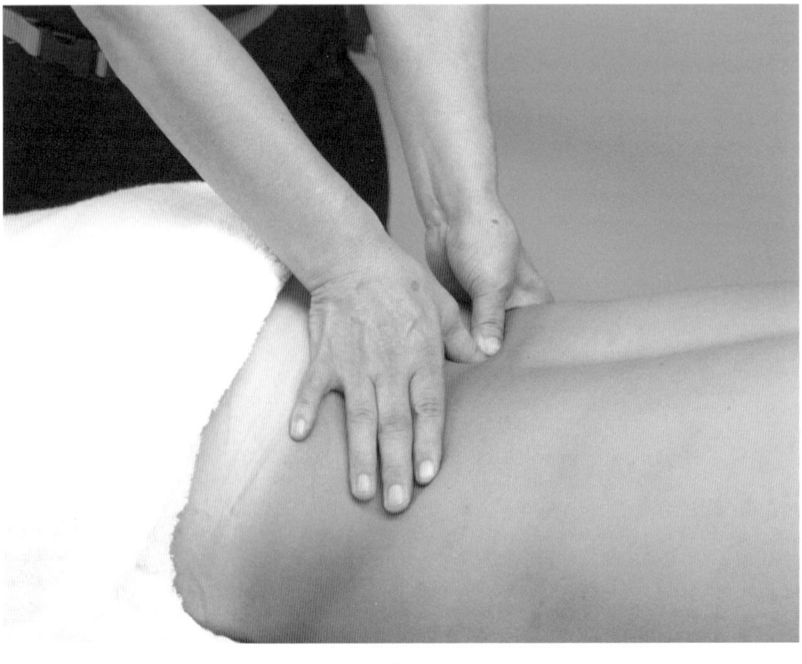

写真8-6

(6) 腰を肘頭《ちゅうとう》で圧迫。第12肋骨と腸骨稜の間は意外に狭いので、不安なときは圧迫する前に触って位置をチェックすること（写真8-7）。慣れるまでは施術部位に一方の手の母指と示指の間を広げ、その間にもう一方の手の肘頭を置いて安定させてもよい。

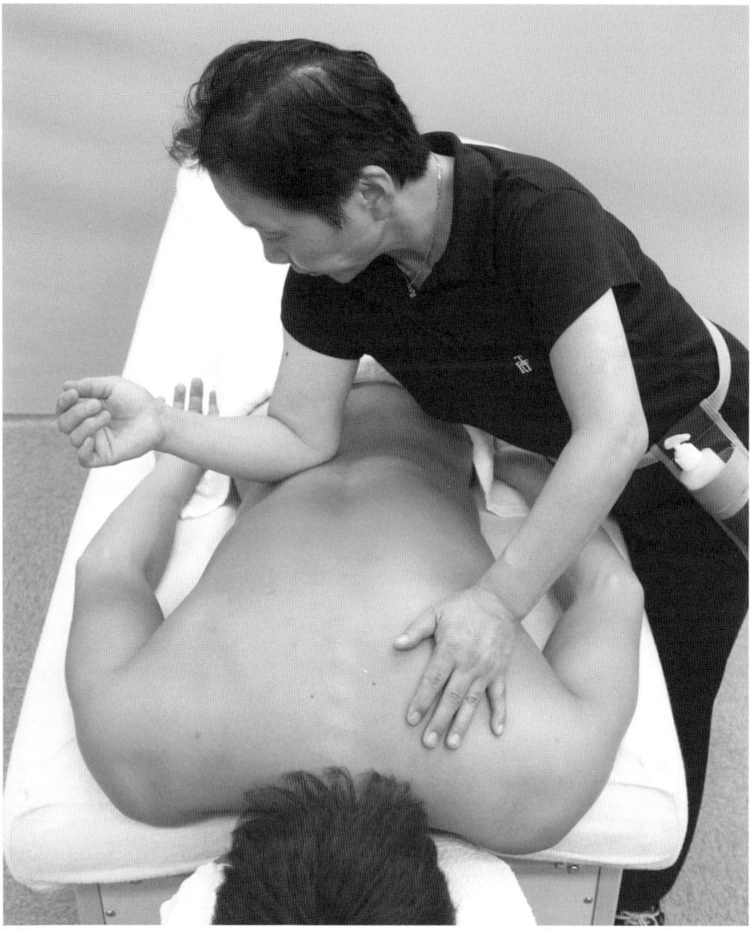

写真8-7

(7) 腰全体をオールで舟をこぐように揉捏。ゆったりと大きく前後に揺らす。手前から手根で反対側にゆっくり押し（写真 8-8)、反対側から四指で手前に引く（写真 8-9)。

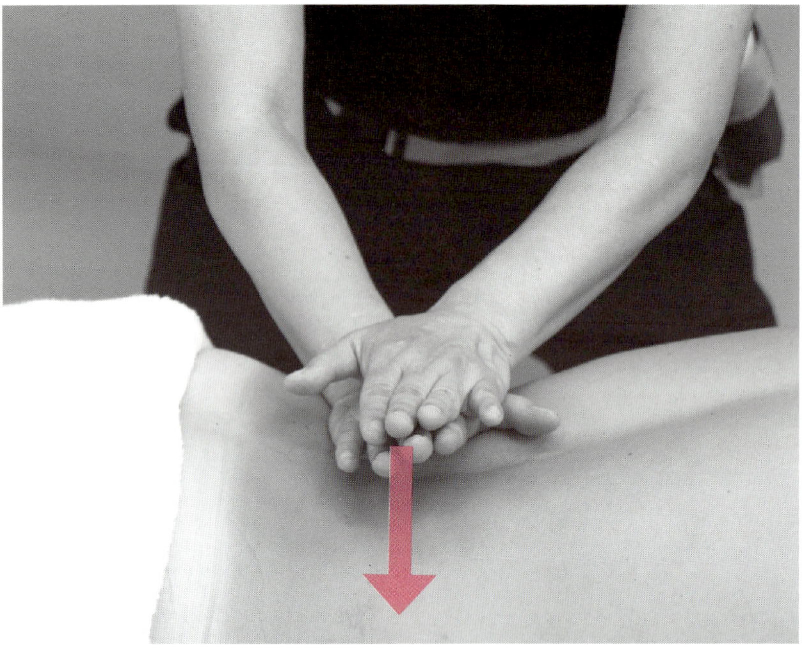

写真8-8

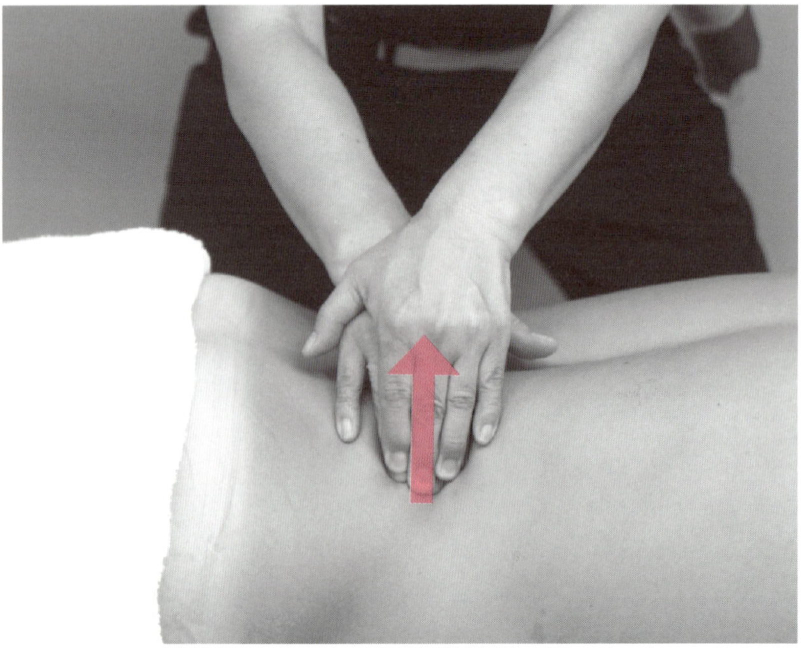

写真8-9

(8) 腸骨稜を両母指で時計方向に輪状揉捏（写真 8-10）。
(9) 仙腸関節《せんちょうかんせつ》を母指圧迫（写真 8-11）。

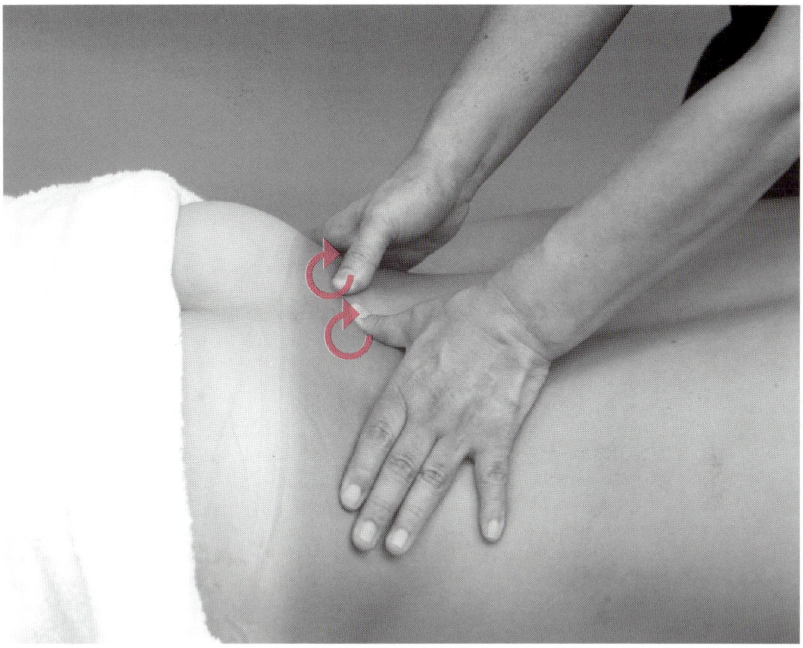

写真8-10

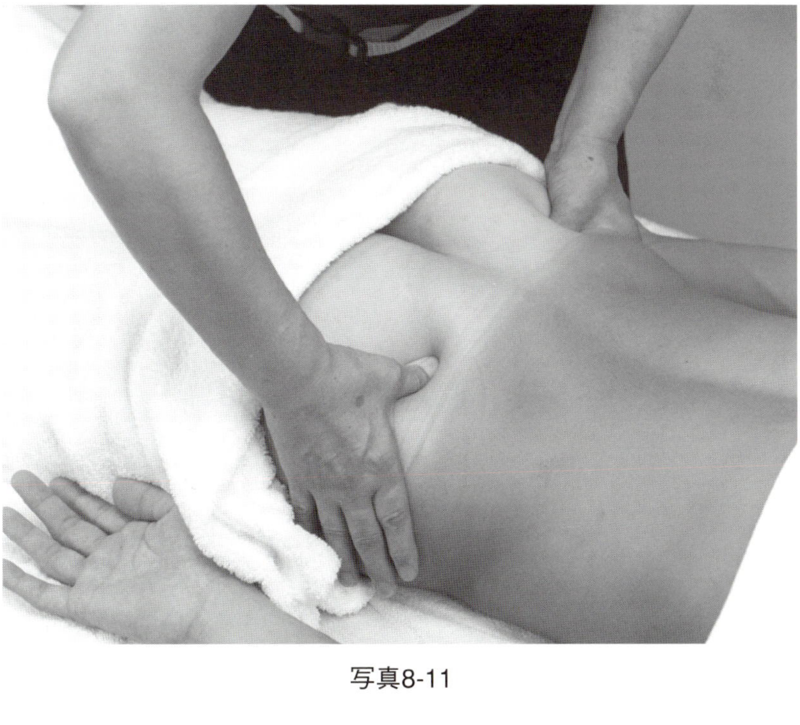

写真8-11

（10） 前腕を殿筋の上で半回転させながら滑らす。圧は体重の掛け方で調節する（写真 8-12）。

（11） 患者の膝を屈曲させ、一方の手で足首を保持し、もう一方の手で殿部を肘頭で圧迫。何カ所か圧迫部位を変えながら、患者の足首をリズミカルに動かす（写真 8-13）。

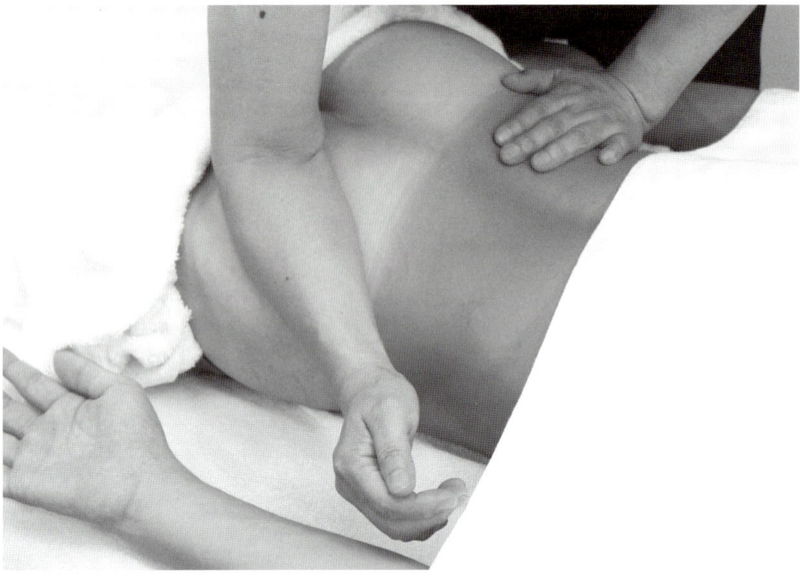

※写真上、反対側に施術しているが、本来は近位側の殿部に施す

写真8-12

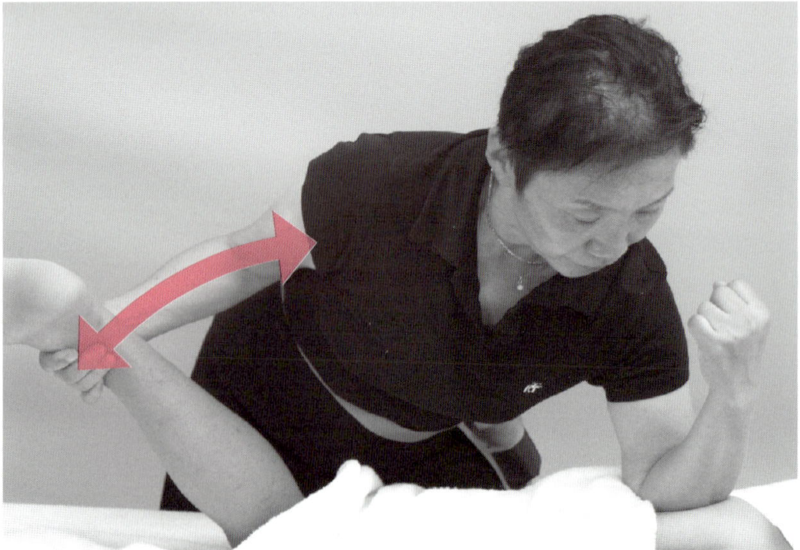

写真8-13

（12）殿部全体を手根揉捏（写真 8-14）。

（13）背中全体を手掌軽擦（写真 8-15）。

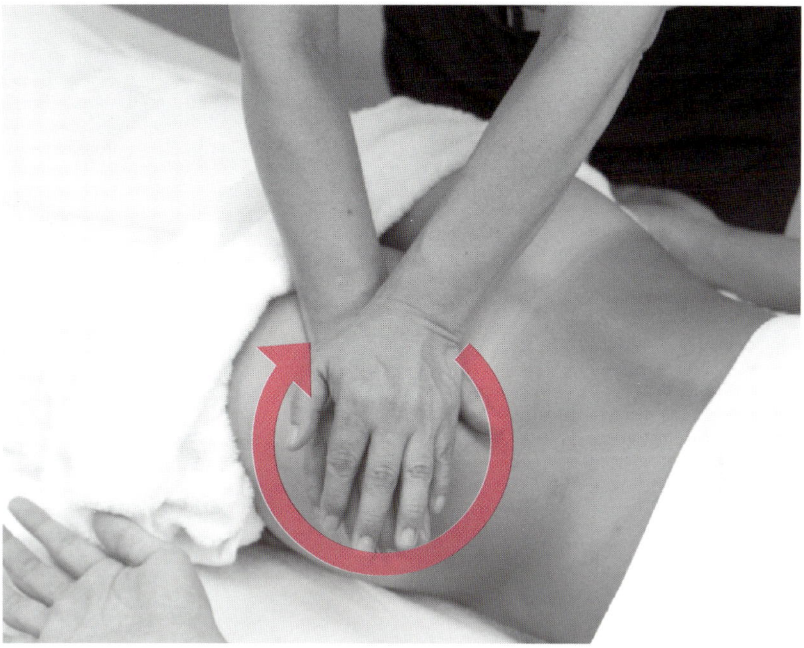

※写真上、反対側に施術しているが、本来は近位側の殿部に施す

写真8-14

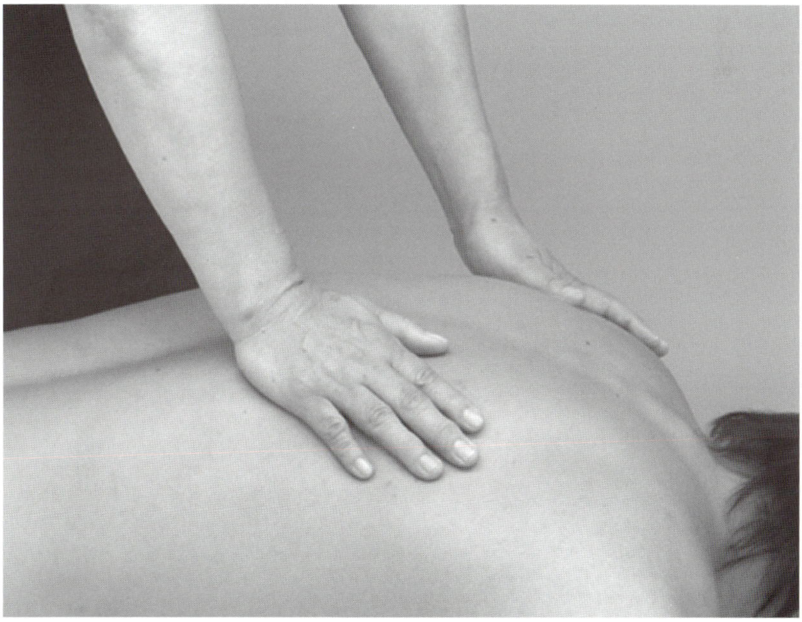

写真8-15

第9章 胸部のスウェーデンマッサージ

胸部をマッサージすることは、他の部位のマッサージに比べて比較的少ないようですが、全身治療に欠かせない重要な部位の１つです。胸部のマッサージは、後ろにある背中、上に乗っている首や頭部などの諸症状を改善するのに役立ちます。

マッサージを求めてくる患者の愁訴のうち最も多い肩こりにおいても、胸部のマッサージは大変有効です。肩こりだけでなくすべての場合に言えることですが、愁訴の部位にだけこだわるのではなく、常に幅広い視野で患者の体を診て、施術メニューを組み立てるようにしましょう。

胸部のマッサージは、患者の呼吸を楽にする効果もあります。喘息などの治療に応用することもできるでしょう。さらに疲れ目、顎関節症、歯痛などの顔面部の異常、頭痛、頭重などにも有効です。さらに「胸のつかえ」という言葉があるように、心配事や悩みなど精神的な訴えをする患者に対しても、胸部のマッサージは効果があると言われています。

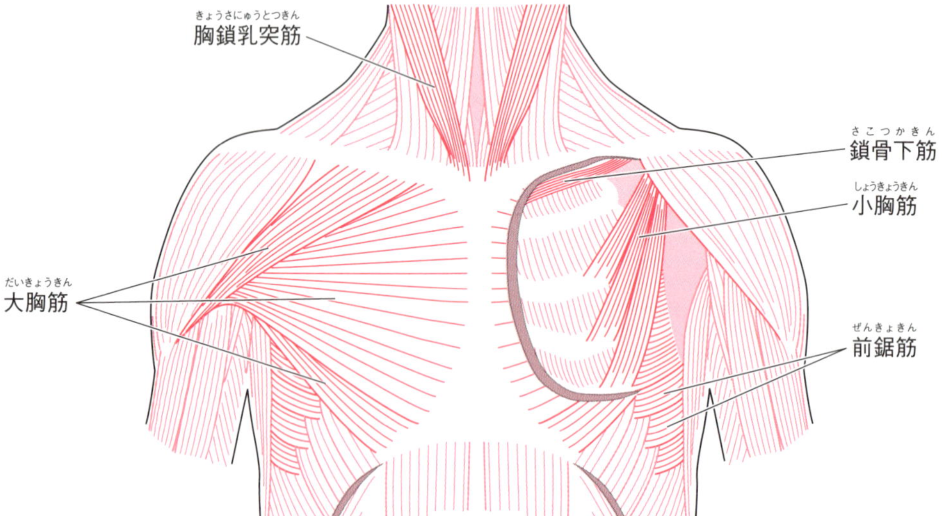

背臥位

1. 胸部のマッサージテクニック【(7)以外Ⓡ】

(1) 胸部全体を手掌軽擦。乳首に触れないように注意する（写真 9-1）。
(2) 鎖骨《さこつ》を母指と示指で挟み、軽擦する。
(3) 鎖骨を母指と示指で挟み揉捏。胸骨《きょうこつ》側から外側に向かう（写真 9-2）。

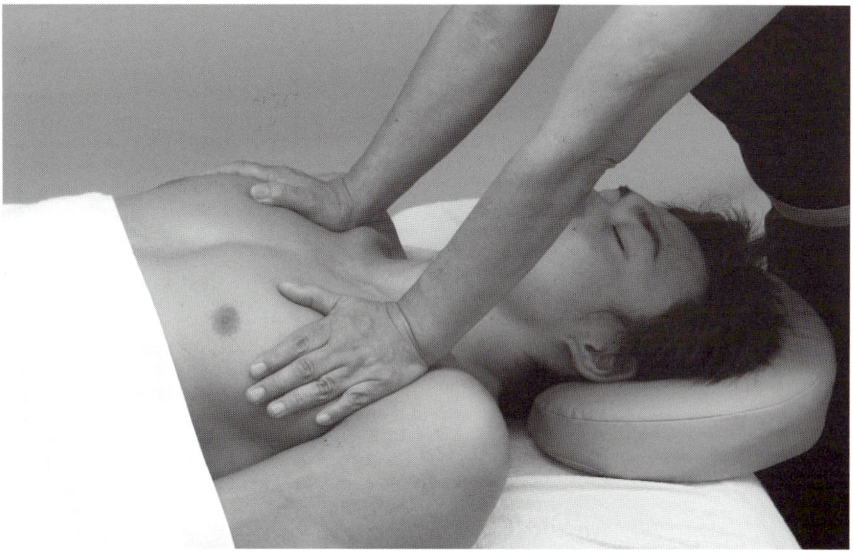

写真9-1

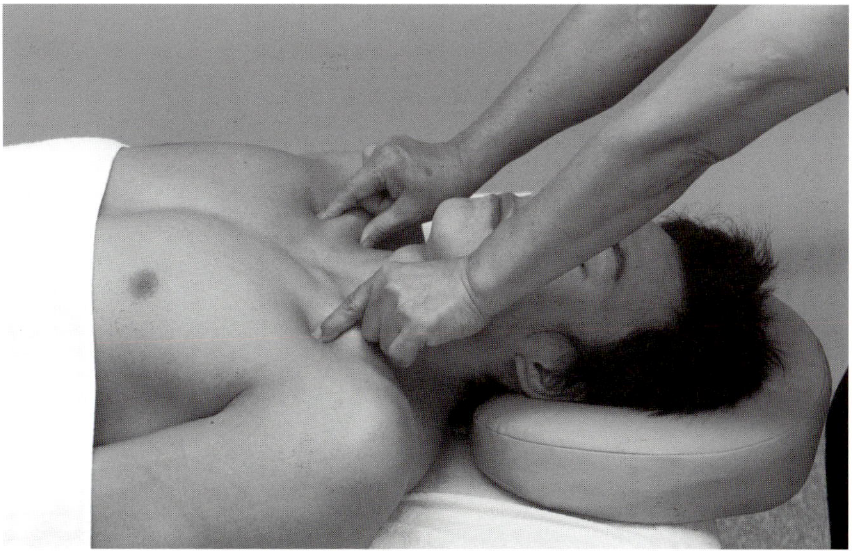

写真9-2

(4) 胸部を手掌揉捏。

(5) 胸骨から腋窩線に向かい、四指頭強擦（写真 9-3）。

(6) 胸骨から腋窩線に向かい、四指揉捏。

(7) 患者の上肢を挙上させ、術者が前腕でかかえる。腋の下を手掌揉捏。次いで、軽めに手根圧迫。上腕を少しずつ動かして可動域を広げる。圧迫は痛みが出ないように注意すること（図 9-4）。

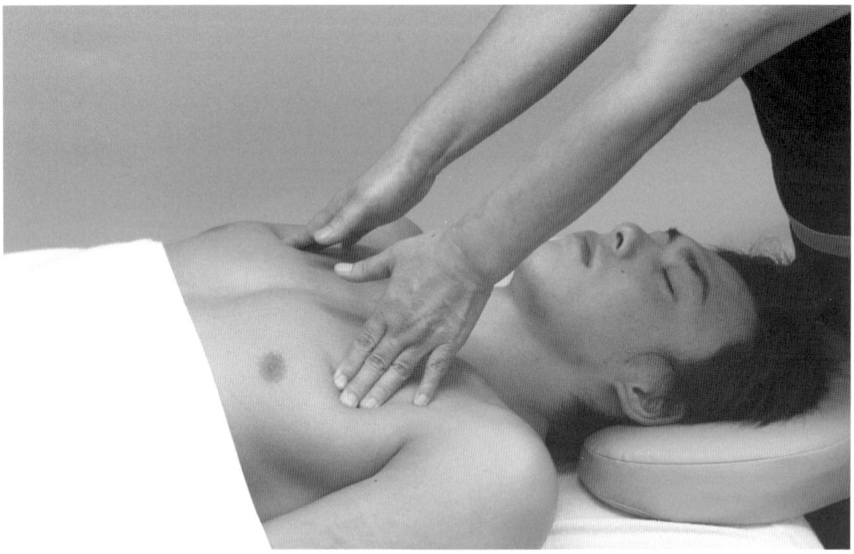

写真9-3

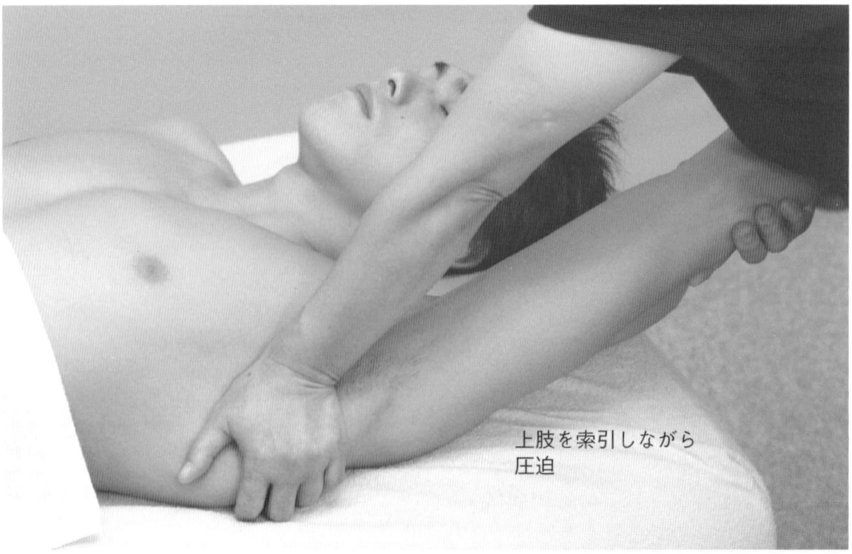

写真9-4

(8) 大胸筋上部を軽めに手根圧迫（写真 9-5）。

(9) (1)と同様、胸全体の手掌軽擦。

(10) 両肩先に手を置き、体重をかけてゆっくりストレッチ（写真 9-6）。

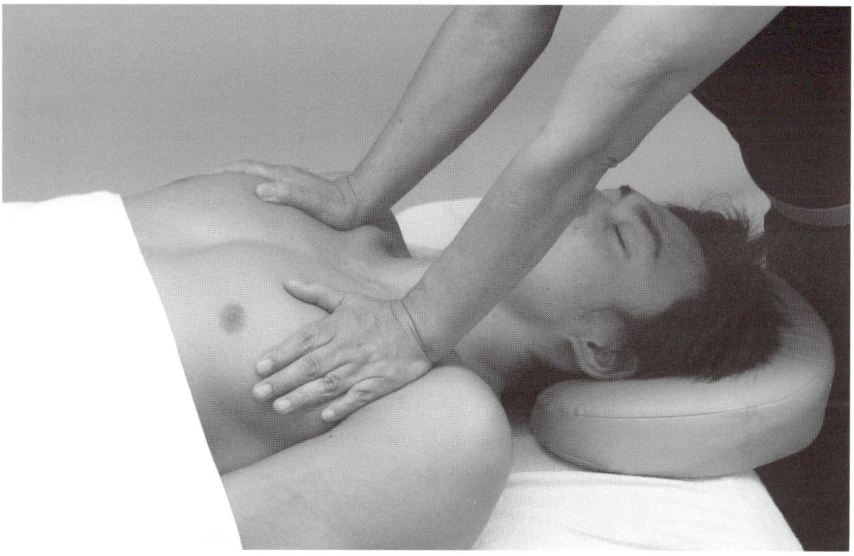

写真9-5

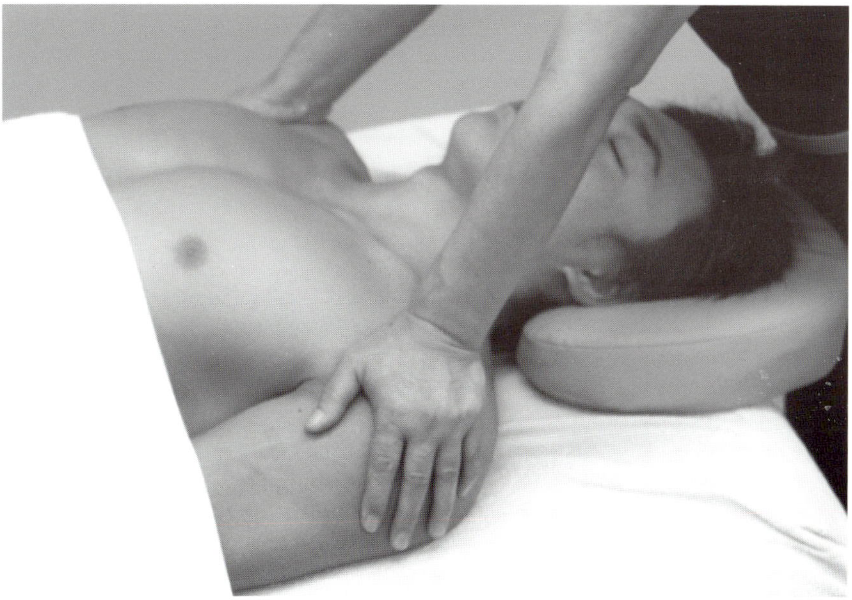

写真9-6

第10章

フェイシャルマッサージ

スウェーデンでは、医療の一環としてフェイシャルマッサージが行われています。ストックホルムで市の財政援助を受け、心身のトラブルを抱えた患者にマッサージを行っている治療所を訪問しましたが、そこではフェイシャルマッサージに、かなり重点を置いて行っていました。スウェーデンでは、フェイシャルマッサージは、美顔だけを目的とせず、かなり広範囲な愁訴の改善を目的に行われています。

心が沈んでいるとき、イライラしているとき、不安なとき、悲しいとき、フェイシャルマッサージは、それらを癒してくれます。心と体は一つなのです。現代のようなストレス社会にあって、「精神的ストレスが多大に影響していると思われる患者」には、本人の自覚あるなしに関わらず、フェイシャルマッサージを行うとよいでしょう。

また心の不調のみでなく、体の不調にもフェイシャルマッサージは働きかけます。顔面や頭に直接関係している眼精疲労、顎関節症、頭痛、肩こり、難聴などの愁訴に有効であり、また美顔療法の最重点部位でもあります。

顔は非常に敏感な部位ですので、マッサージを行う前に「以前、皮膚にかぶれ等の異常がなかったかどうか」を必ず問診しましょう。原則的に、以前異常のあった人には、オイルを用いないほうが安全です。またパッチテストは、必ず行い、異常があったら行わないようにしましょう（「パッチテスト」についてはP. 35参照）。

そのほか、アトピー（顔以外でも）や顔に発赤、痒み、熱感、その他の異常がある人には、フェイシャルマッサージは行いません。

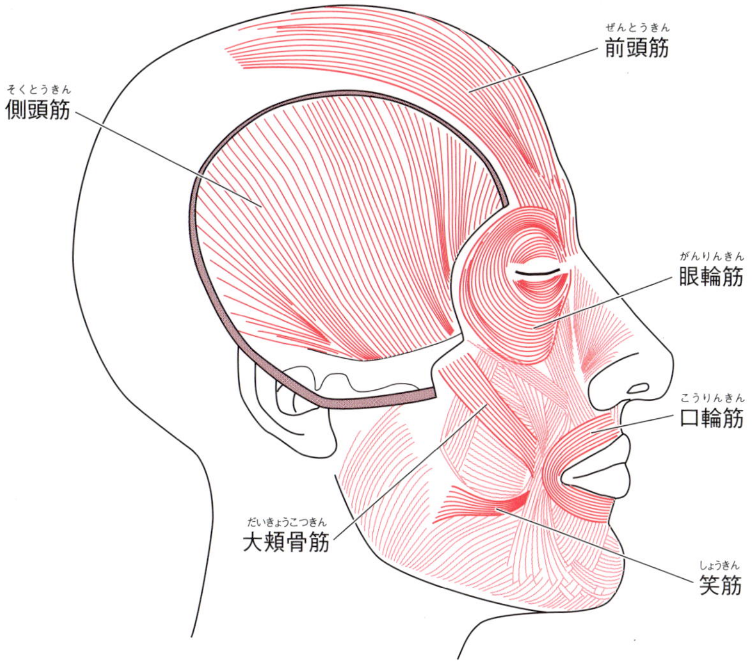

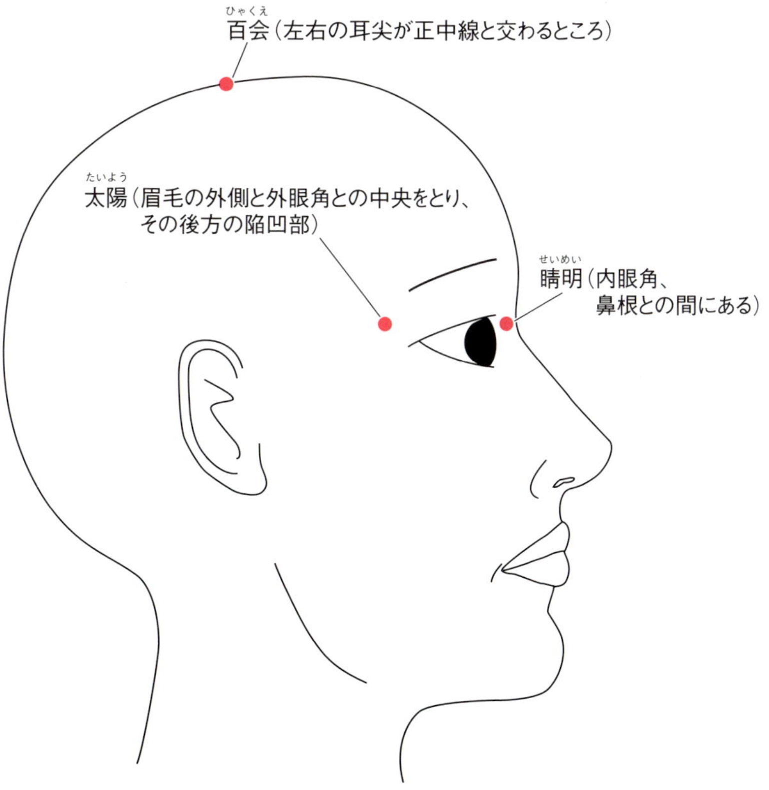

フェイシャルマッサージで使用する経穴

1. 顔面部のマッサージテクニック Ⓡ

(1) 頭にタオルを巻く。

・タオルを２つ折りにする（写真 10-1）。

・それを頭の下に引く（写真 10-2）。

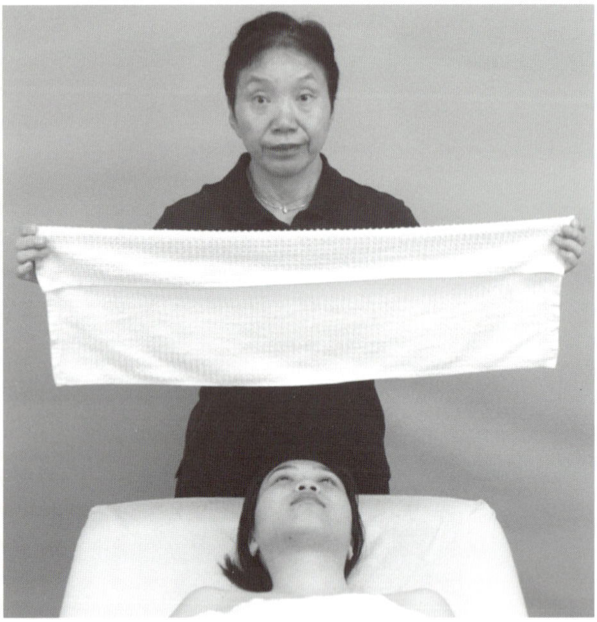

写真10-1

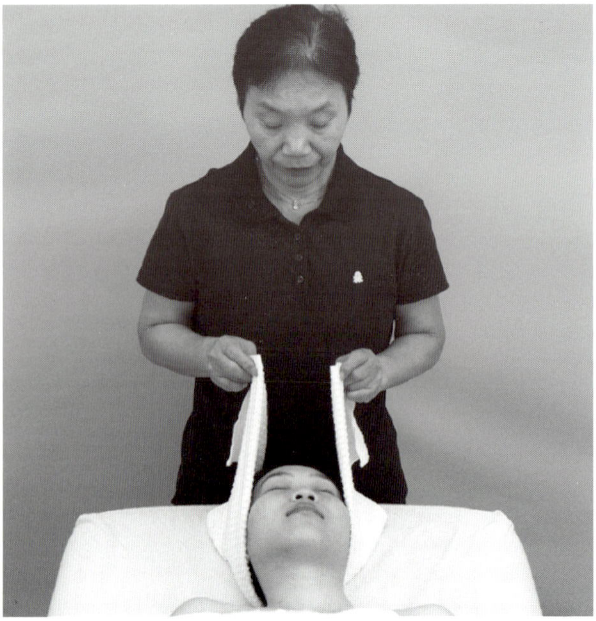

写真10-2

・額の上に置く（写真 10-3）。

・両端を巻き込んで完成（写真 10-4）。

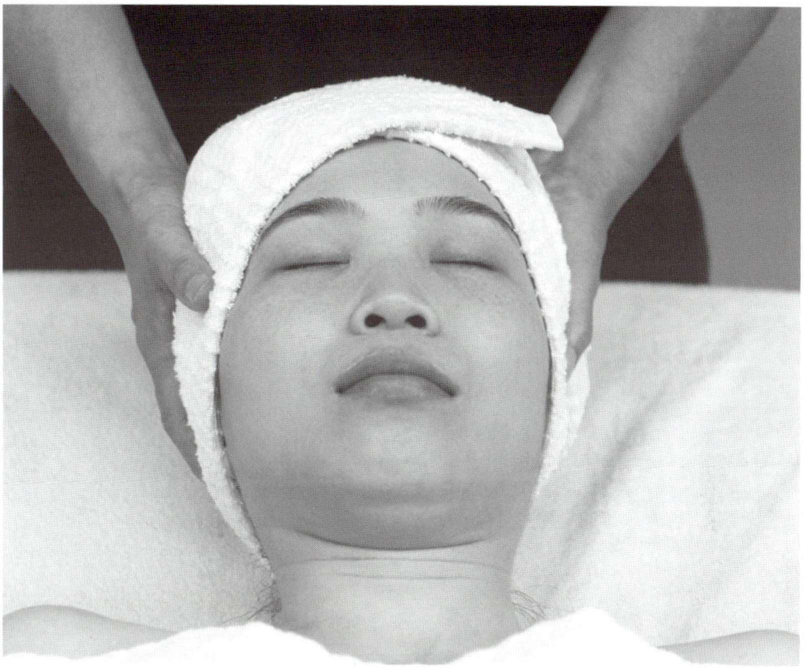

写真10-3

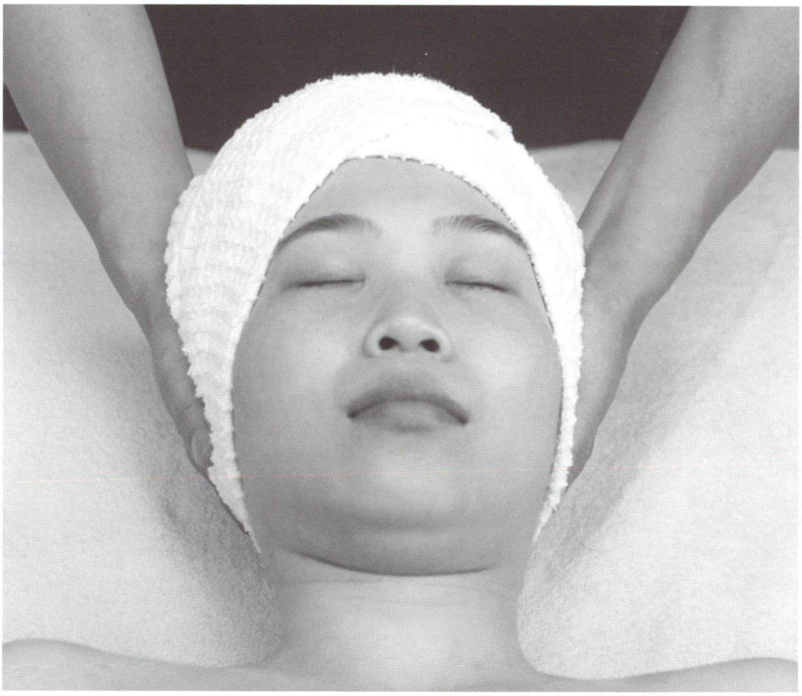

写真10-4

(2) 大胸筋《だいきょうきん》全体を軽擦、ついで揉捏（写真 10-5）。

(3) 鎖骨《さこつ》を二指軽擦、揉捏（写真 10-6）。

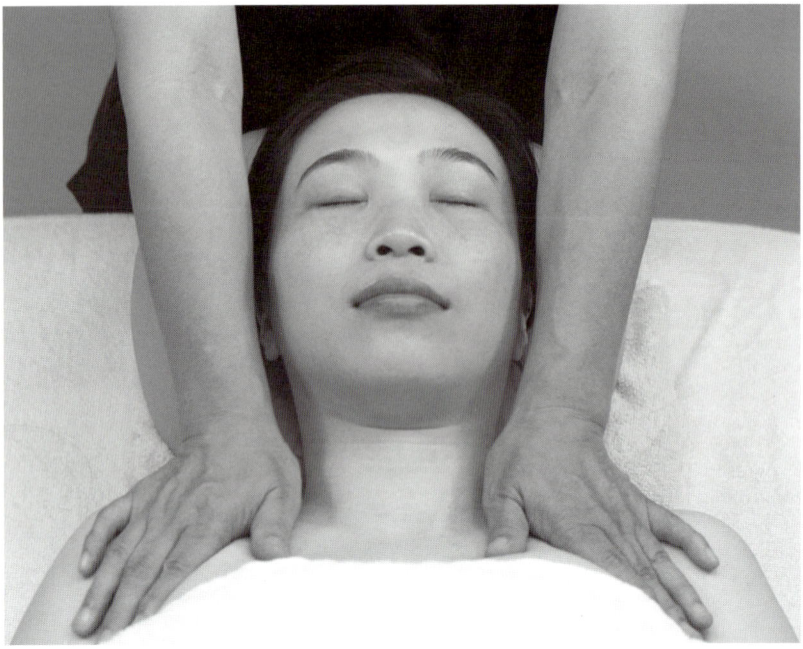

写真10-5

※写真 10-5 からは、施術が見やすいように写真上はタオルをはずしている。

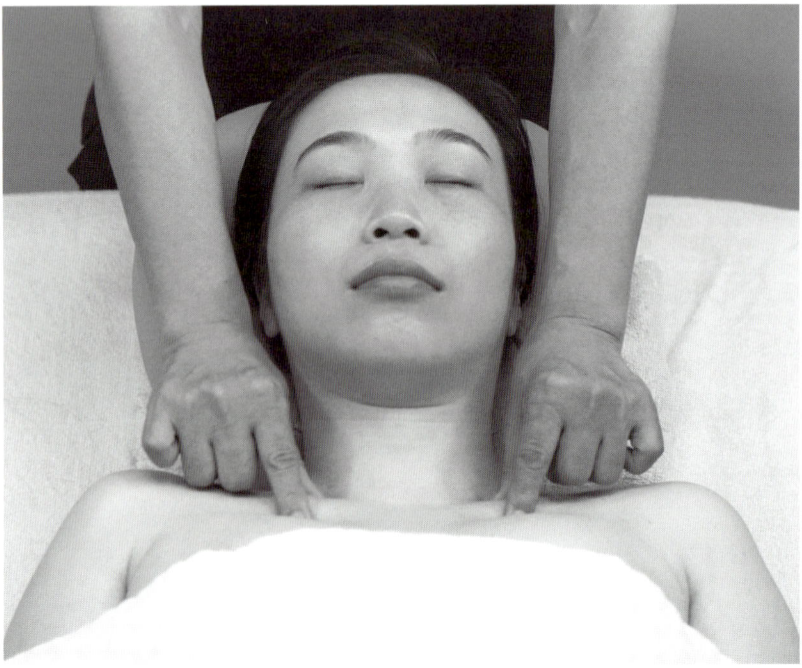

写真10-6

(4) 両肩に手を置いて胸部をストレッチ。ゆっくりと体重をかける（写真10-7）。

(5) 胸《きょう》鎖《さ》乳突筋《にゅうとつきん》を四指軽擦、揉捏。デリケートな部分なので注意して行う。

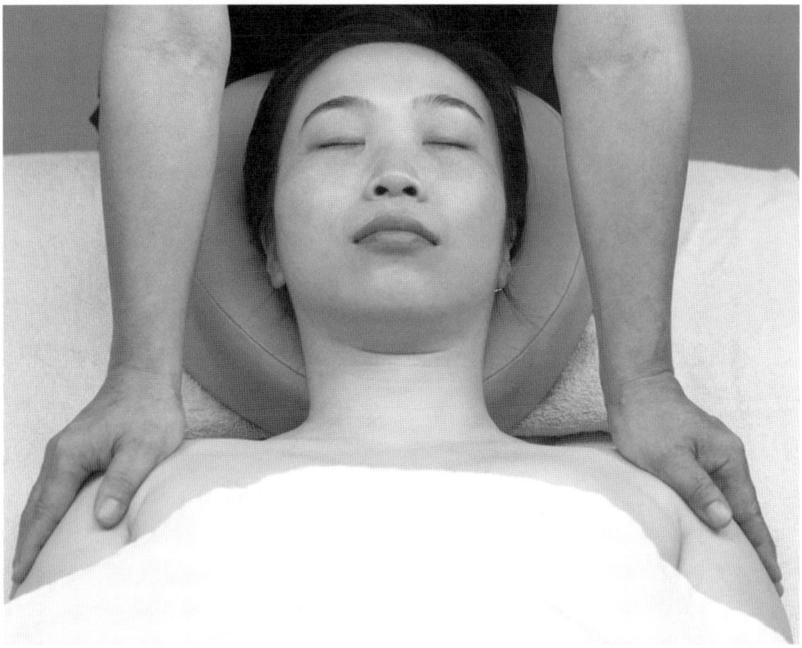

写真10-7

(6) 首を回施させ、一方の手で頭部を軽く押さえる。もう一方の手で胸鎖乳突筋を二指軽擦、揉捏（写真 10-8、9）。軽めの力で行うこと。

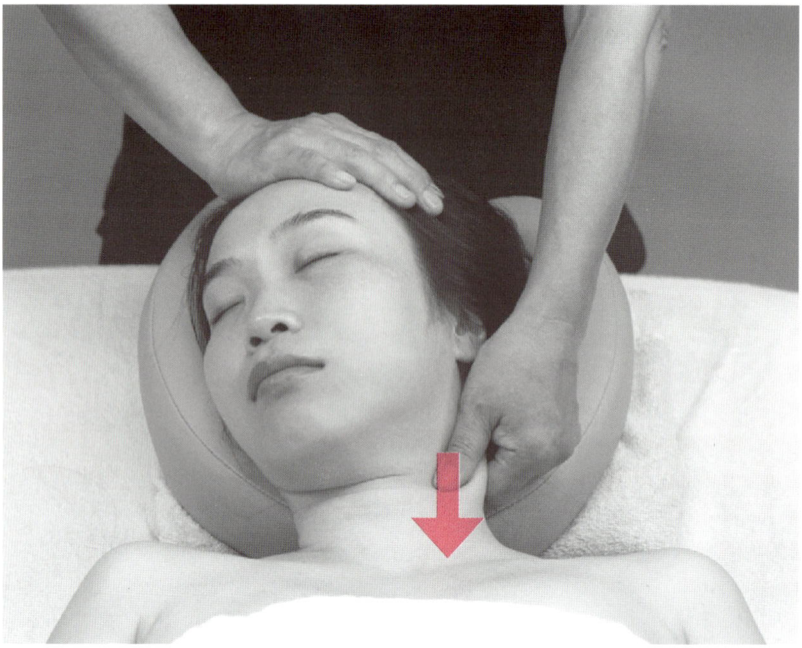

写真10-8

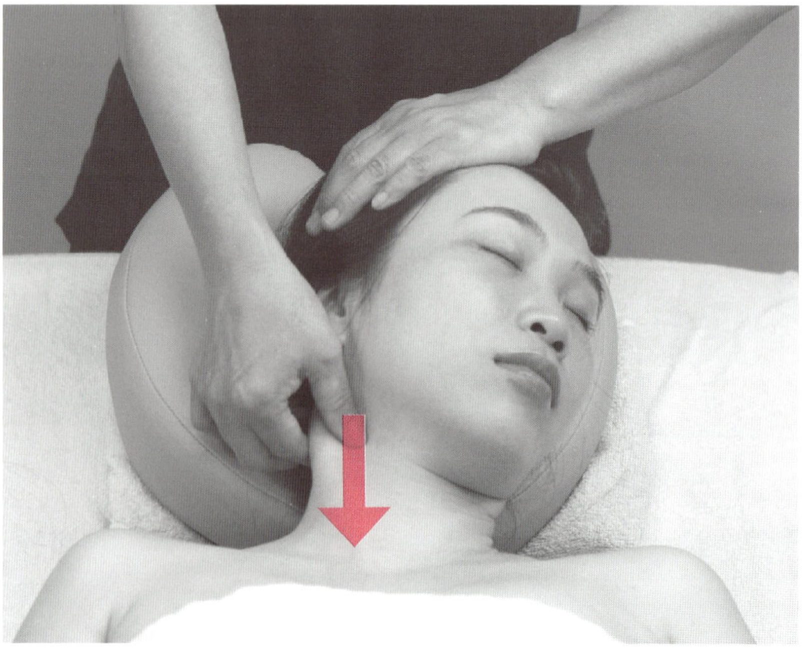

写真10-9

(7) 小指側を交互に使って、前頸《ぜんけい》部《ぶ》をリズミカルに軽擦（写真 10-10、11）。

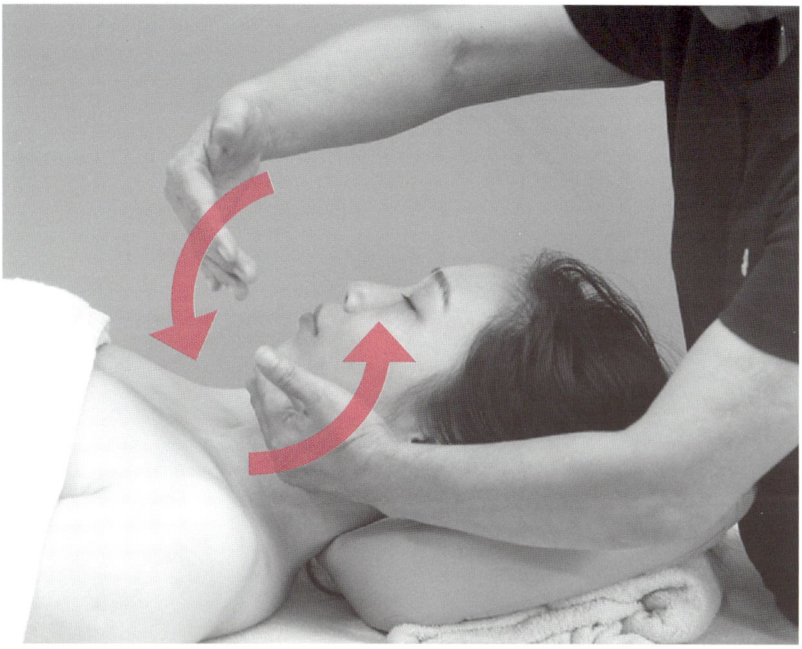

写真10-10

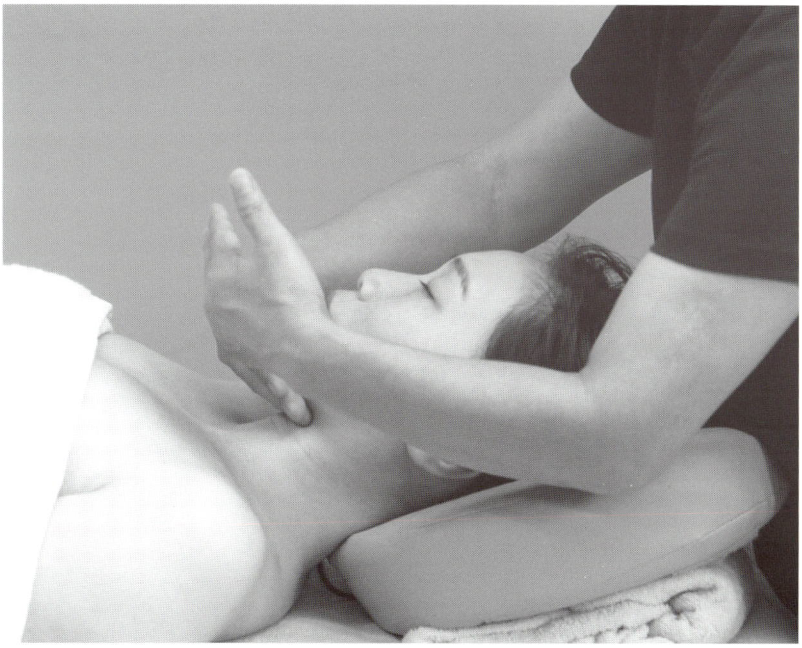

写真10-11

(8) 両手掌を組み、顎を軽擦。耳の前まで上る（写真 10-12、13）。

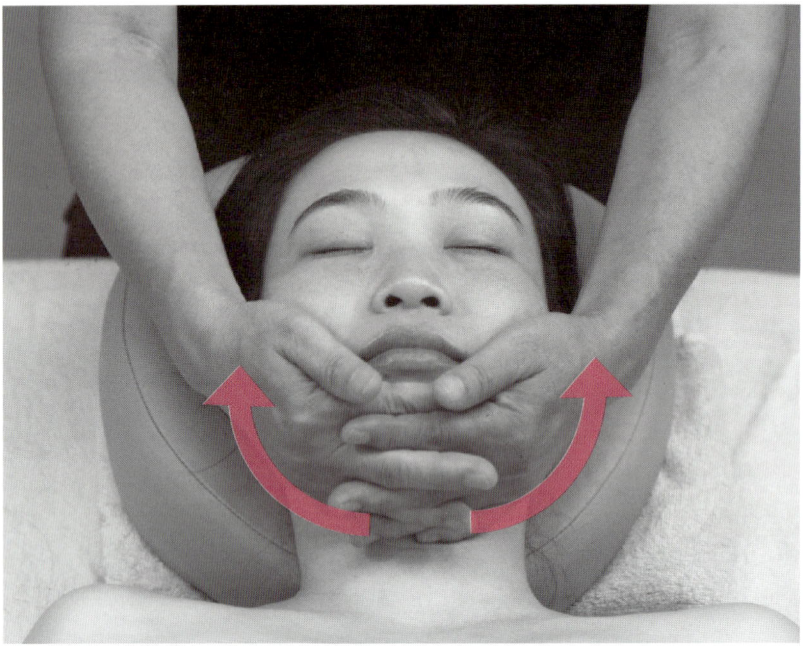

写真10-12

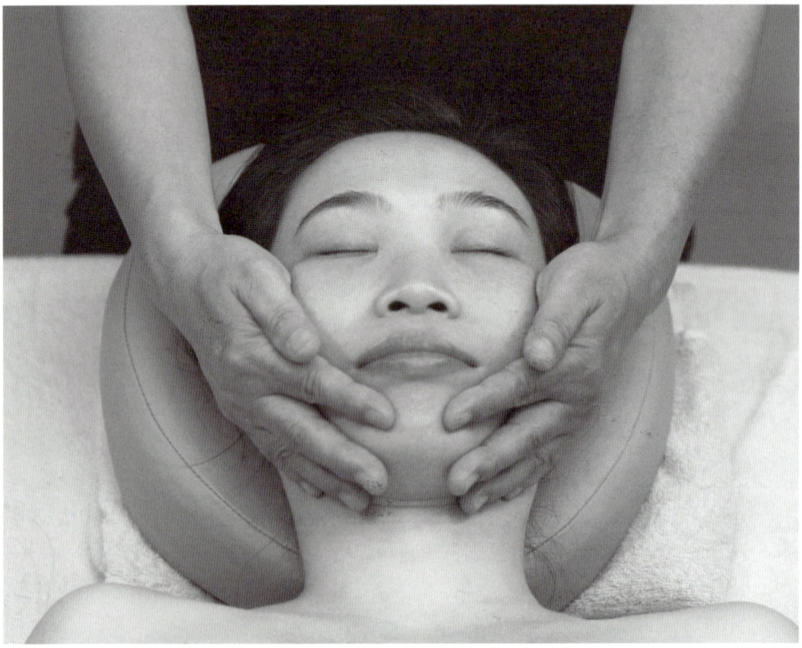

写真10-13

(9) 顎を二指軽擦。耳の前まで上る（写真 10-14、15）。

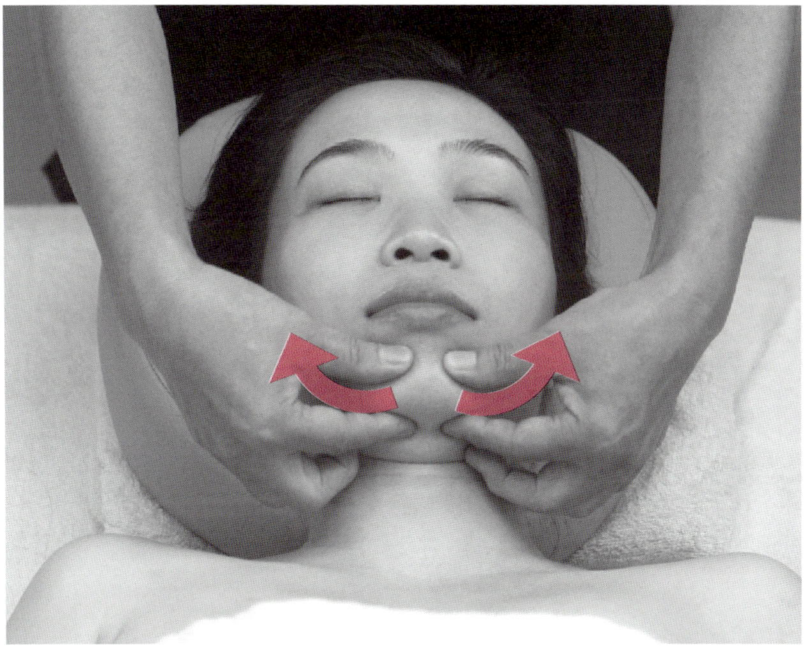

写真10-14

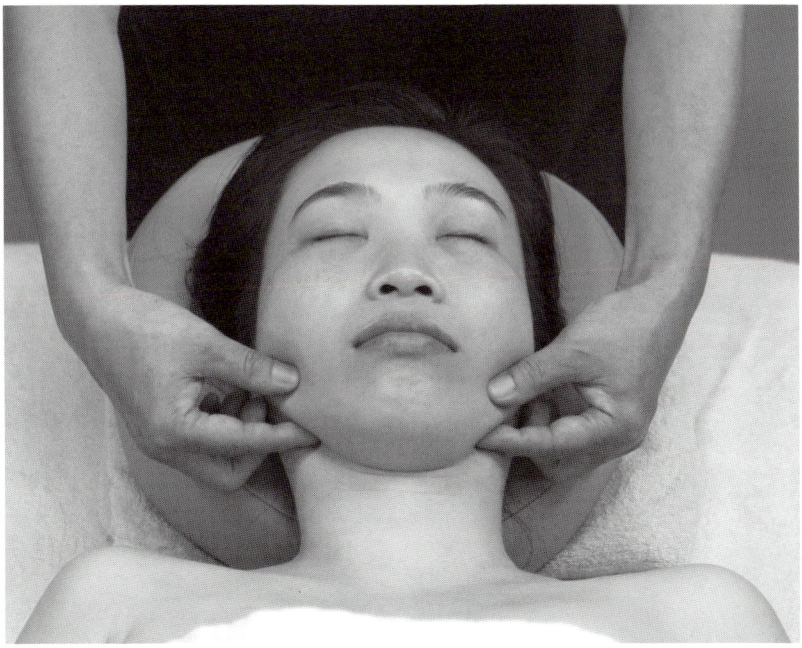

写真10-15

（10）口角《こうかく》から耳の前まで二指揉捏（写真 10-16、17）。

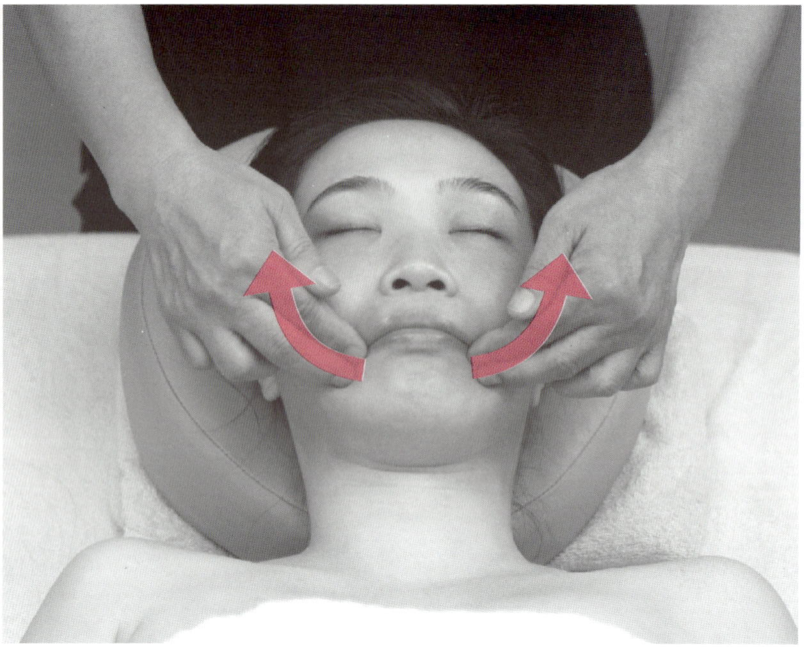

写真10-16

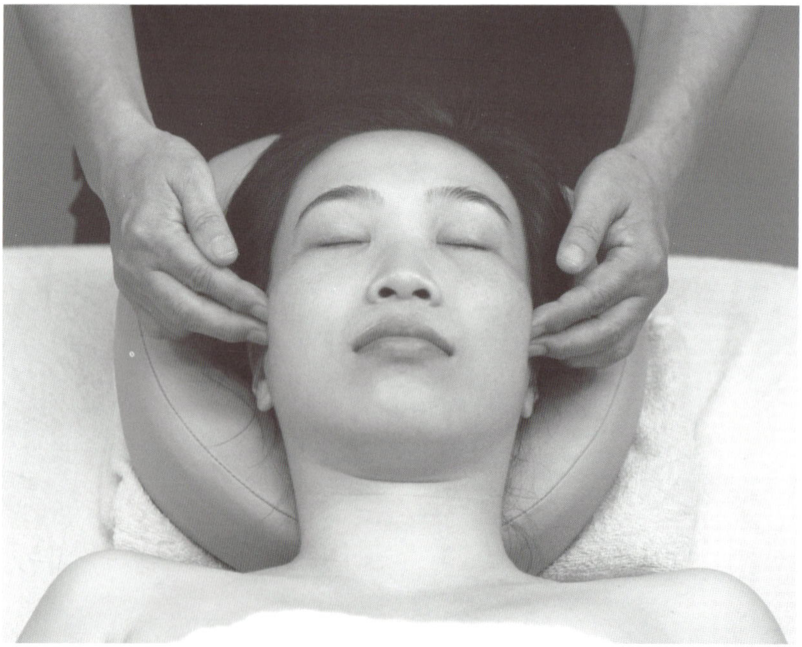

写真10-17

（11）唇の上下を母指軽擦（写真 10-18）。

（12）口角を圧迫。ゆっくりと圧迫し、ゆっくりと力を抜く（写真 10-19）。

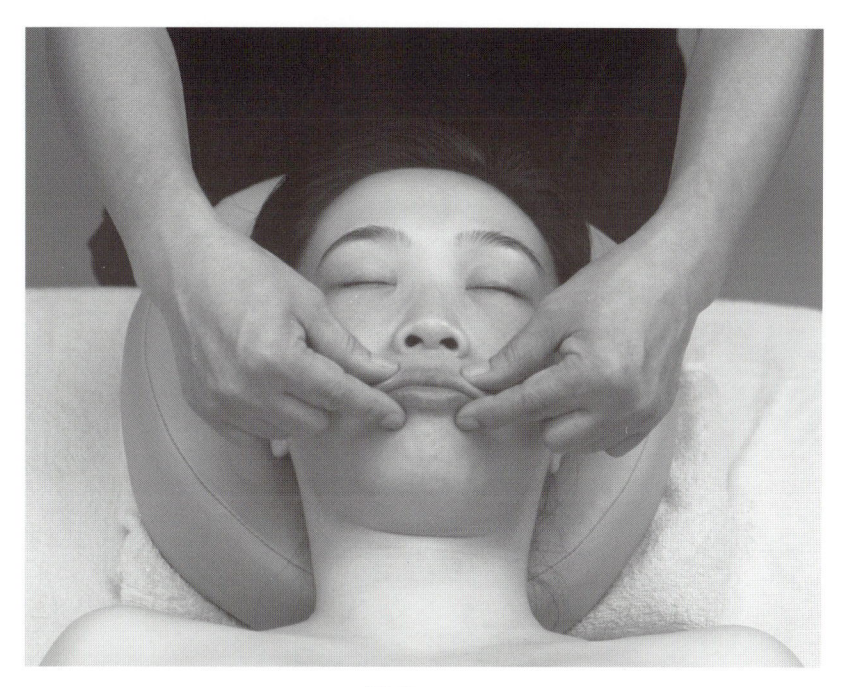

写真10-18

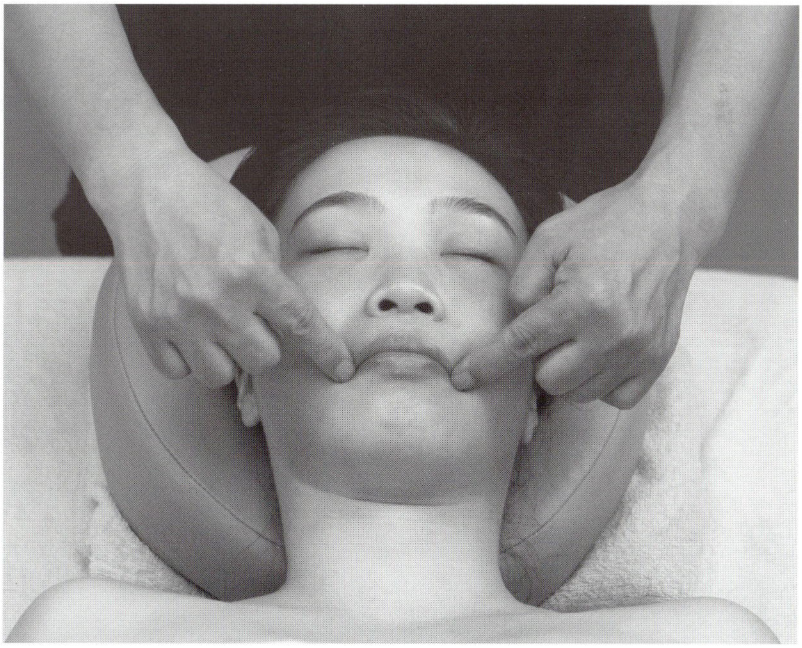

写真10-19

（13）鼻唇溝《びしんこう》を指頭揉捏（写真 10-20、21）。

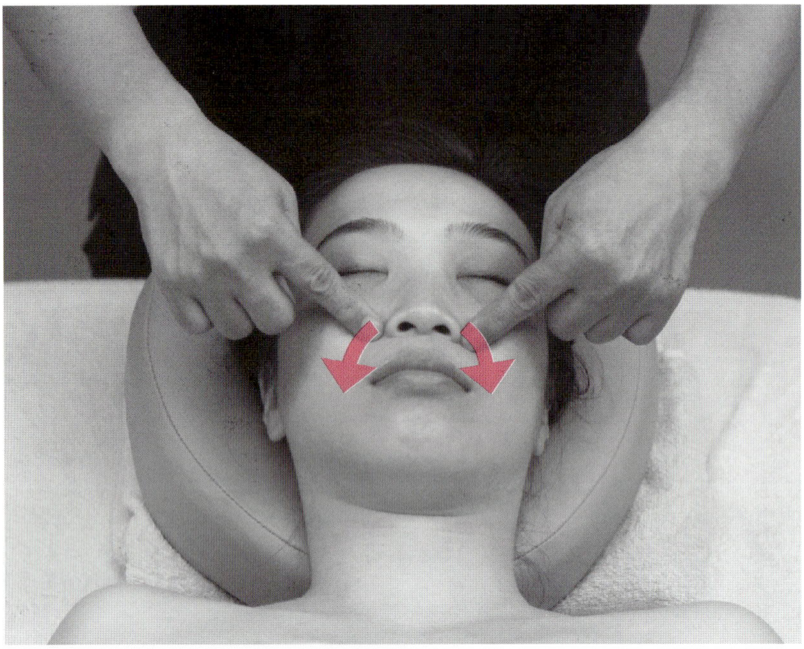

写真10-20

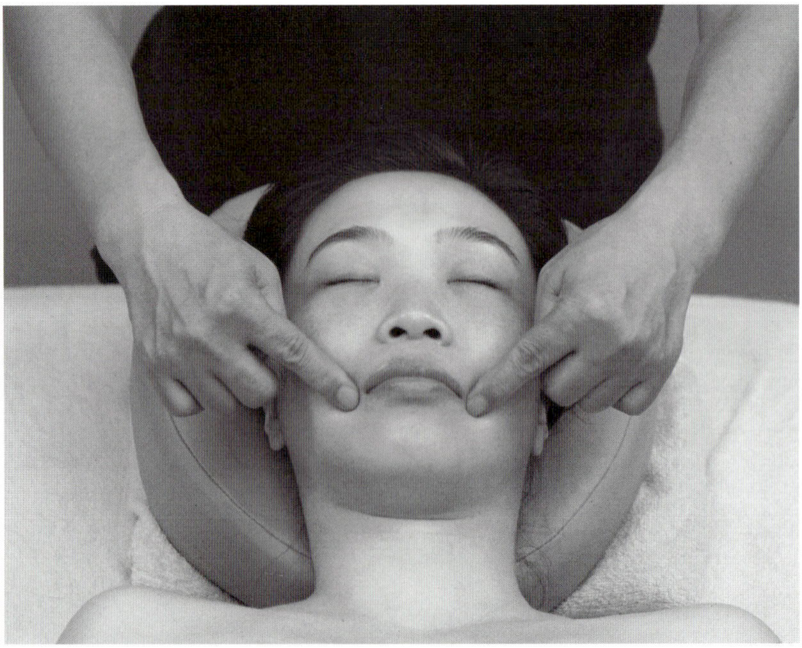

写真10-21

(14) 口の運動。アー、ウーと発生してもらう 。表情を豊かにし、口周囲のしわを取るのに効果的（写真 10-22、23）。

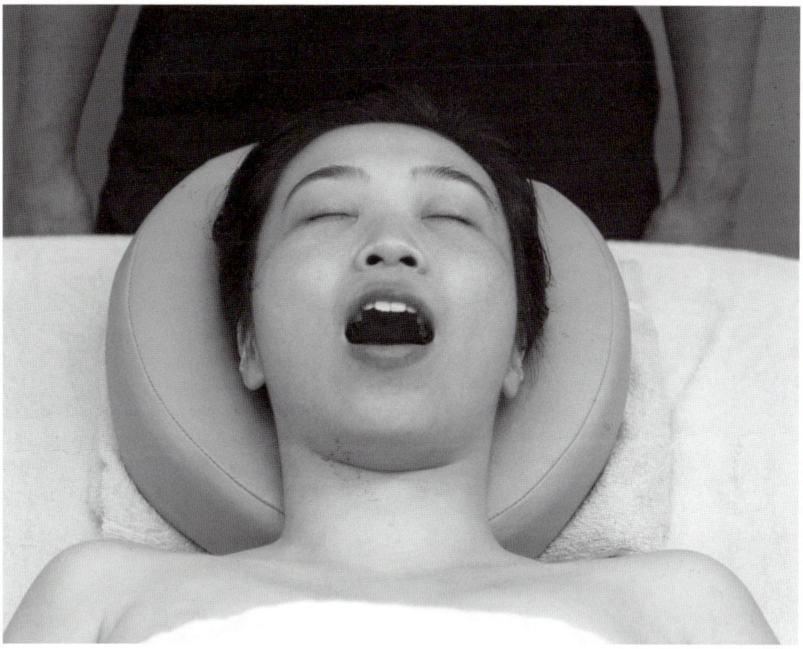

写真10-22

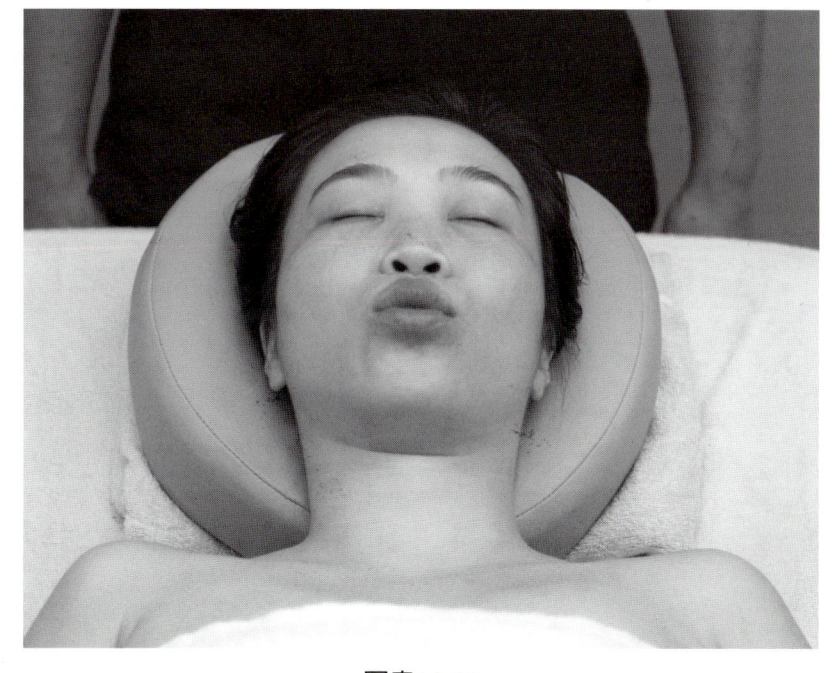

写真10-23

(15) 二指頭で鼻の軽擦。上から下へ行う（写真 10-24）。

(16) 中指頭で鼻の揉捏。上から下へ行う（写真 10-25）。

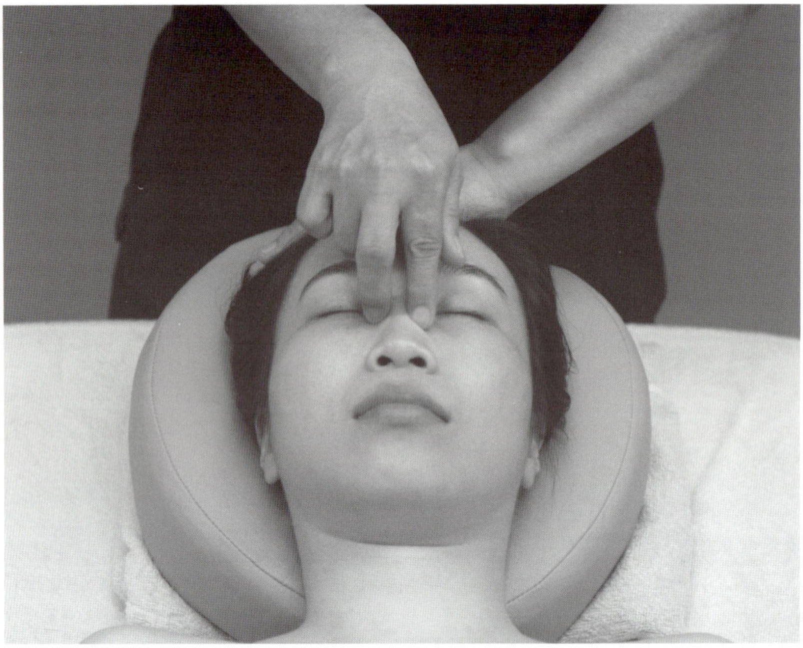

写真10-24

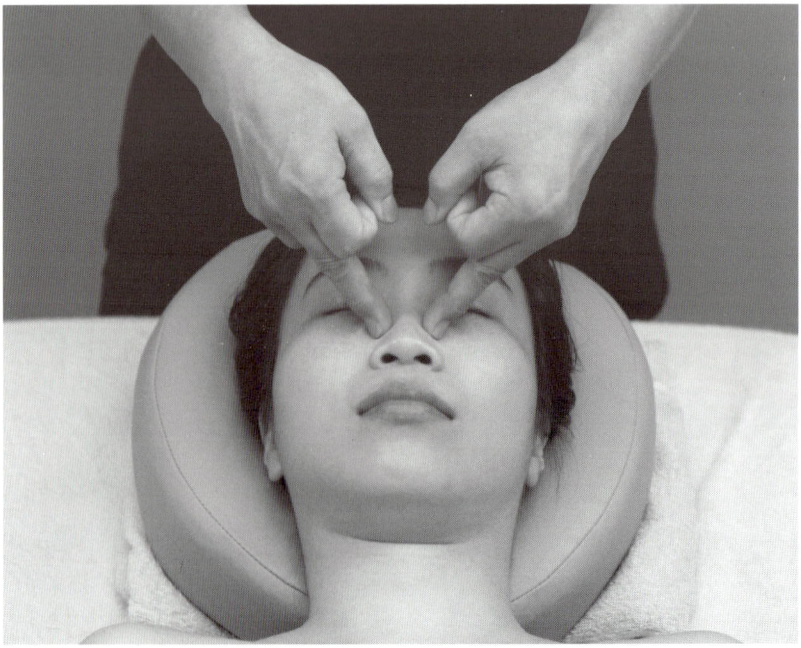

写真10-25

（17）鼻翼《びよく》から太陽《たいよう》穴まで二指揉捏（写真 10-26、27）。

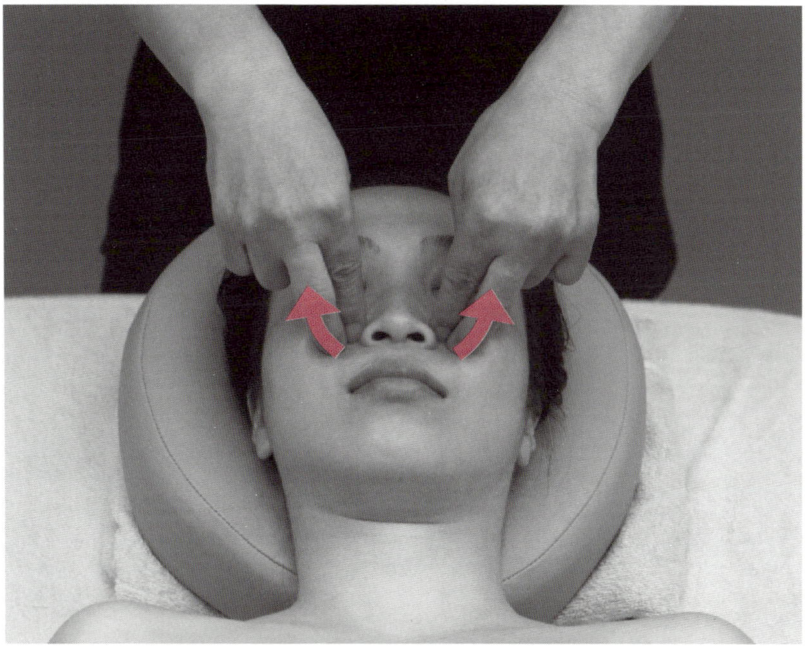

写真10-26

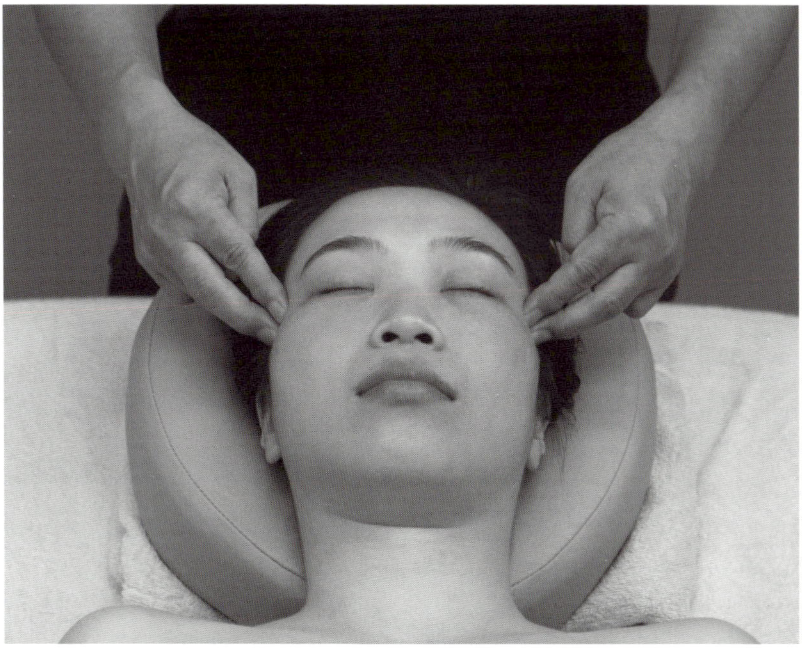

写真10-27

(18) 睛明《せいめい》穴を示指でゆっくりと圧迫。力を抜くときもゆっくりと（写真10-28）。

(19) 眼窩縁《がんかえん》を母指圧迫（写真 10-29）。

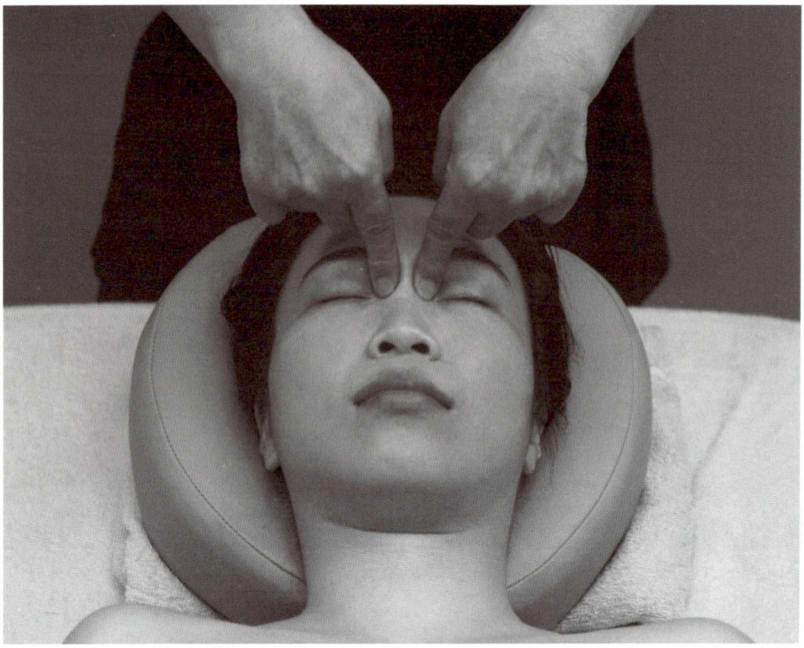

写真10-28

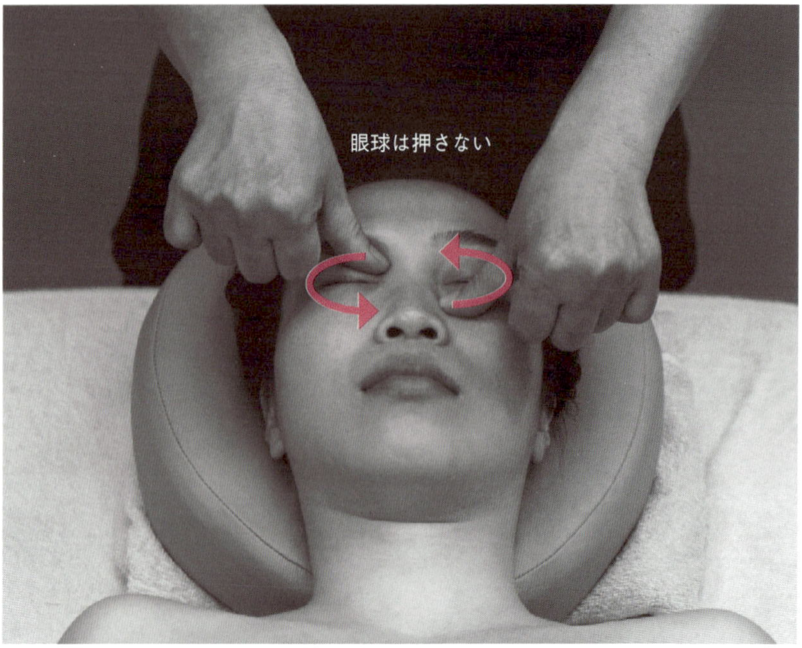

写真10-29

(20) 太陽穴を四指揉捏。目の疲れに著効がある（写真 10-30）。

(21) 目じりから 3 本の指で外方へ揉捏（写真 10-31）。

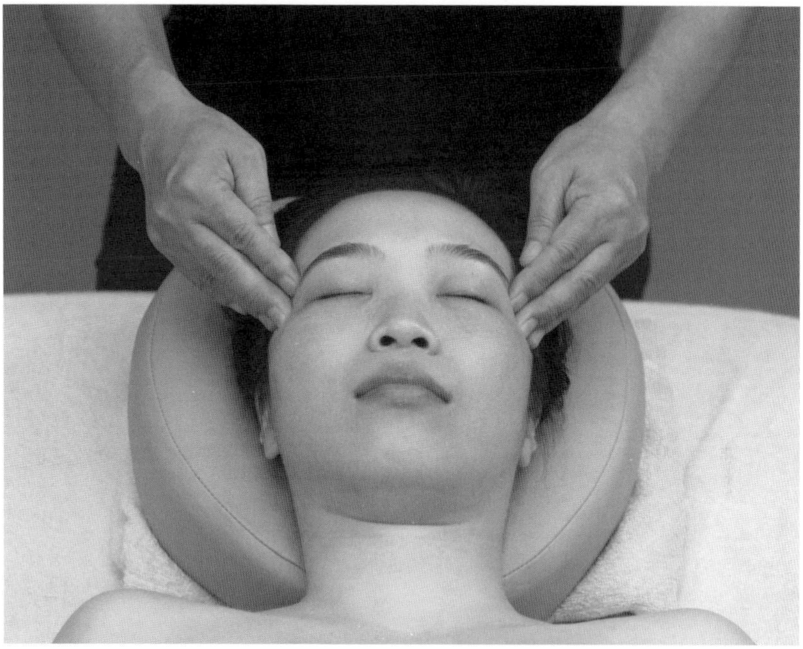

写真10-30

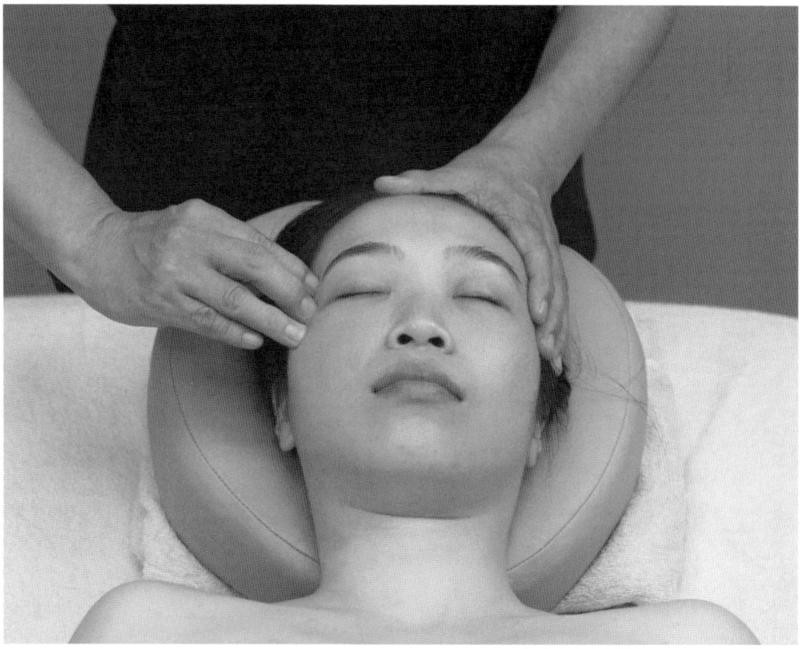

写真10-31

(22) 眉毛を二指軽擦、揉捏（写真 10-32）。

(23) 生え際から百会穴まで両母指圧迫（写真 10-33）。

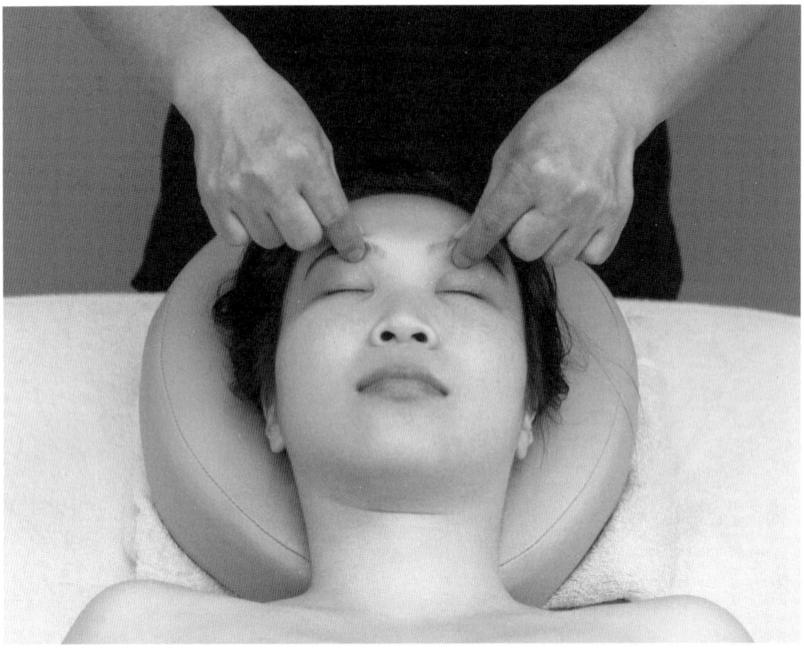

写真10-32

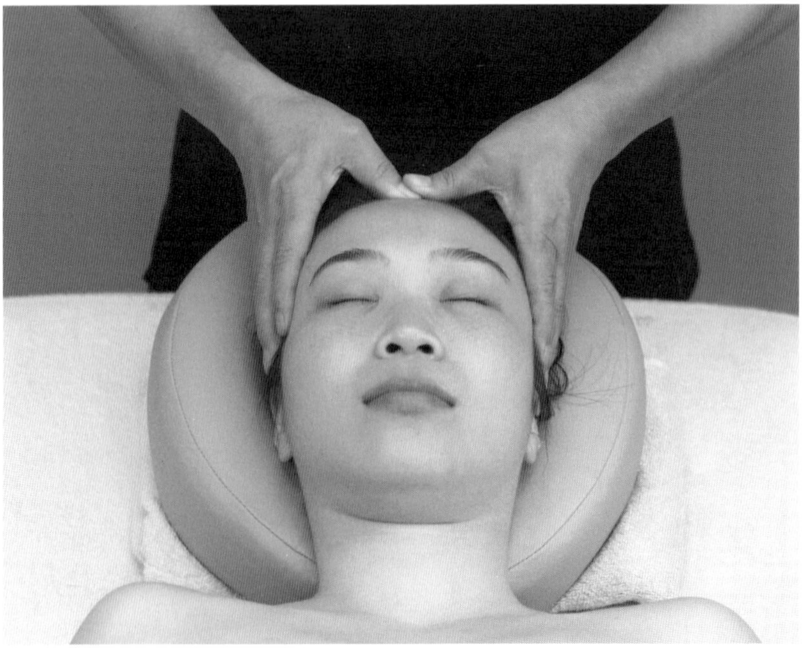

写真10-33

(24) 額の中央から髪の生え際を通り、太陽穴まで母指強擦（写真10-34、35）。

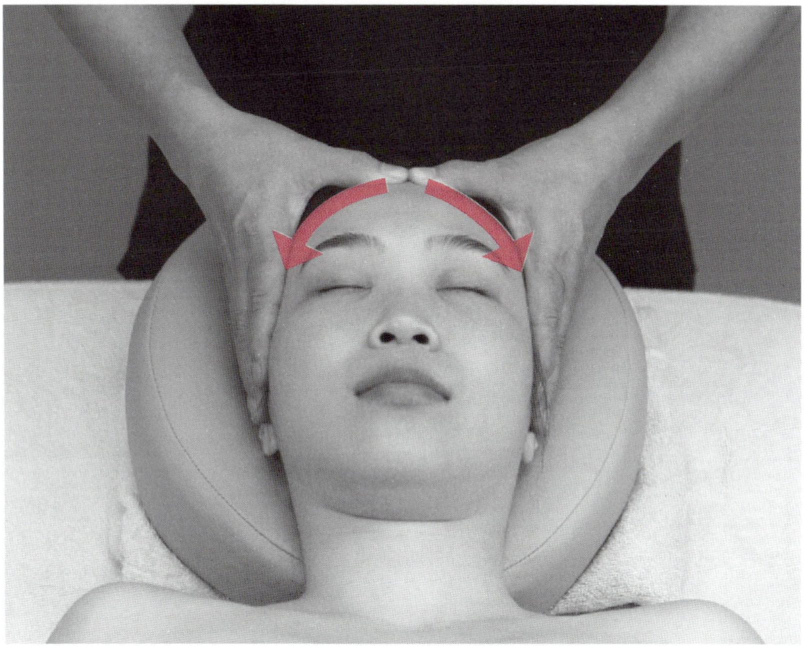

写真10-34

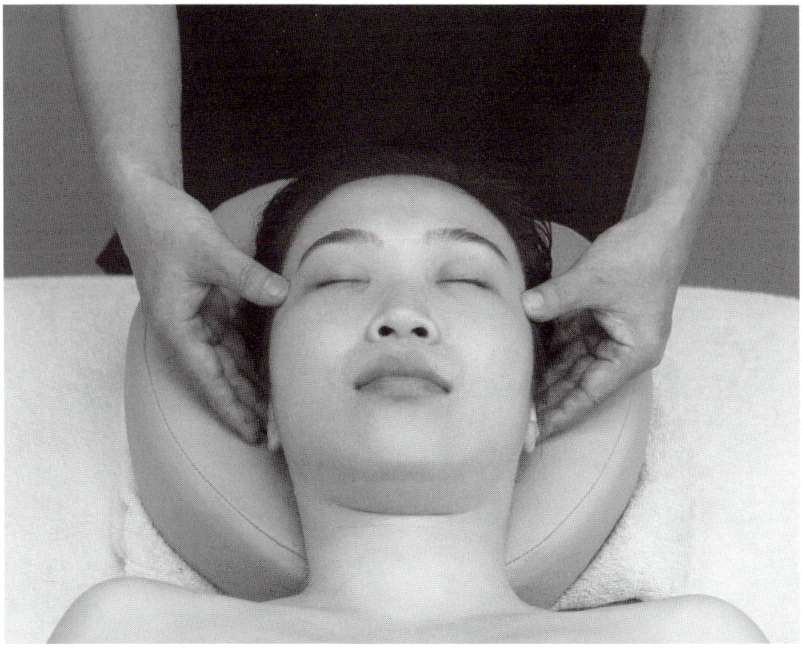

写真10-35

(25) 額を何回か母指軽擦、揉捏（写真 10-36）。

(26) 頬を両指頭で軽く、交互にリズミカルに叩く（写真 10-37）。

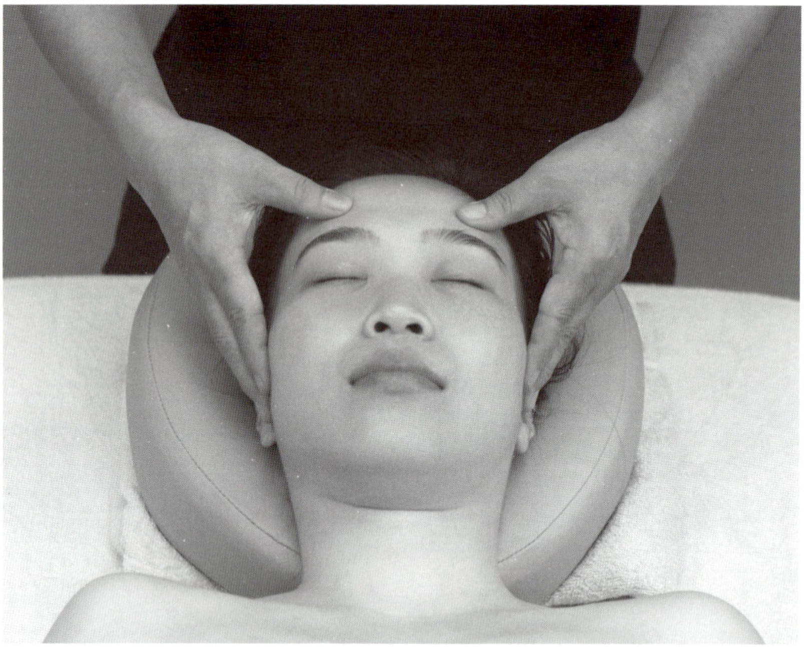

写真10-36

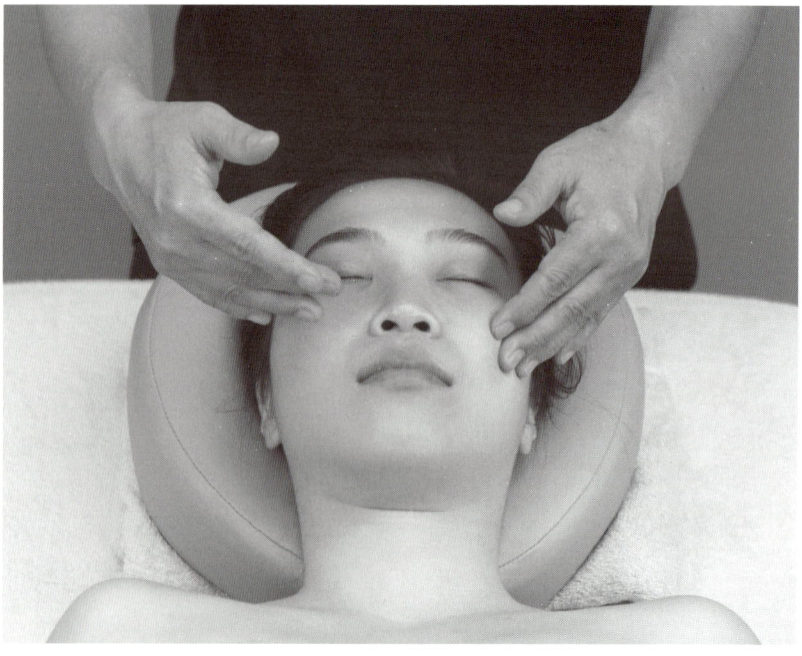

写真10-37

(27) 頬を指頭で満遍なく軽くつまむ（写真 10-38)。

(28) 顔全体を中指で叩く（写真 10-39)。

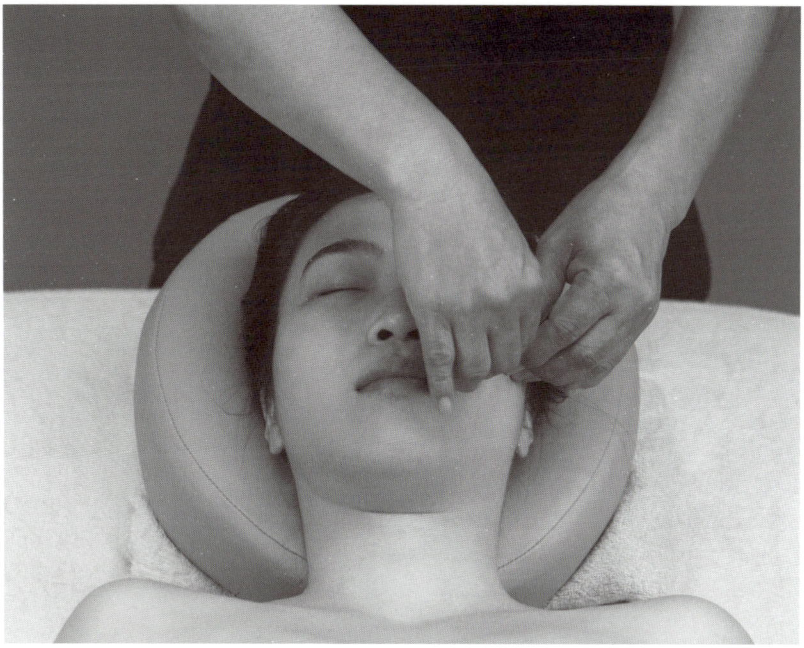

写真10-38

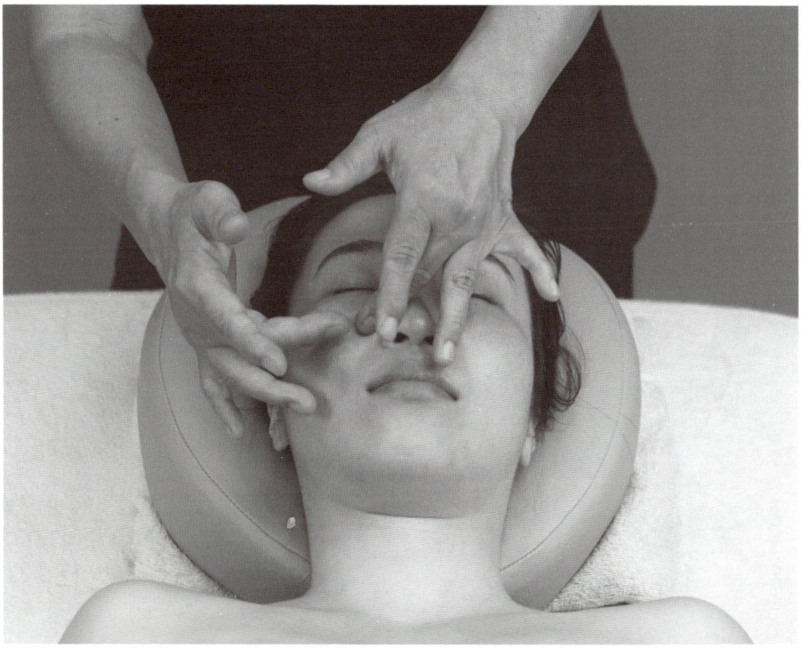

写真10-39

(29) 手掌全体で顔を上に軽く引っ張り、リフティング（写真 10-40）。

(30) 肩峰《けんぽう》部《ぶ》から上項線（後頭下縁）まで、左右交互に手掌軽擦（写真 10-41、42）。

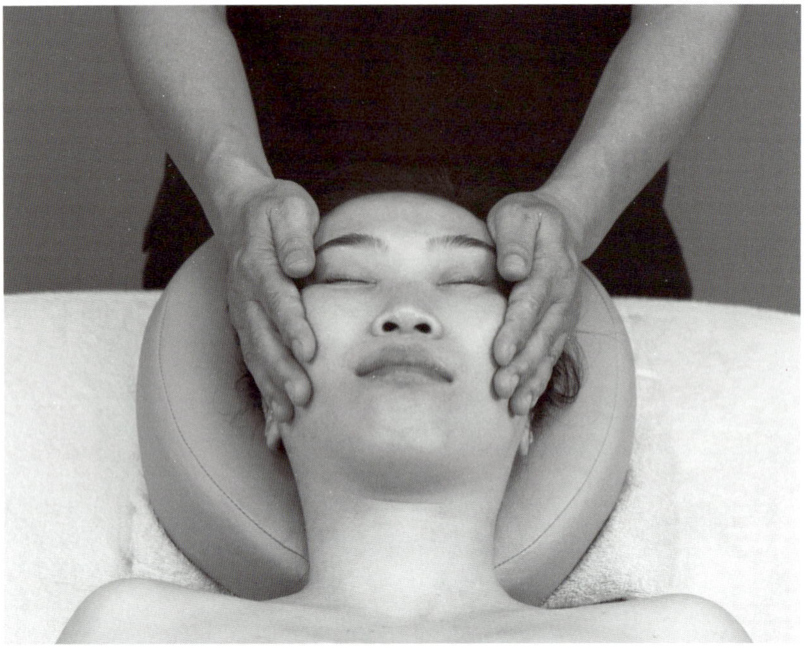

写真10-40

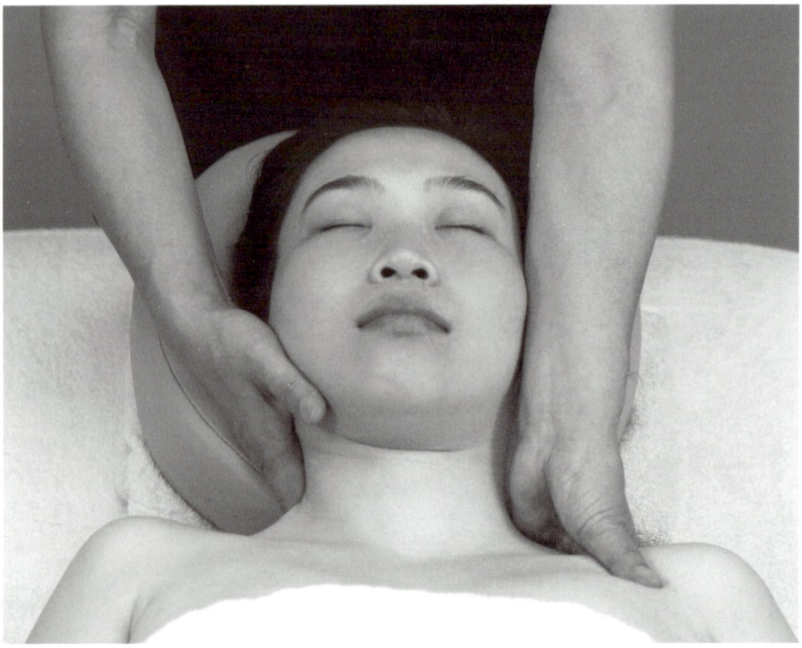

写真10-41

(31) 後頚部を両手掌で交互に軽擦（写真10-43)。

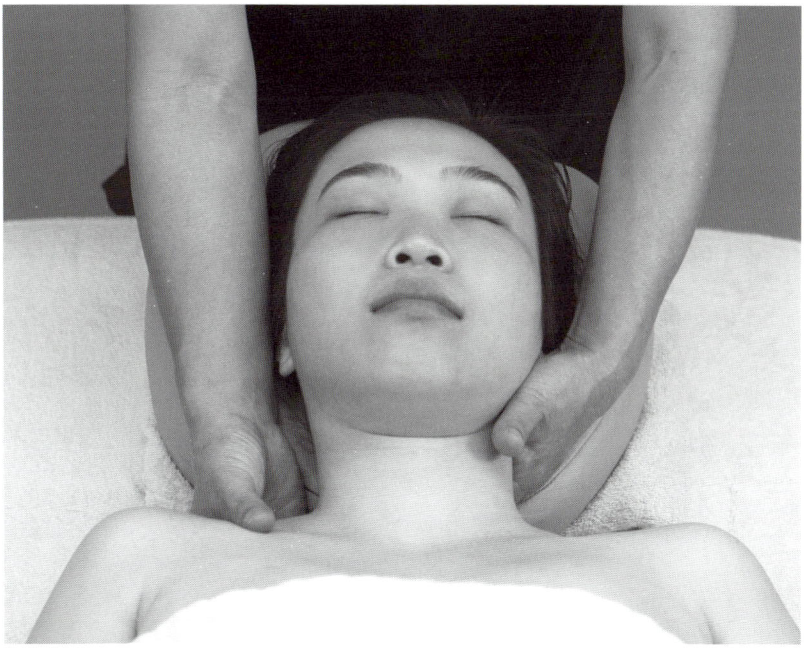

写真10-42

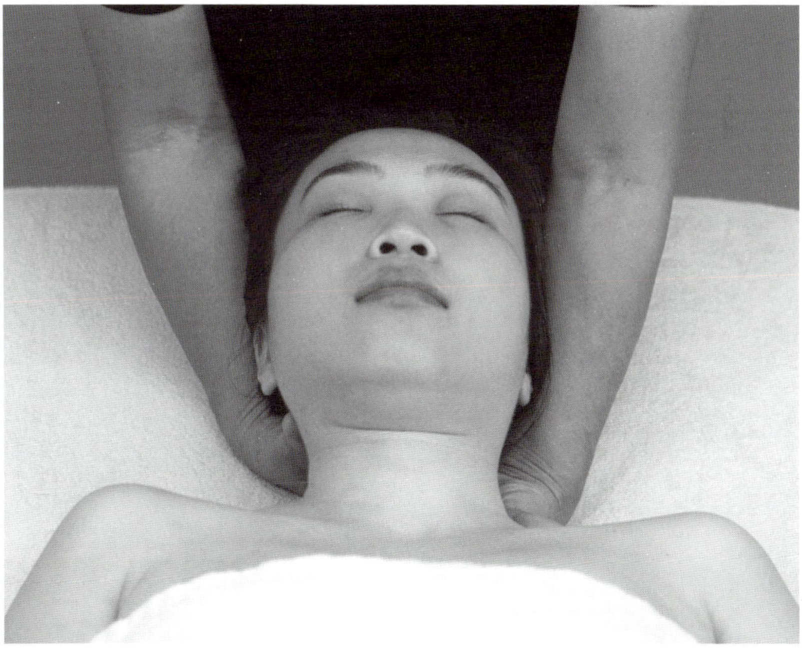

写真10-43

(32) 首を回旋させ、側頭《そくとう》部《ぶ》を母指圧迫（写真 10-44）。頭痛などに効果がある。

(33) 髪の毛の付け根を、ジャンプーするようにくしゃくしゃと揉む（写真 10-45）。頭皮に刺激を与える。

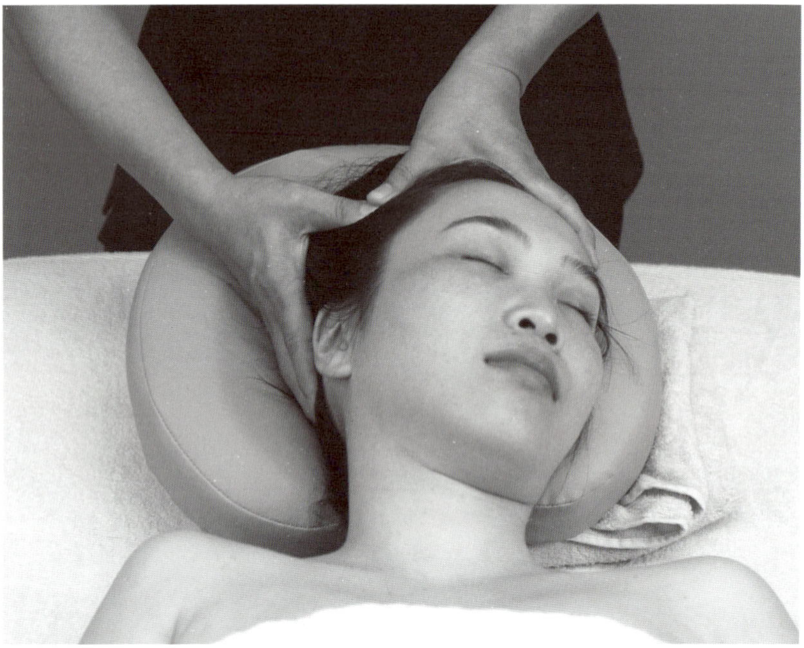

写真10-44

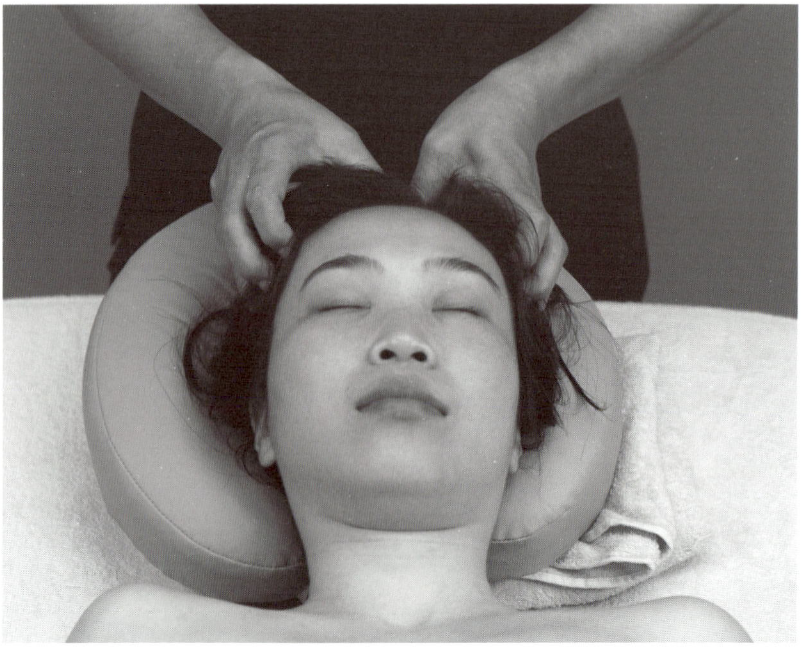

写真10-45

(34) 髪の毛の束をくるくると巻いて、束にして軽く引っ張る（写真10-46）。

(35) 耳たぶを母指と示指でつまんで、グニュグニュとマッサージ（写真10-47）。

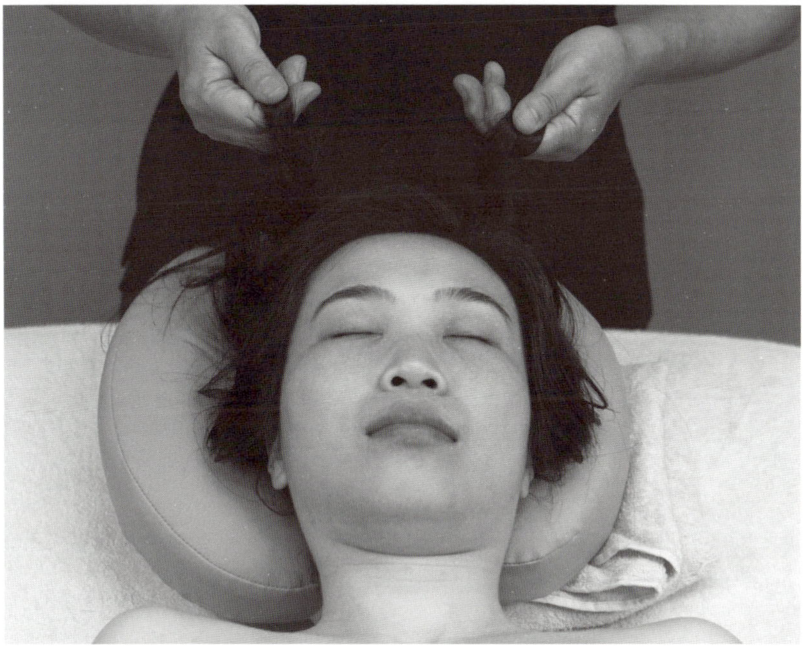

写真10-46

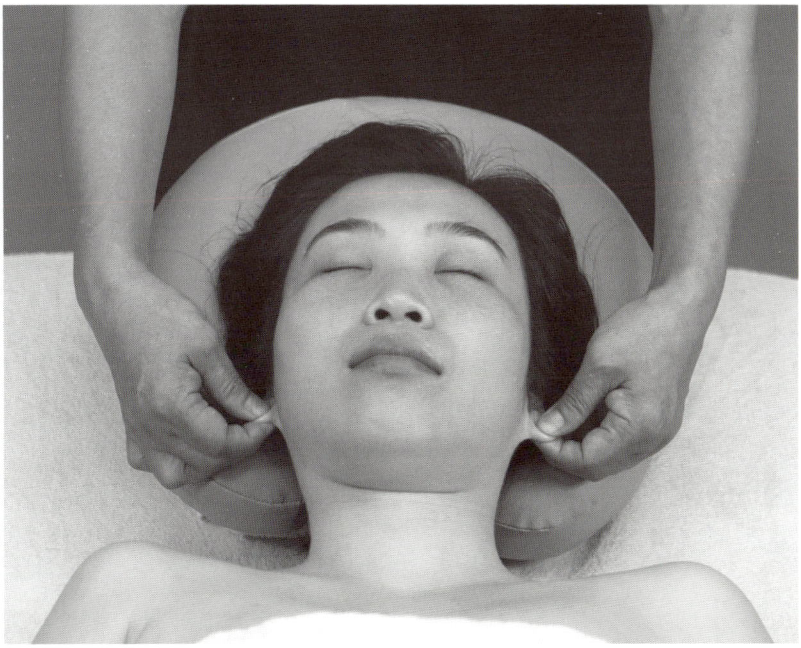

写真10-47

(36) 両目を両手掌で軽く覆い、しばらくそのまま保持（写真 10-48）。

(37) 額と胸の上に手掌を軽く置き、しばらくそのまま保持（写真 10-49）。患者の精神を安定させる効果がある。ゆっくりと手を離して終了。

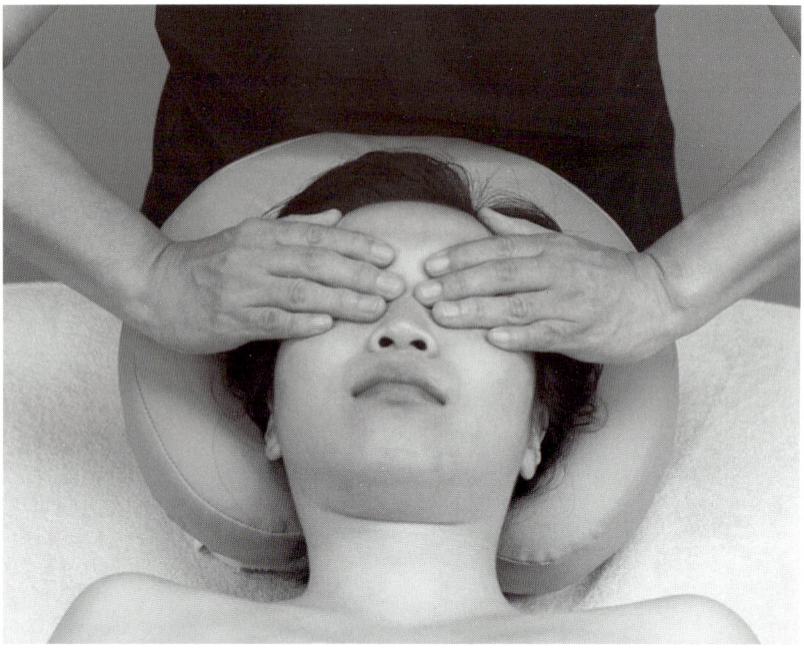

写真10-48

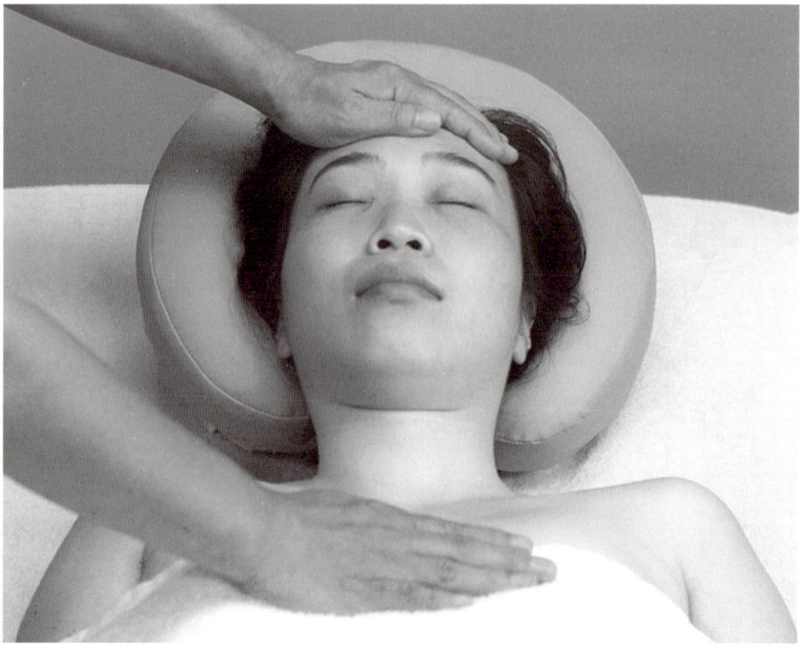

写真10-49

第11章 スポーツオイルマッサージ

スウェーデンマッサージの大きな特徴の一つは、深部にマッサージが届くという点です。表面の筋肉だけでなく、深い部位をしっかり処置できるスウェーデンマッサージは、運動やスポーツによる疲労の回復や傷害予防に最適だと言えるでしょう。

この章では、これまで紹介したテクニックを中心に、そのほか、上肢の動きに関係する鎖骨のマッサージ、関節可動域を拡大するストレッチなど、スポーツで重要な要素を入れて、マッサージを組み立ててあります。一般のマッサージでは、あまり施術しない殿部も、スポーツマッサージでは、下肢と体感をつなぐ部位として大変重要になります。深部を意識して、ダイナミックに行うようにしましょう。

実際の施術では、競技性を考慮にいれ、この章で紹介したテクニックをベースに練習期、試合期など、様々な条件も考慮して施術部位や順序、時間等を組み立ててください。

私は水泳の日本代表チームにトレーナーとして帯同することがありますが、日本選手権やオリンピックを含めた各種世界大会になると、選手は睡眠障害や頭痛など各種の体調不良を訴えてきます。スウェーデンマッサージを顔や頭に行うと、緊張がほぐれて、良好な睡眠や、頭痛、生理痛が緩和されるという経験を何度もしました。ドーピング検査があるため、選手もコーチも薬の使用には慎重になるので、こういった点からもスウェーデンマッサージの需要は高くなると思います。

スポーツ現場での、スウェーデンマッサージの応用範囲は広く、疲労回復や各種のスポーツ外傷だけでなく、オーバーユースによる各種傷害にも有効な手だてとなります。慢性的な原因から起こるスポーツ障害に積極的に活用しましょう。

もちろん、脱臼や捻挫などの急性外傷でも、患部自体を揉んだりすることを避ければ、怪我による腫れの程度を減少させたり、痛みを軽減させたりすることにも有効です。

腹臥位

1. 背中のマッサージ

Ⓕ (1) 背中全体を軽擦（バック・エフルラージュ）(写真11-1)。数回繰り返す。

Ⓕ (2) 腰《よう》部《ぶ》脊柱《せきちゅう》起《き》立筋《りつきん》を両母指圧迫（写真11-2)。

Ⓕ (3) 腰部脊柱起立筋を母指揉捏。

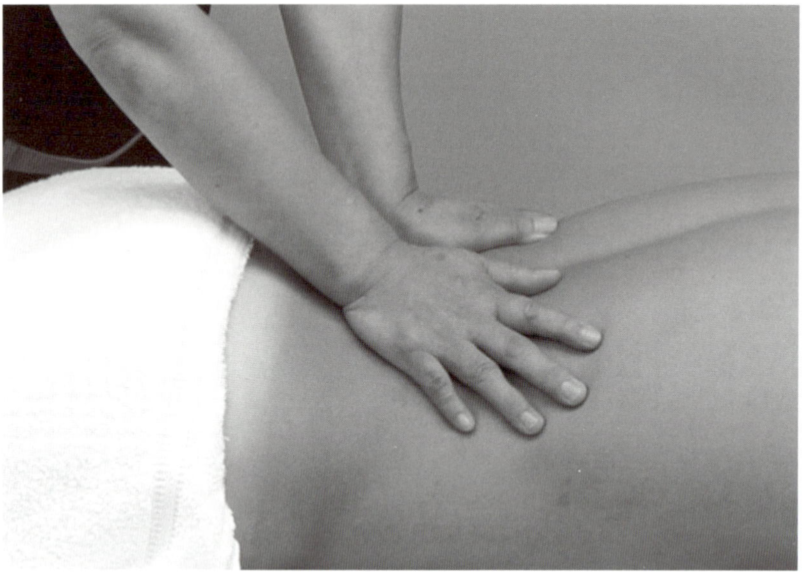

写真11-1

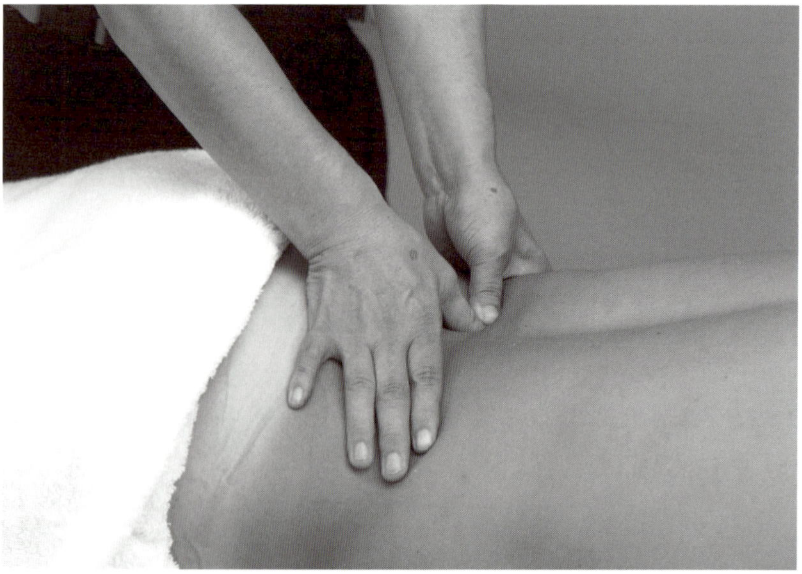

写真11-2

Ⓡ (4) 腰を肘頭《ちゅうとう》で圧迫（写真11-3）。肋骨《ろっこつ》を押さないように注意する。肋骨の位置がはっきりしないときは、指先で事前に確認しておくこと。

Ⓡ (5) 手指を握り、握りこぶしの背側をコロコロと交互に転がしながら、腰をやや強めの圧でマッサージ（写真11-4）。

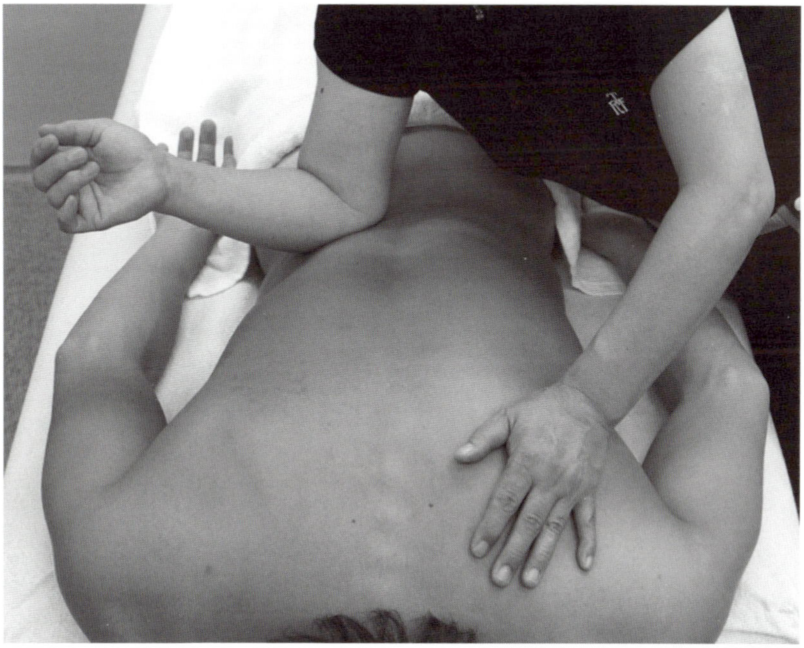

写真11-3

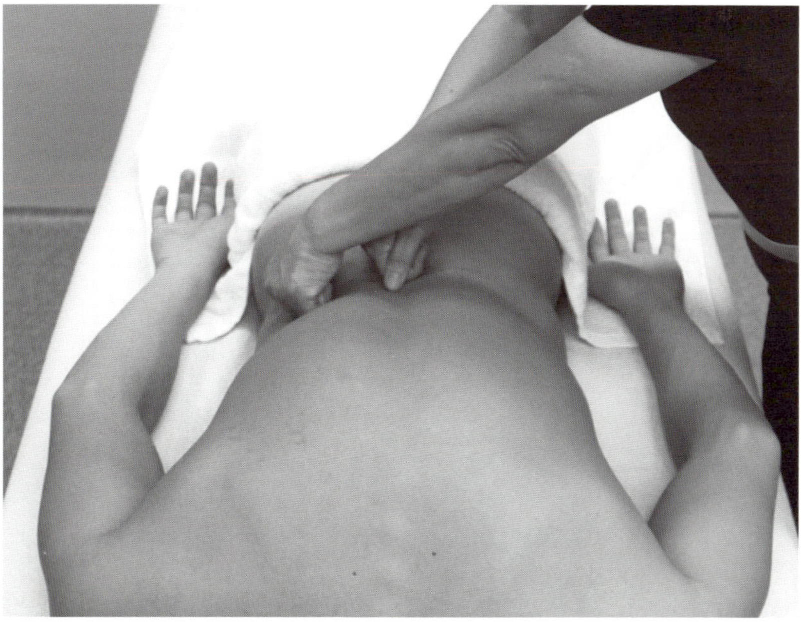

写真11-4

Ⓕ ⑹ 腰を両手根揉捏（写真11-5）。

Ⓡ ⑺ 基本手技6A（エッジング）と同様に、脊柱際から遠方に向かって滑らせる（写真11-6）。腰から肩へ上がっていく。

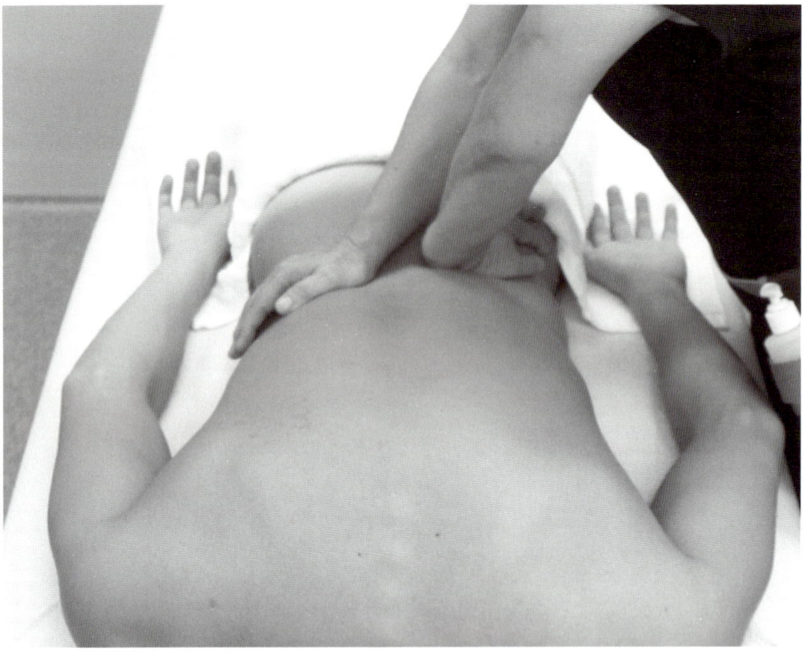

写真11-5

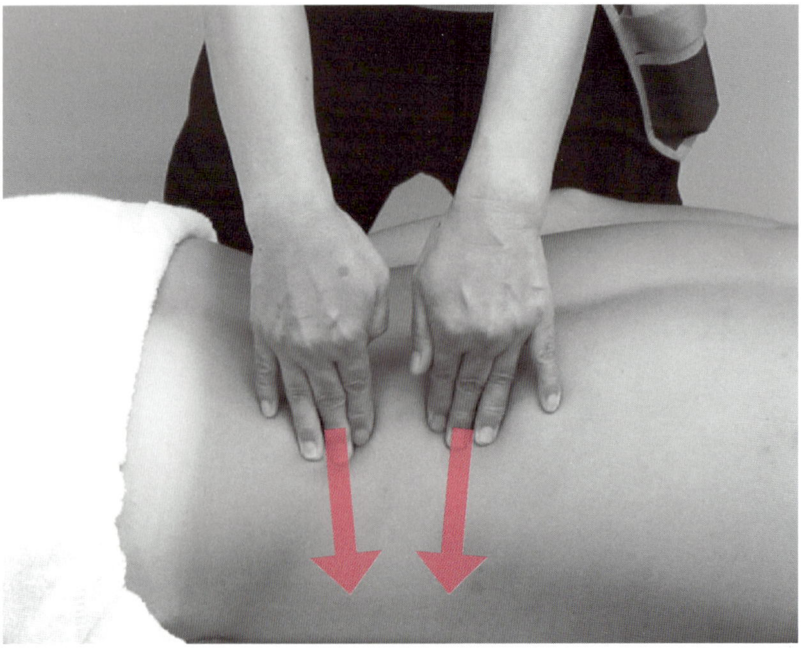

写真11-6

Ⓡ (8) 基本手技6B（エッジング）と同様に、腰部脊柱起立筋外側から手前に引く（写真11-7)。腰から肩甲骨下角まで上がっていく。

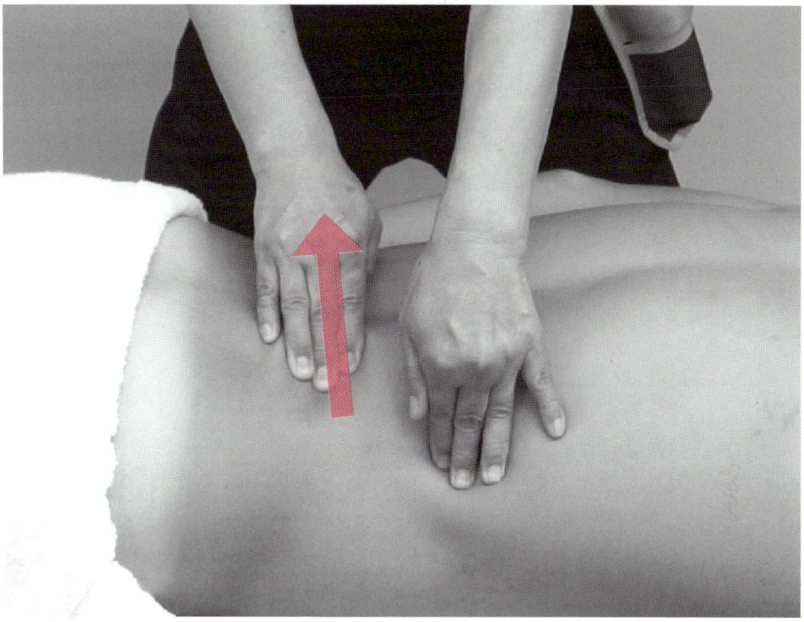

写真11-7

Ⓡ (9) 脊柱起立筋にS字テクニックを行う（写真11-8)。順次上方に移動（写真11-9)。

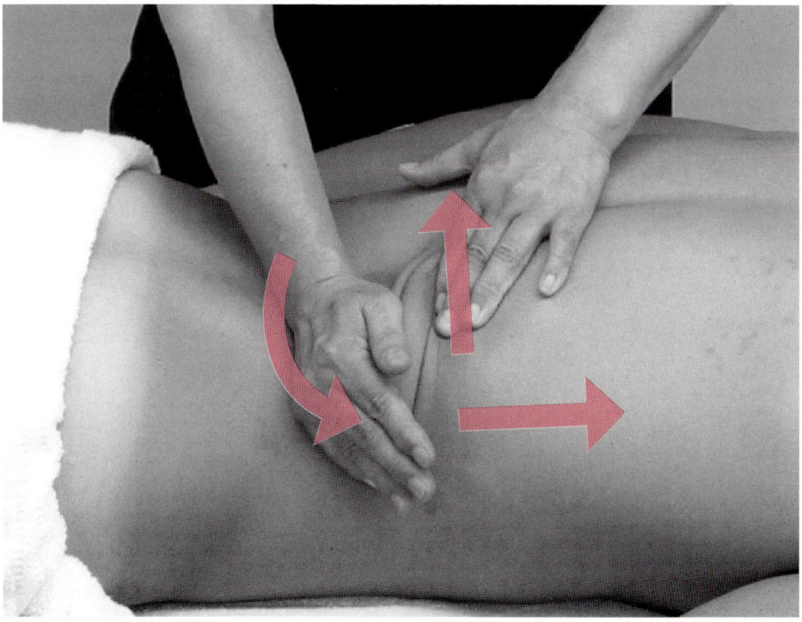

写真11-8

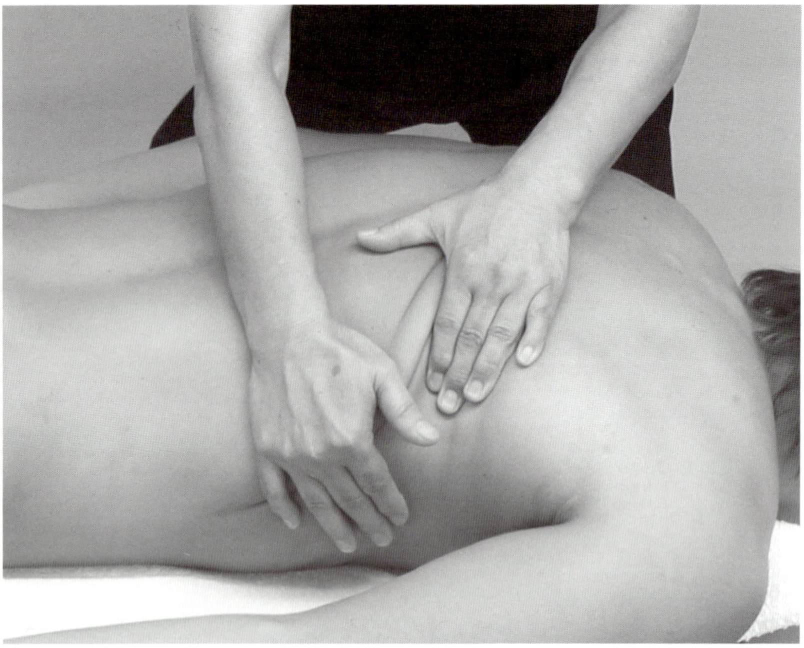

写真11-9

Ⓕ ⑽ 広背筋《こうはいきん》を手掌揉捏、次いで手根揉捏（写真11-10）。

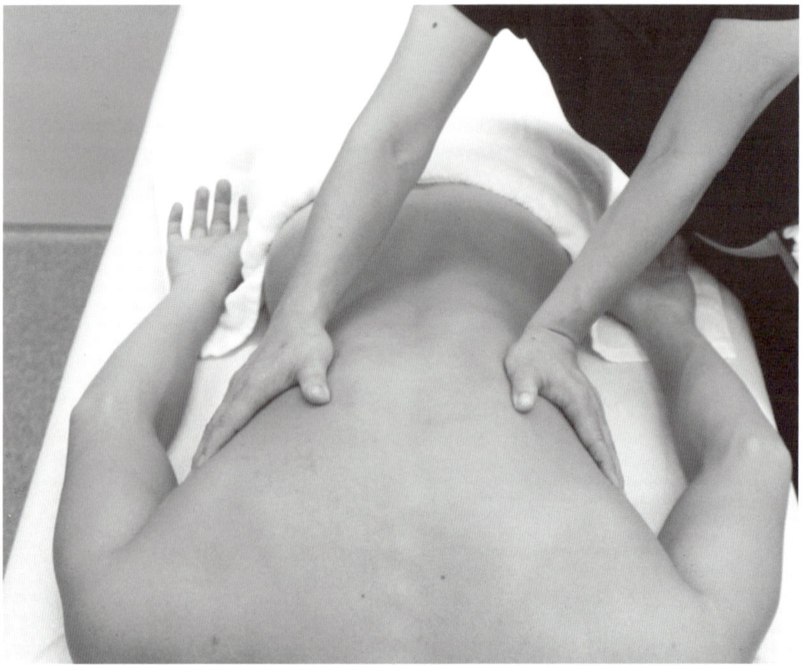

写真11-10

Ⓡ ⑾ 脇腹から脊柱に向かい、交互に四指強擦。順次上方に移動（写真11-11、12）。

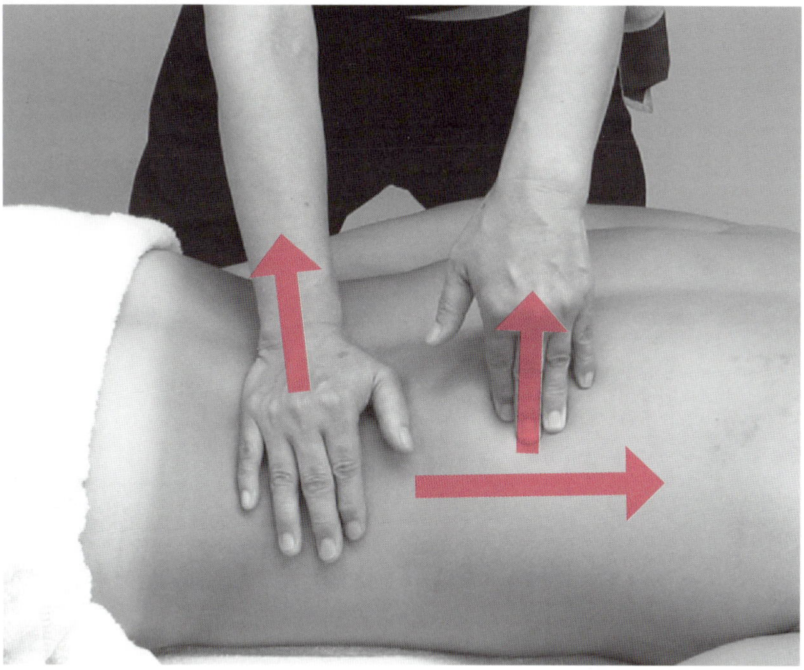

写真11-11

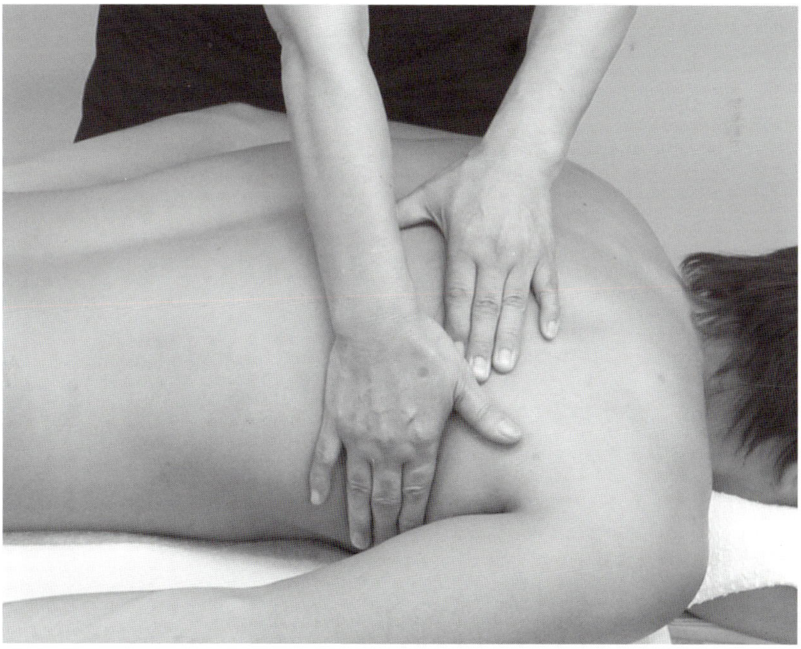

写真11-12

Ⓕ ⑿ 肩甲骨内側を四指で交互に強擦（写真11-13）。

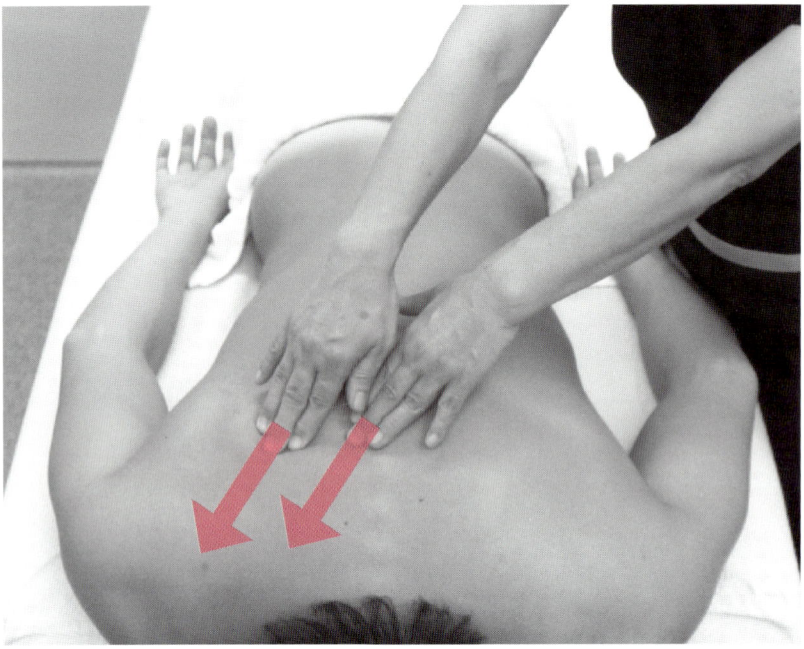

写真11-13

Ⓕ ⒀ 肩甲骨《けんこうこつ》周囲を母指強擦。指と四指を広げ、もう片方の手掌をその上に乗せ、適度な圧を掛けながら、下になった母指を滑らせる（写真11-14、15）。

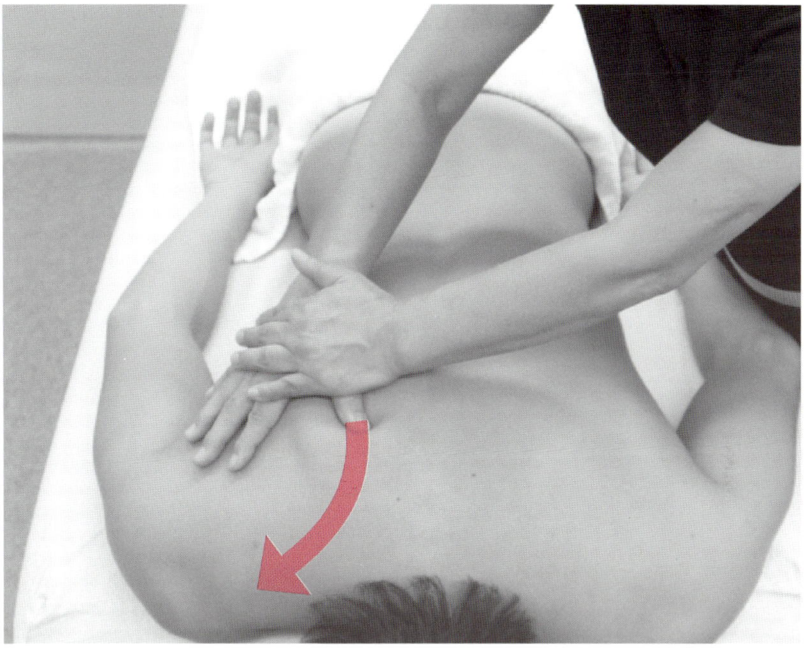

写真11-14

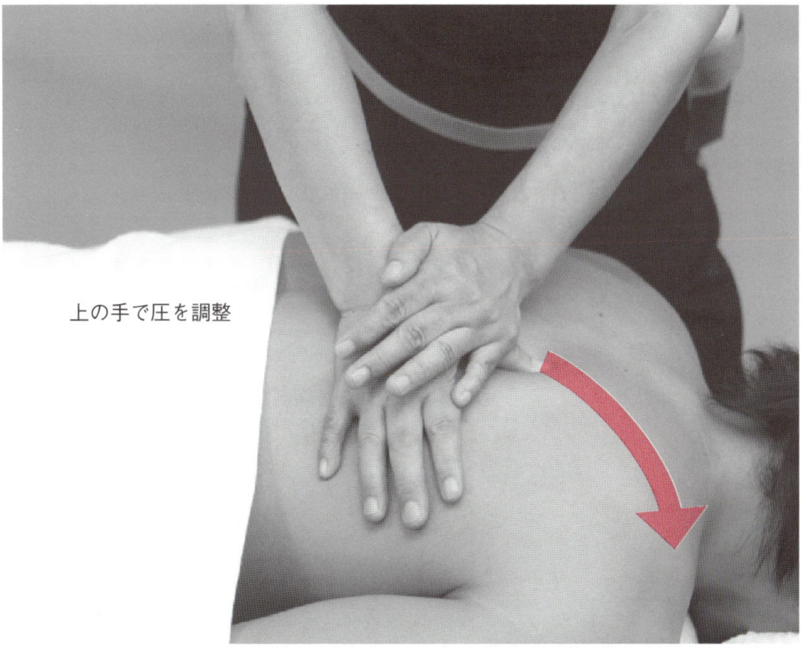

写真11-15

Ⓕ (14) 手刀を肩甲骨内側に置く。もう一方の手は、肩の前に回す。前に回した手で肩を持ち上げるのと同時に、手刀を内側に差し込む。肩甲骨《けんこうこつ》下《か》角《かく》から上に向かって移動（写真 11-16）。

Ⓕ (15) 四指頭を肩甲骨内側に入れて強擦、揉捏。場所を移動して何回か繰り返す（写真 11-17）。

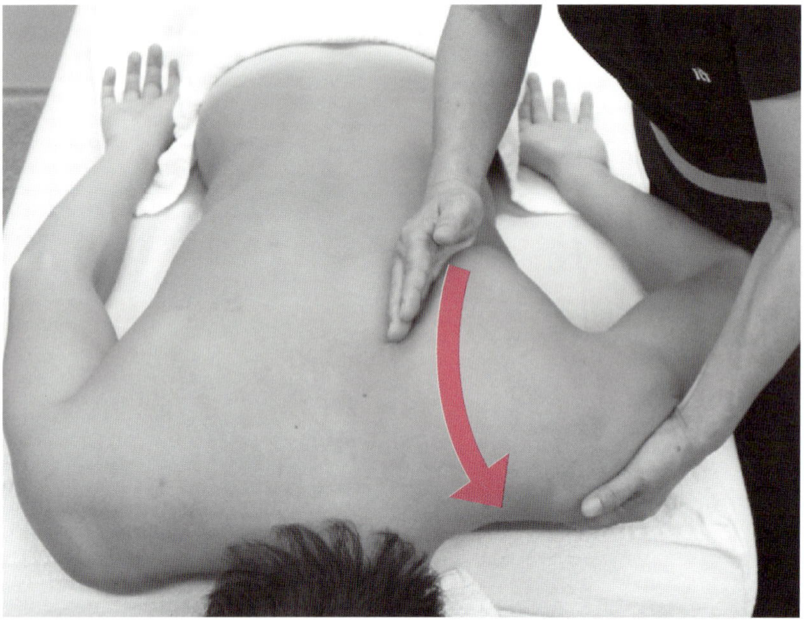

写真11-16

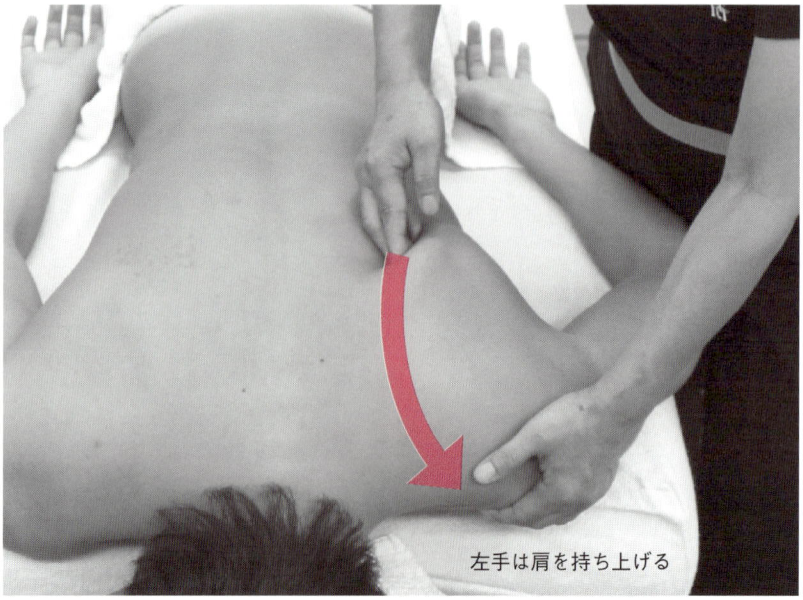

写真11-17

Ⓕ (16) 肩甲骨を母指、四指で挟み上下に動かす（写真 11-18）。

Ⓕ (17) 背中全体を軽擦（写真 11-19）。

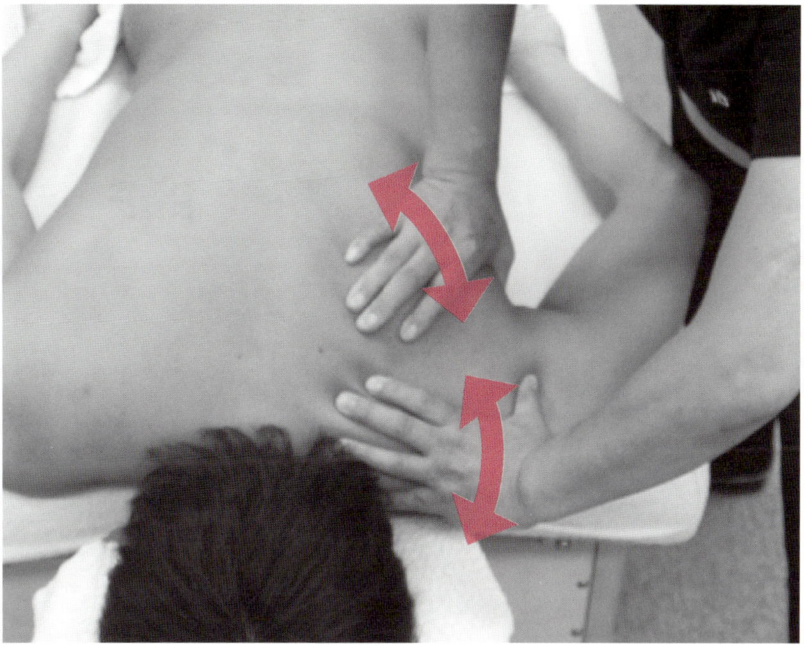

写真11-18

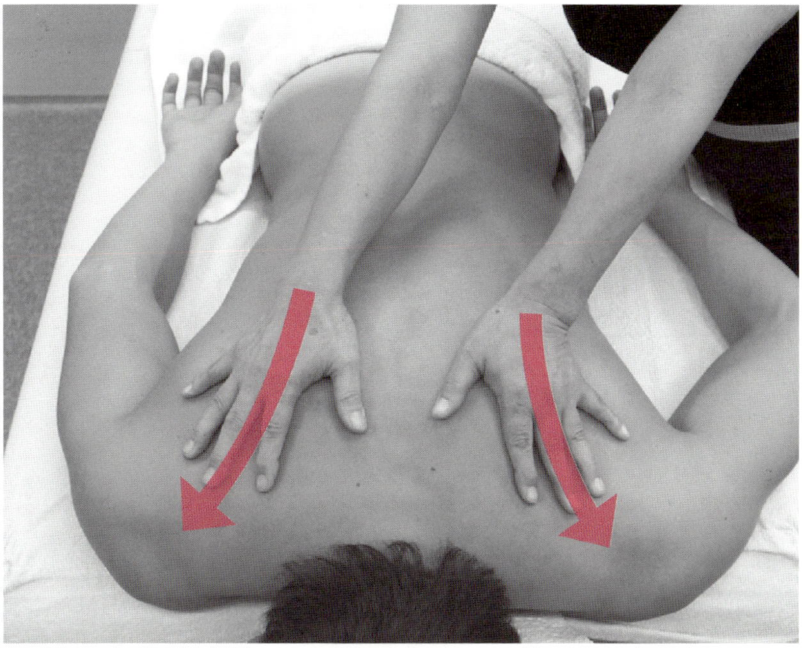

写真11-19

2. 首と頭部のマッサージ Ⓡ

※写真撮影の都合上、側方で行っているものもあるが、本来頭上から施術する

(1) 上項線《じょうこうせん》（後頭下縁）から肩峰《けんぽう》に向かい軽擦（写真 11-20）。

(2) (1)をナックルで行う（写真 11-21）。痛みが出やすいので注意。

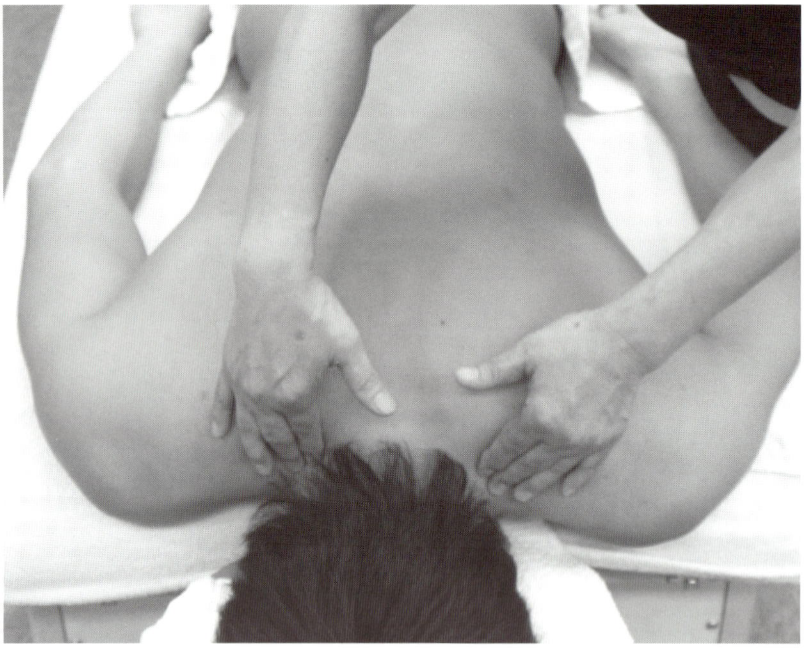

写真11-20

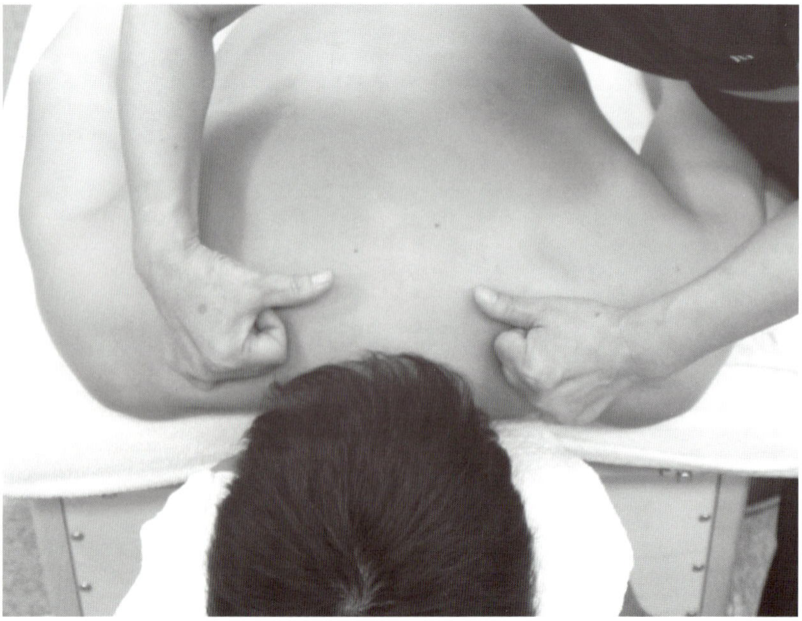

写真11-21

(3) 首の付け根から肩峰に向かい母指強擦、母指揉捏（写真 11-22)。

(4) 首を四指強擦、四指揉捏。

(5) 頚椎の際に母指と示指を置き、筋肉を軽くつまみ、外側へ滑らす。上項線（後頭下縁）から首の付け根に向かって順次移動（写真 11-23)。

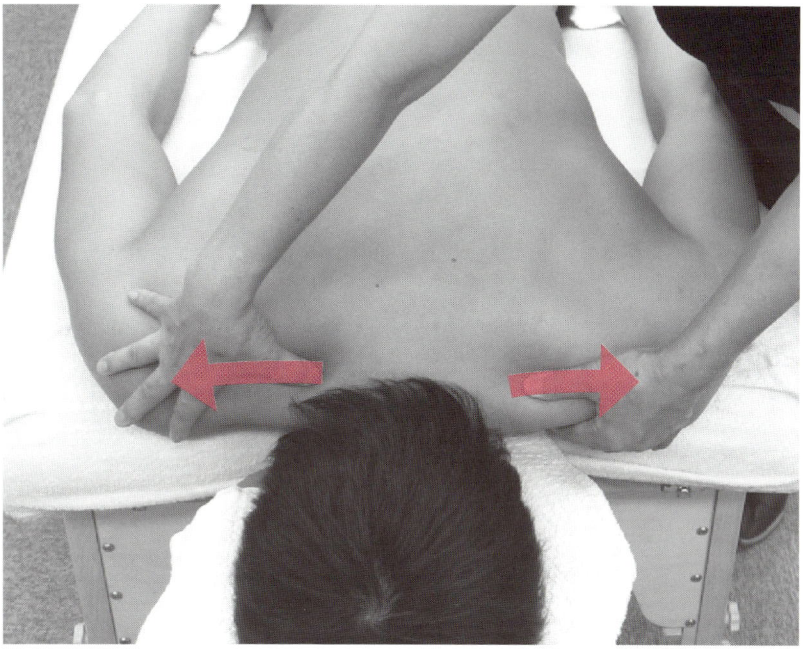

写真11-22

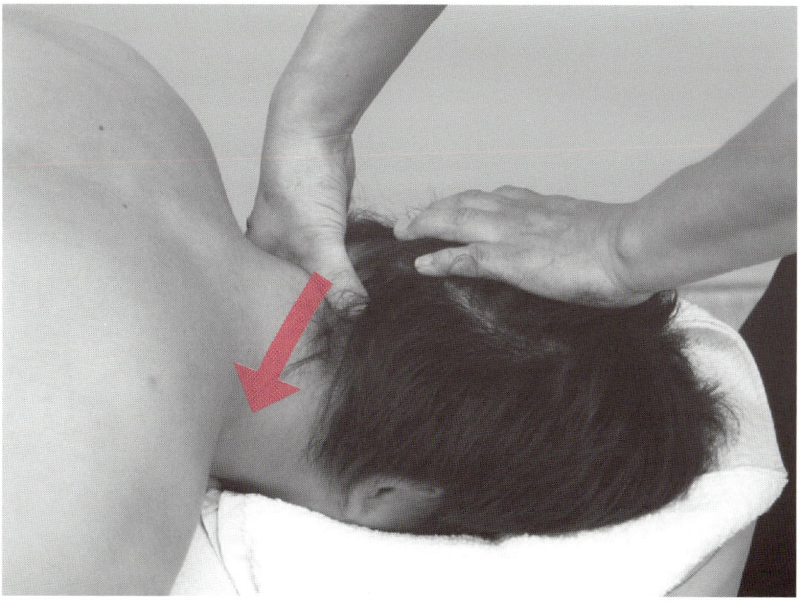

写真11-23

(6) 首のミルキング（P.55、56 と同様に）。

(7) 頭部を両四指頭で揉捏（写真 11-24）。

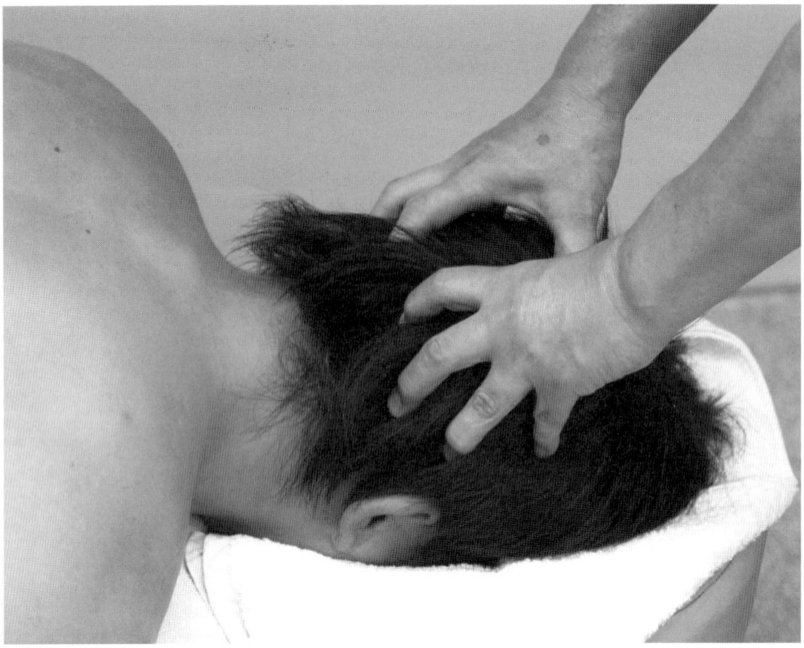

写真11-24

3. 殿部のマッサージ

※写真撮影の都合上、反対側に行っているものもあるが、本来、手前側の殿部を施術する

Ⓕ (1) 殿部を交互に手掌軽擦（写真 11-25）。

Ⓕ (2) 両手の四指を組み合わせて、大殿筋《だいでんきん》・中殿筋《ちゅうでんきん》を四指頭強擦。指を立てると深く入る（写真 11-26）。

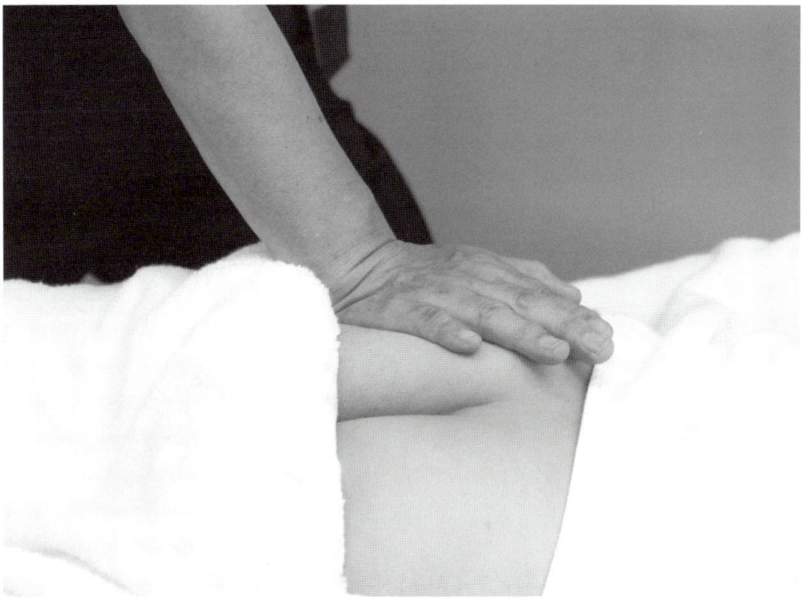

写真11-25

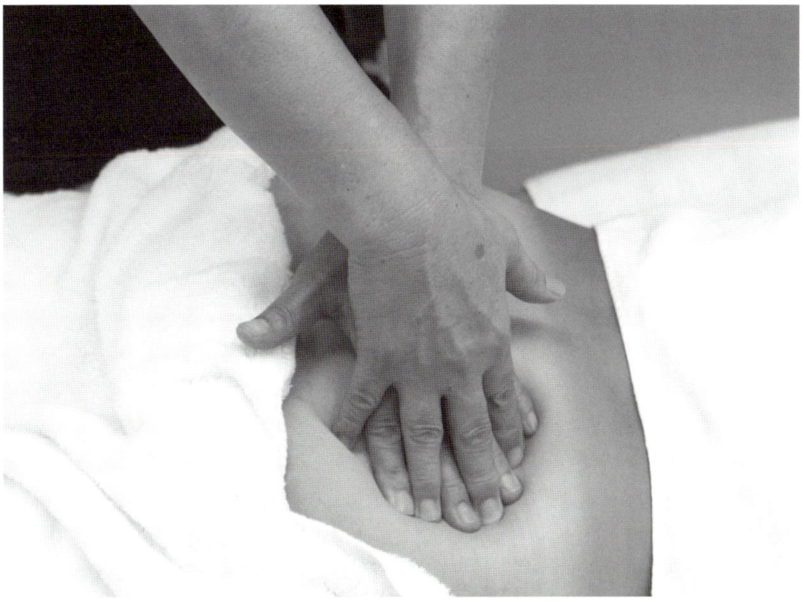

写真11-26

Ⓡ (3) 両拳を回転させながら、殿部を満遍なくマッサージ。体重を上手に利用することと（写真 11-27、28）。

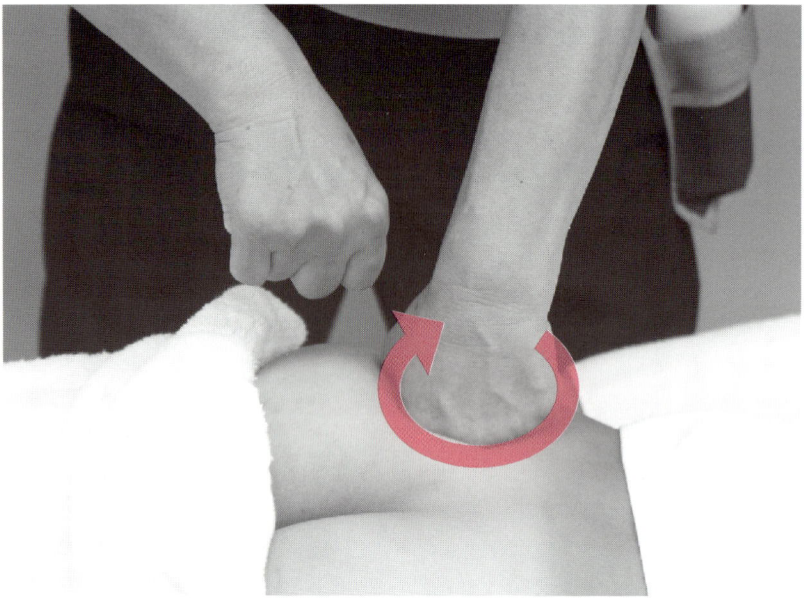

写真11-27

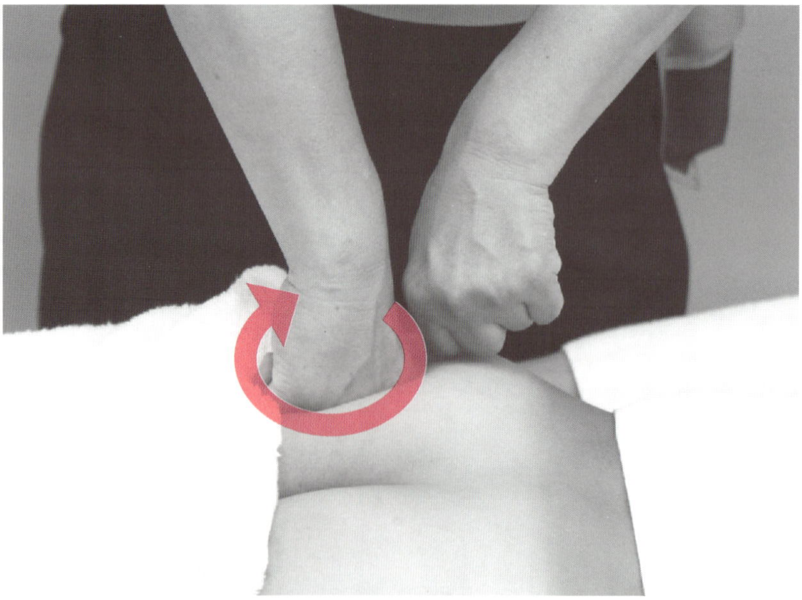

写真11-28

Ⓕ (4) 患者の膝を屈曲させて、もう一方の手の肘で殿部を圧迫。次いで圧迫を掛けたまま細かく肘頭を振せんする（写真 11-29）。

Ⓕ (5) 仙腸関節《せんちょうかんせつ》を母指圧迫（写真 11-30）。

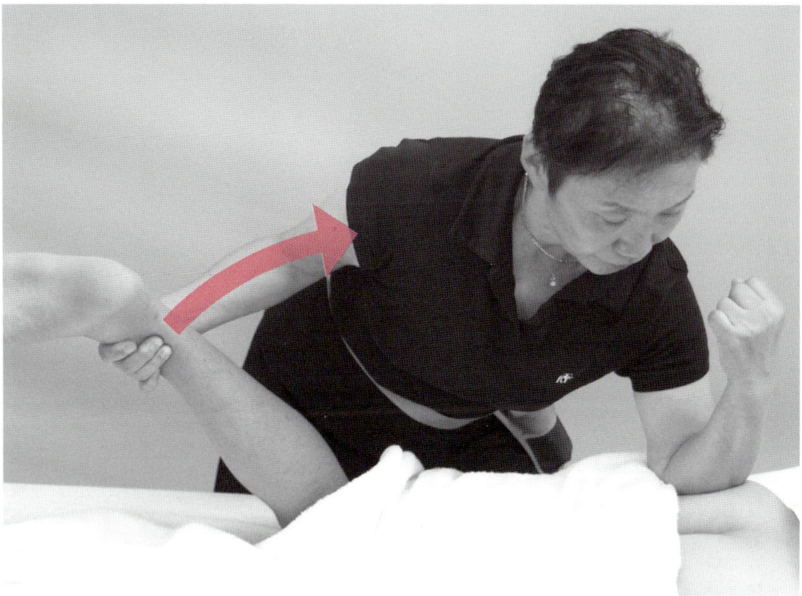

写真11-29

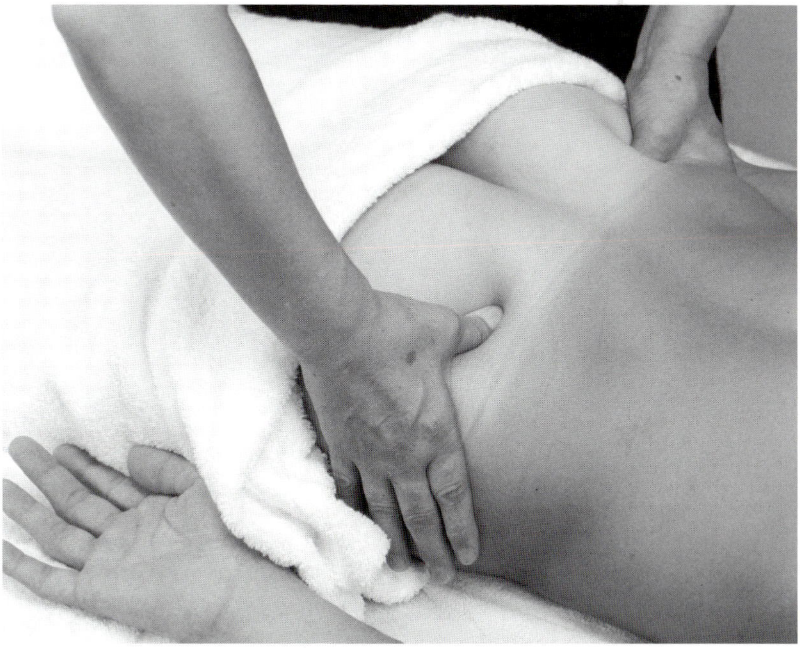

写真11-30

Ⓕ (6) 腸骨稜《ちょうこつりょう》の際を母指で時計回りの方向に輪状強擦、揉捏（写真 11-31）。

Ⓡ (7) 殿部に「十字架テクニック」を行う（写真 11-32）。

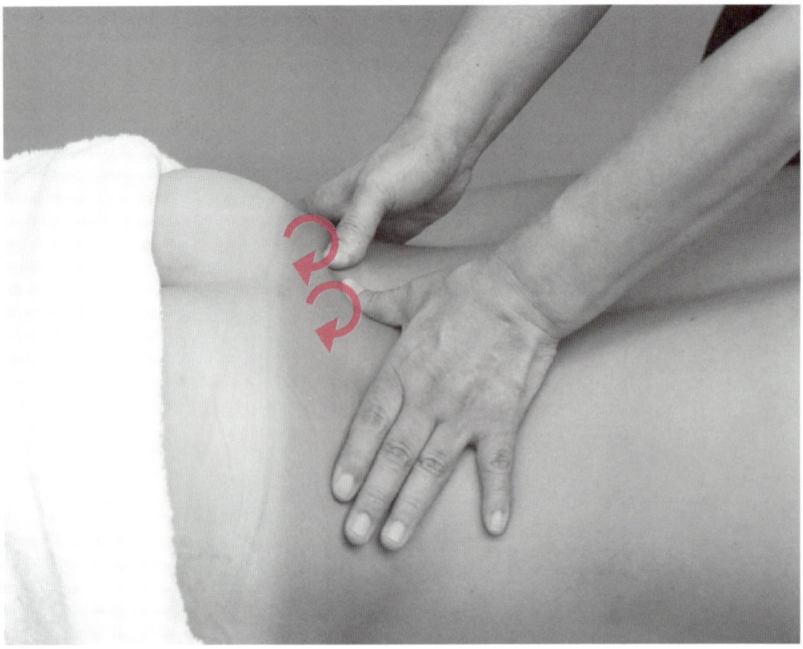

写真11-31

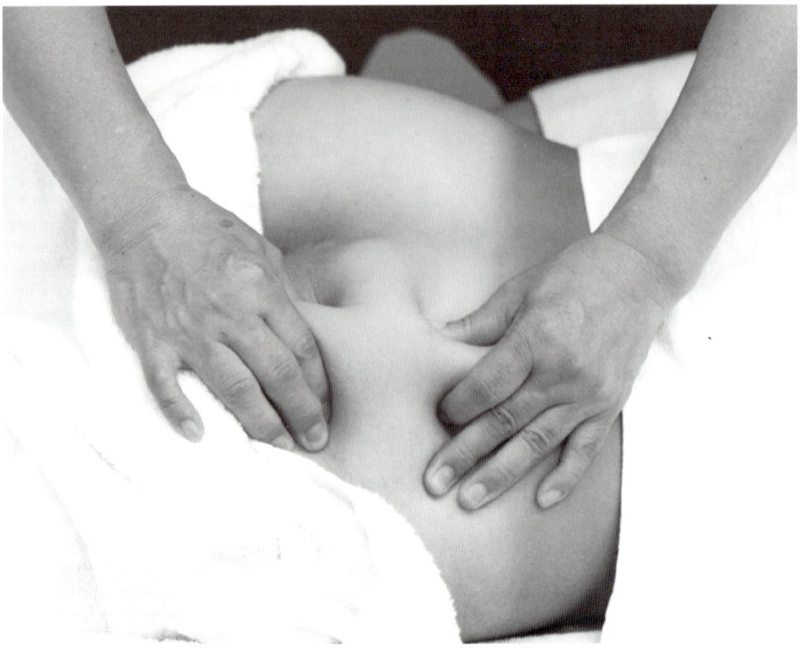

写真11-32

Ⓕ (8) 両手で交互に殿部を手掌軽擦（写真 11-33）。

Ⓕ (9) 坐《ざ》骨《こつ》結《けっ》節《せつ》を四指頭または手根揉捏（写真 11-34、35）。

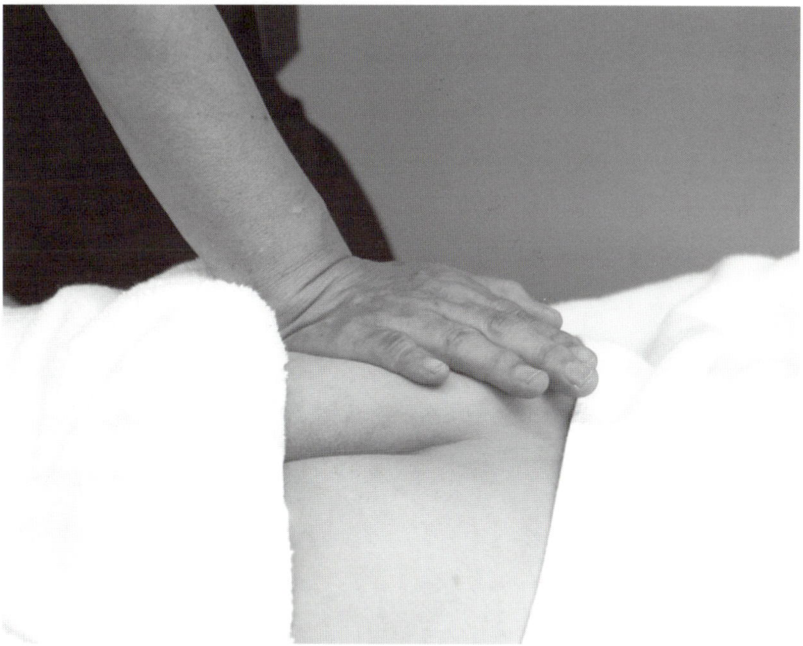

写真11-33

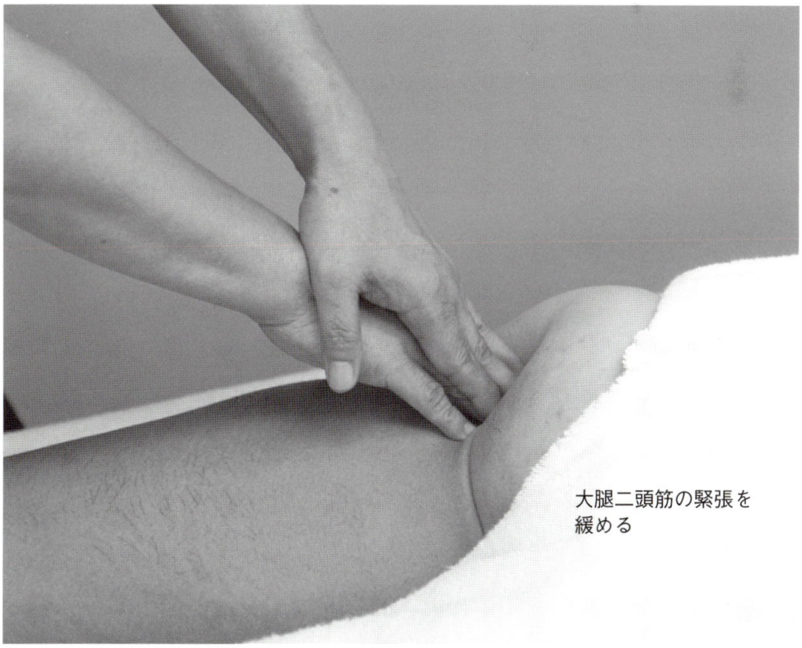

写真11-34

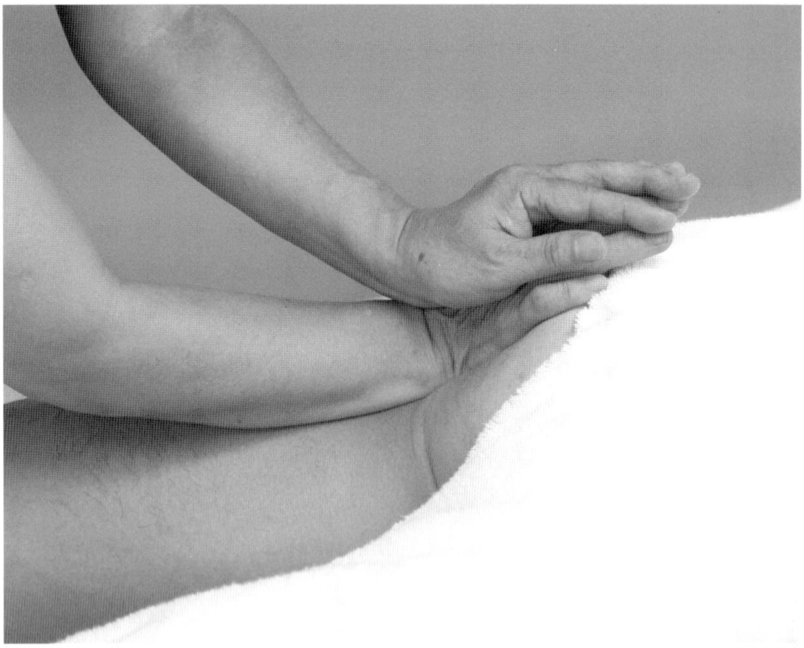

写真11-35

4. 下肢後面のマッサージ【⑿のみⓇ】

(1) 足底を手根軽擦（写真 11-36）。

(2) 足底の土踏まずを母指強擦、母指揉捏（写真 11-37）。

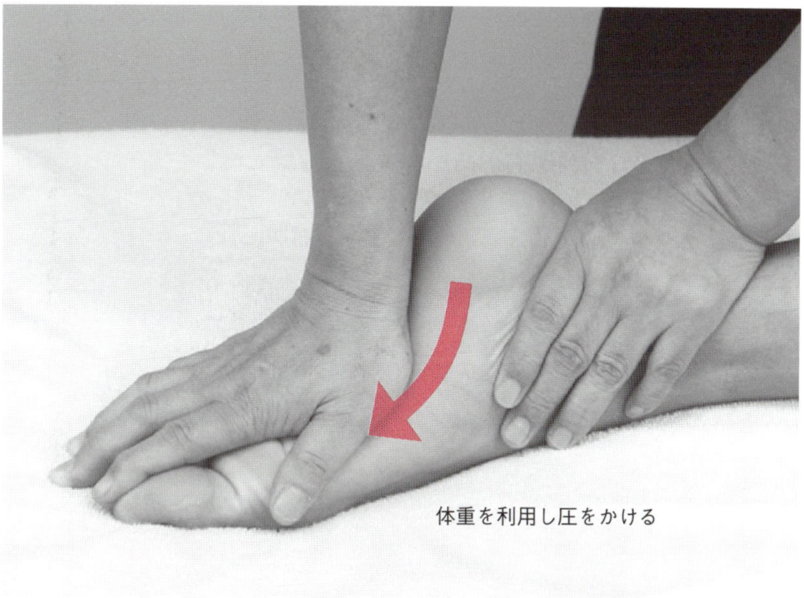
体重を利用し圧をかける

写真11-36

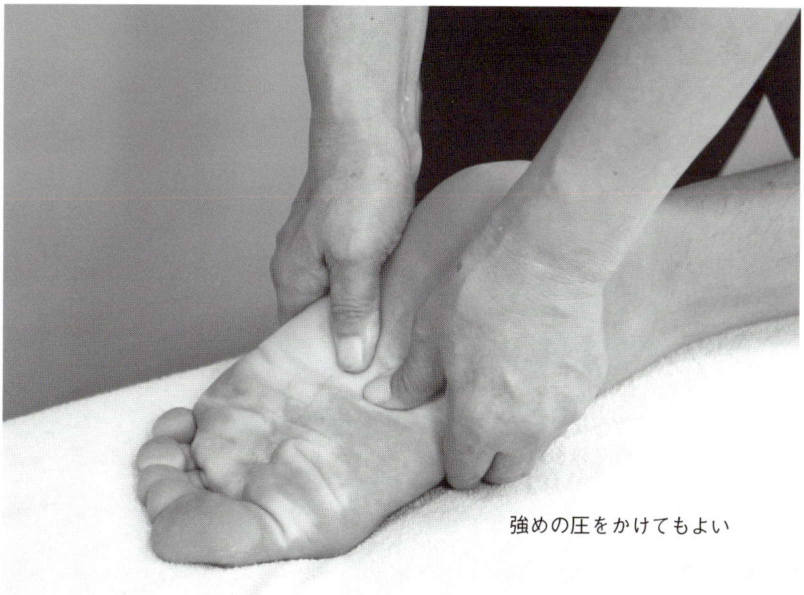
強めの圧をかけてもよい

写真11-37

(3) 足底を手根強擦（写真 11-36）。

(4) 足底をナックルで強擦（写真 11-38）。

(5) 患者の膝を屈曲させ、一方の手を足底に置き、もう一方の母指と示指でアキレス腱を挟む。足を背屈《はいくつ》させると同時に、アキレス腱を母指と示指で

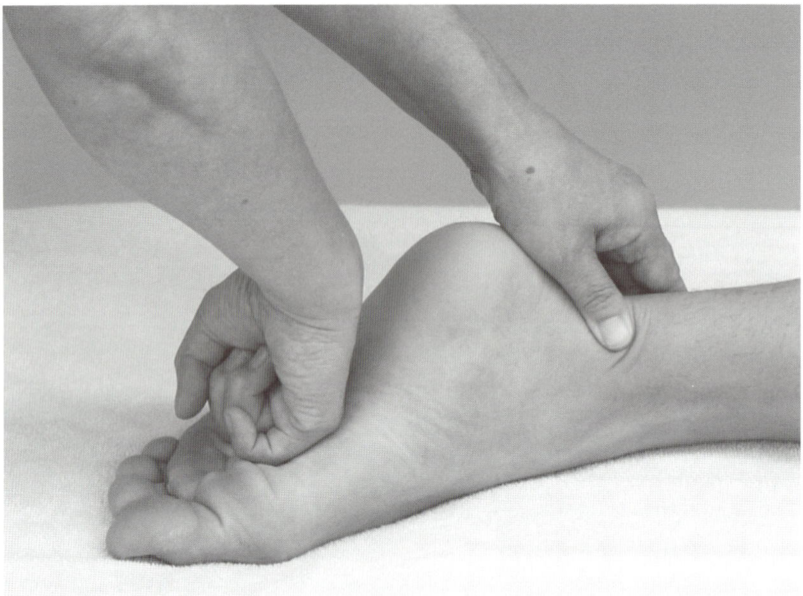

写真11-38

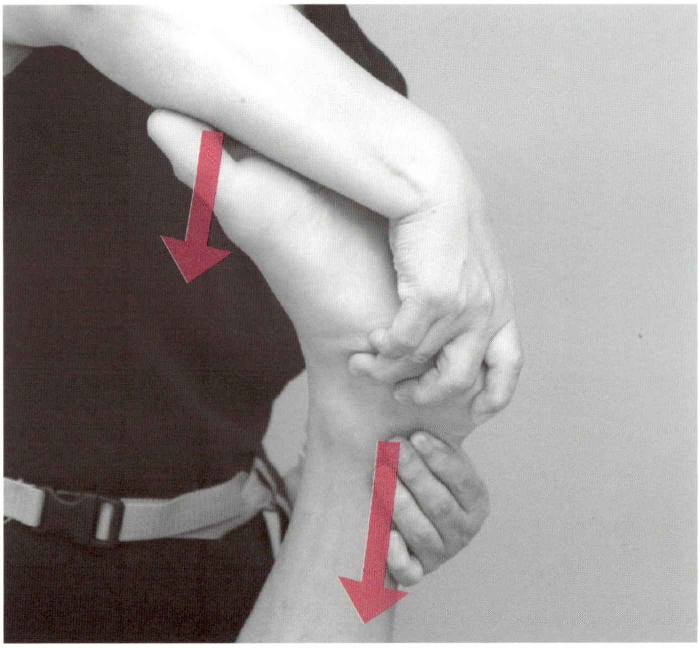

写真11-39

圧迫。リズミカルに底背屈《ていはいくつ》を繰り返しながらアキレス腱上部に向う（写真11-39、40）。

(6) 下肢の軽擦（写真 11-41）。

(7) 下肢を両手掌揉捏。

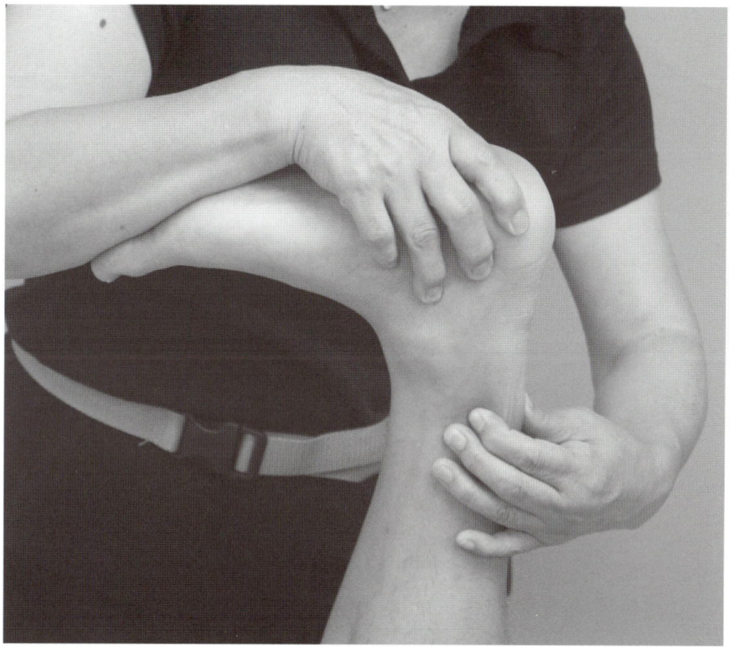

写真11-40

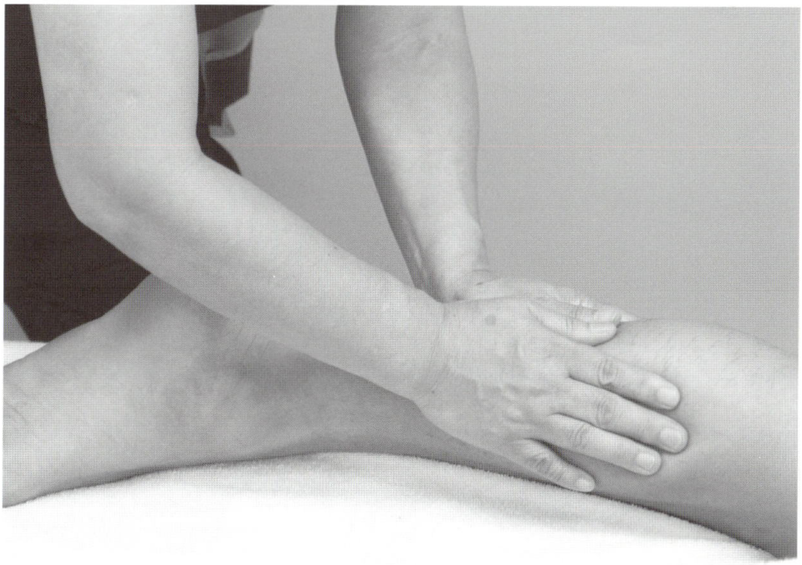

写真11-41

(8) 腓《ひ》腹《ふく》筋《きん》を把握揉捏。筋が大きい場合は、内側部、外側部に分けて行う（写真 11-42）。

(9) 患者の膝を屈曲させ、足部を施術者の肩に乗せる。両手の指を組んで、下腿に手掌を密着させ圧を入れながら滑らせる（写真 11-43、44）。下腿部の中央・内側・外側と三線に行う。

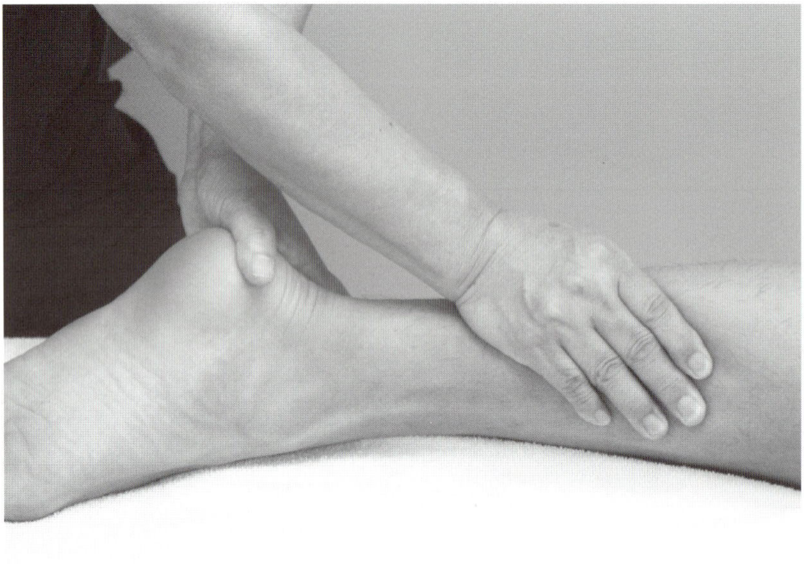

写真11-42

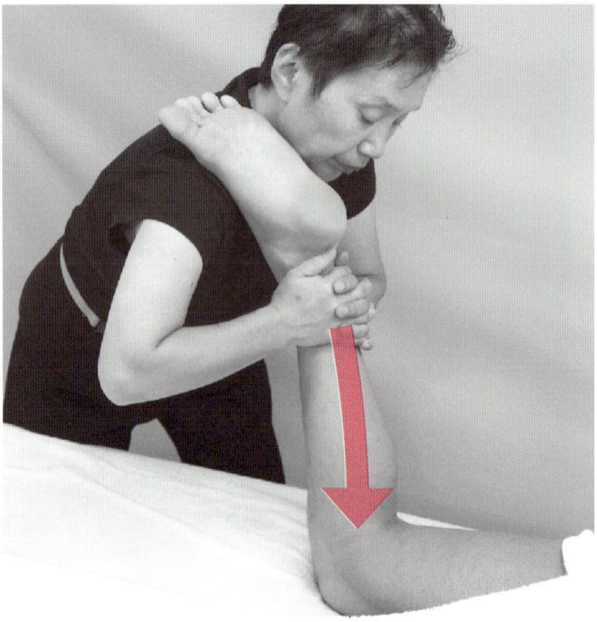

写真11-43

（10）四指頭でふくらはぎを真ん中から左右に掻き分けながら、アキレス腱上部から膝窩《しつか》に向かって移動（写真 11-45）。

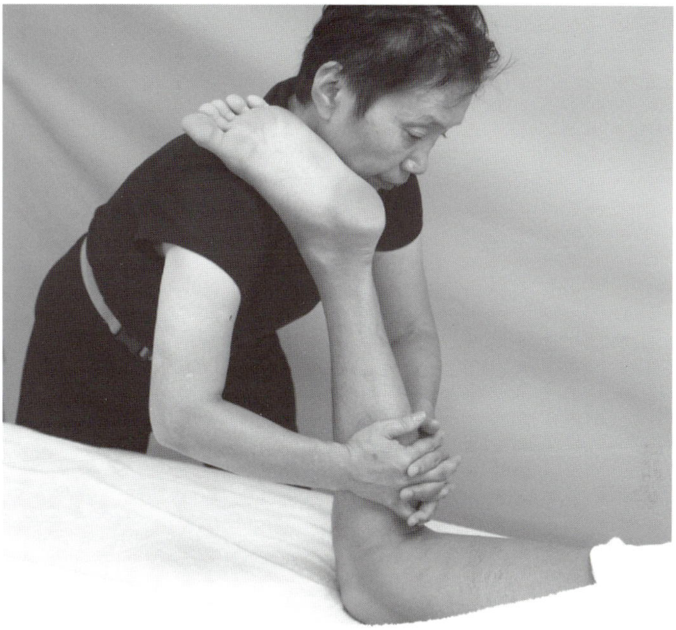

写真11-44

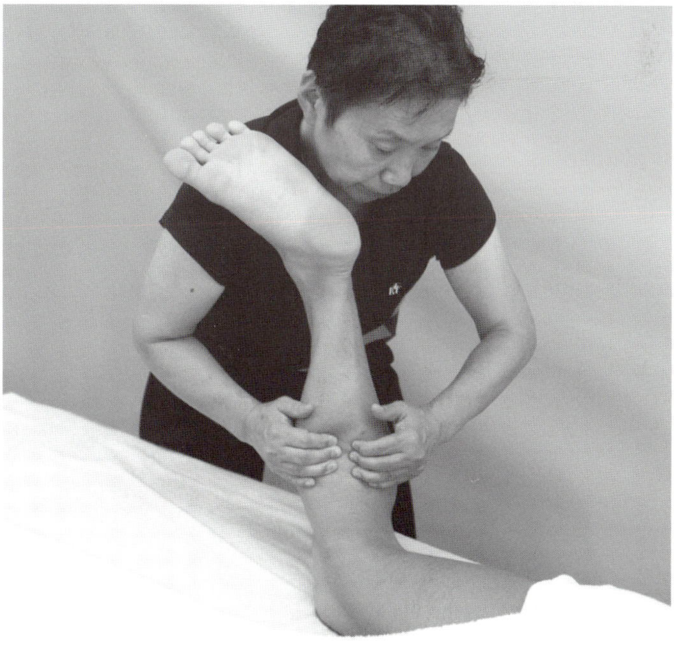

写真11-45

(11) ふくらはぎを手根で圧迫（写真 11-46）。

(12) 下腿後側を鋸切状揉捏（写真 11-47）。

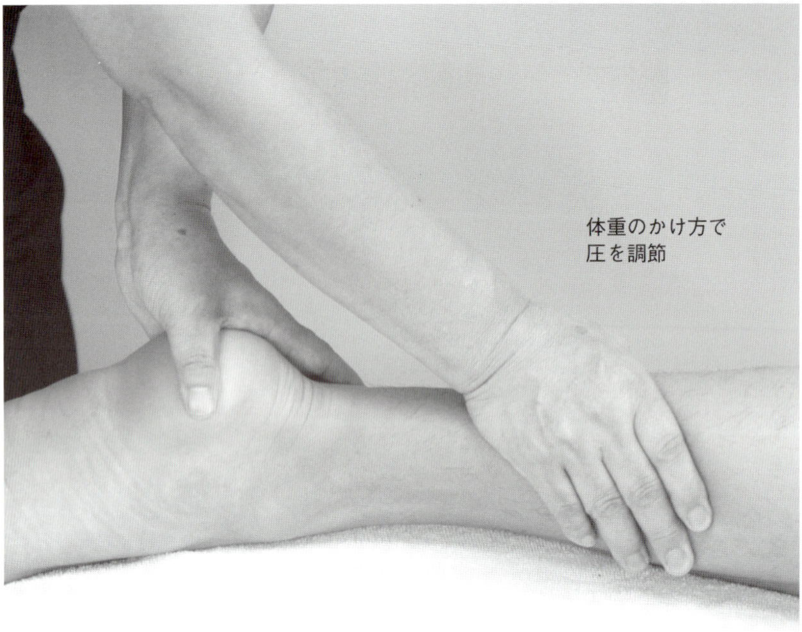

写真11-46

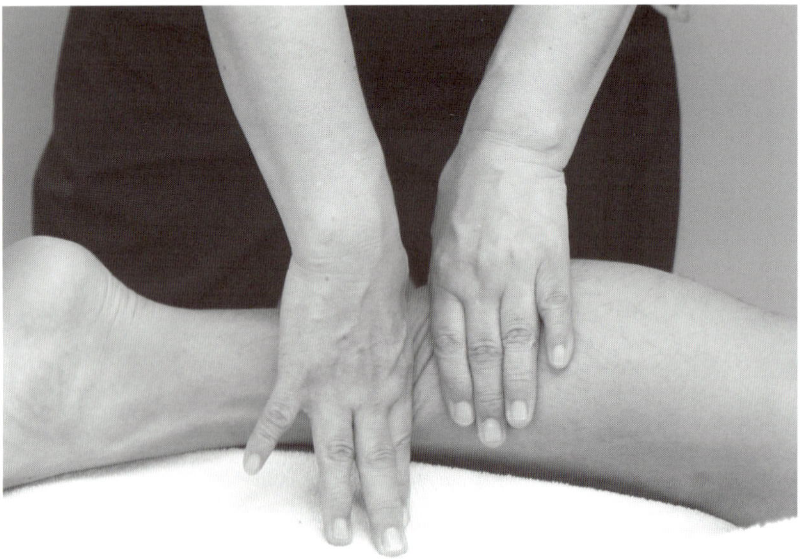

写真11-47

(13) 膝窩を母指軽擦（写真 11-48）。中央・内側・外側の三線に行う。

(14) 施術者の膝を屈曲させて、ベッドに置く。患者の足背《そくはい》を施術者の大腿の上に乗せ、前腕を交互に転がす。次いで前腕で圧迫（写真 11-49）。

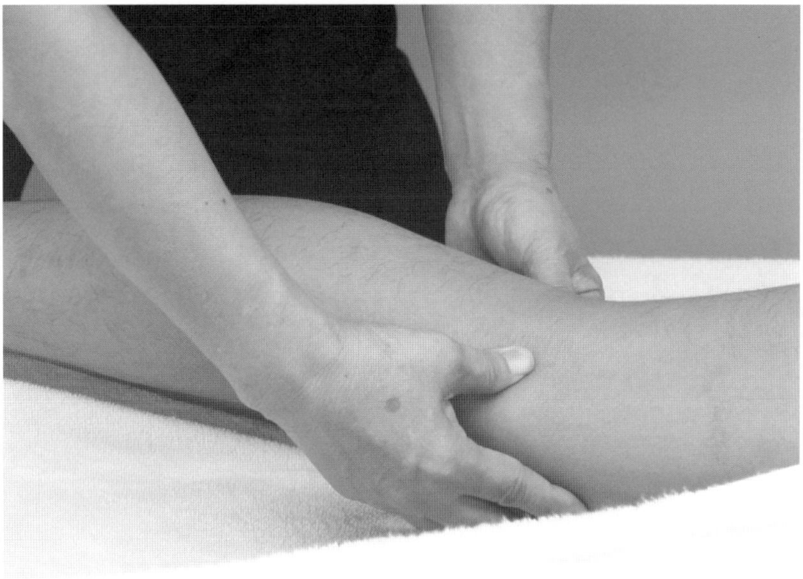

写真11-48

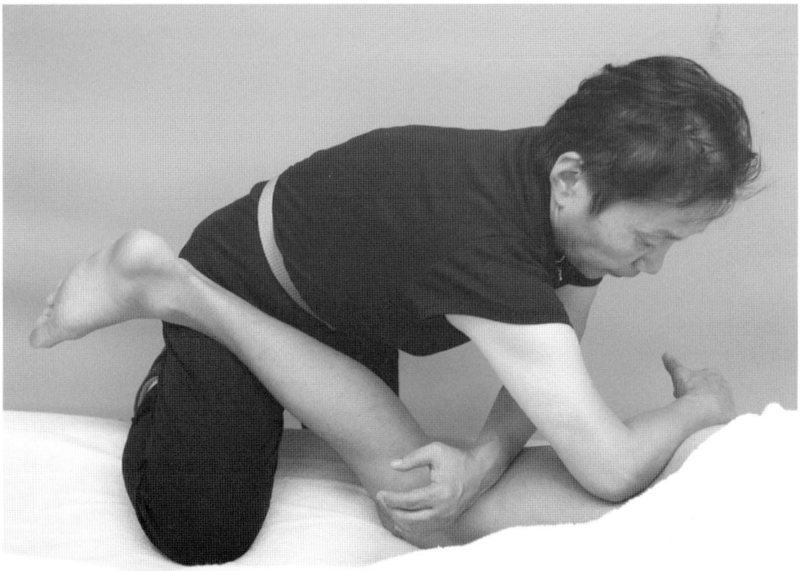

写真11-49

（15）四指で大腿後側と側面の境目を輪状揉捏（写真 11-50）、もう一段、内側・外側にも同様に（写真 11-51）。

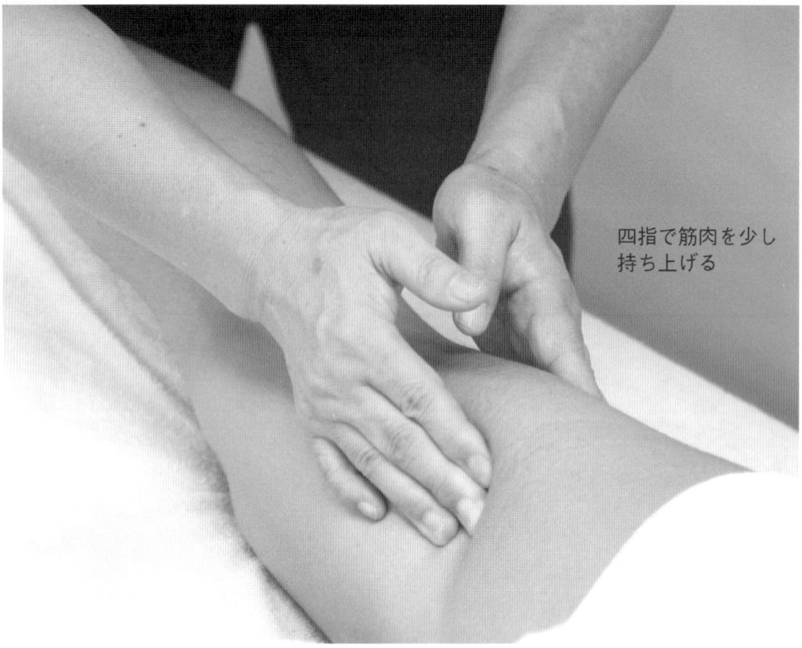

写真11-50

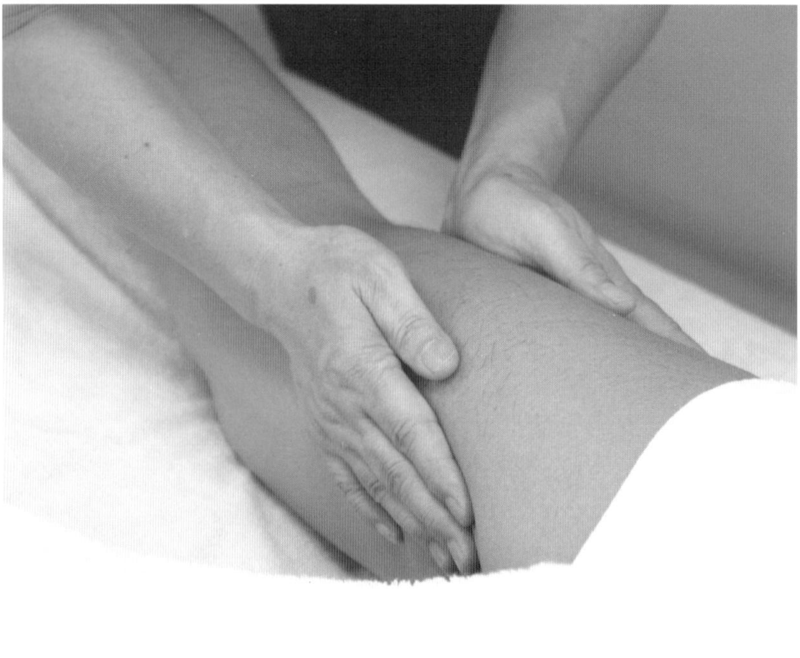

写真11-51

（16）大腿正中線を手掌揉捏（写真 11-52）。

（17）患者の股関節を内旋させ、一方の手で足首を持ち、内旋位《ないせんい》にしたまま、もう一方の手で、大腿内側を手掌揉捏（写真 11-53）。

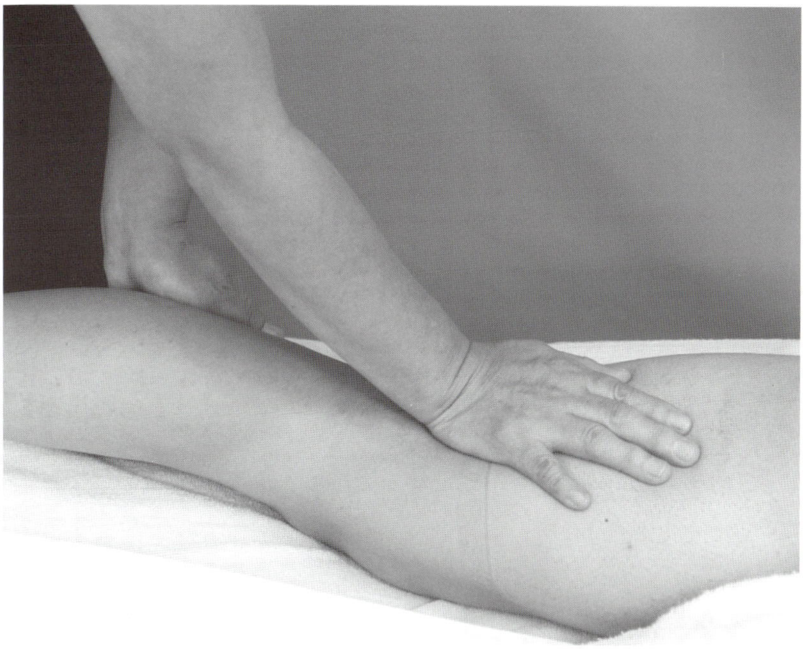

写真11-52

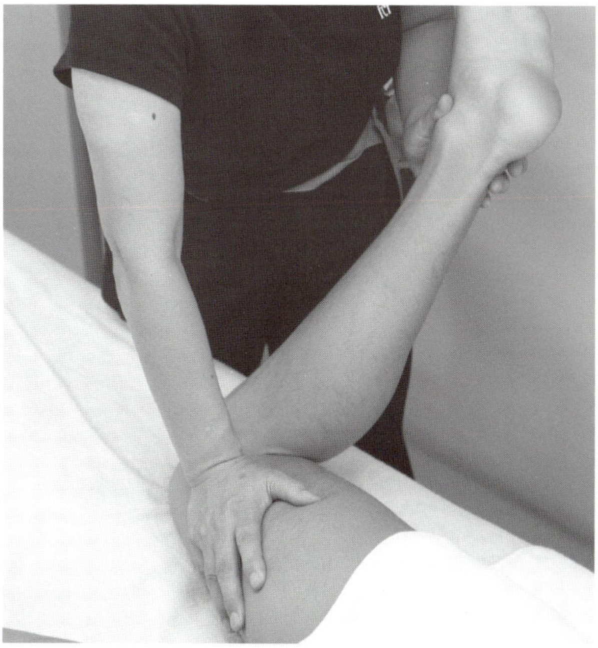

写真11-53

（18）患者の股関節を外旋させ、一方の手で足首を持ち、外旋位にしたまま、もう一方の手で大腿外側を手掌揉捏（写真 11-54）。

（19）施術者の大腿の上に下腿を乗せ、大腿二頭筋《だいたいにとうきん》の下端（ハムストリングスの腱）を四指揉捏。

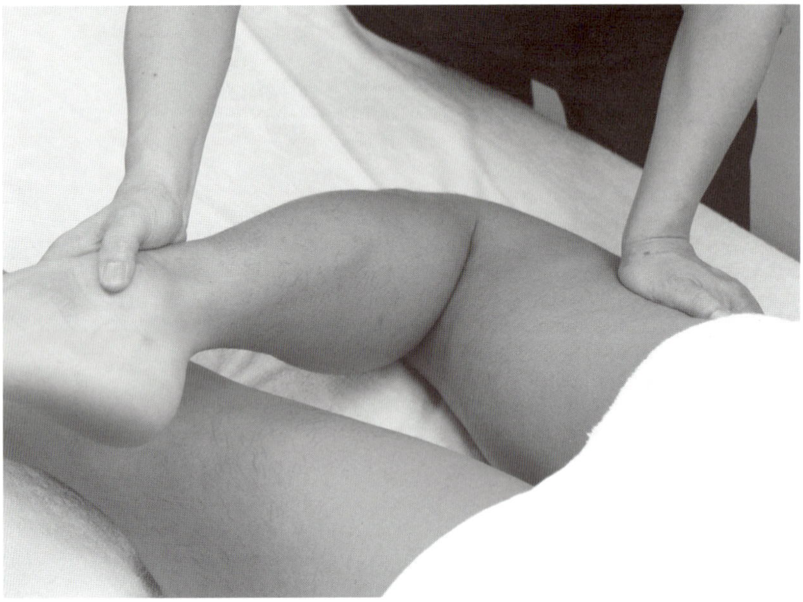

写真11-54

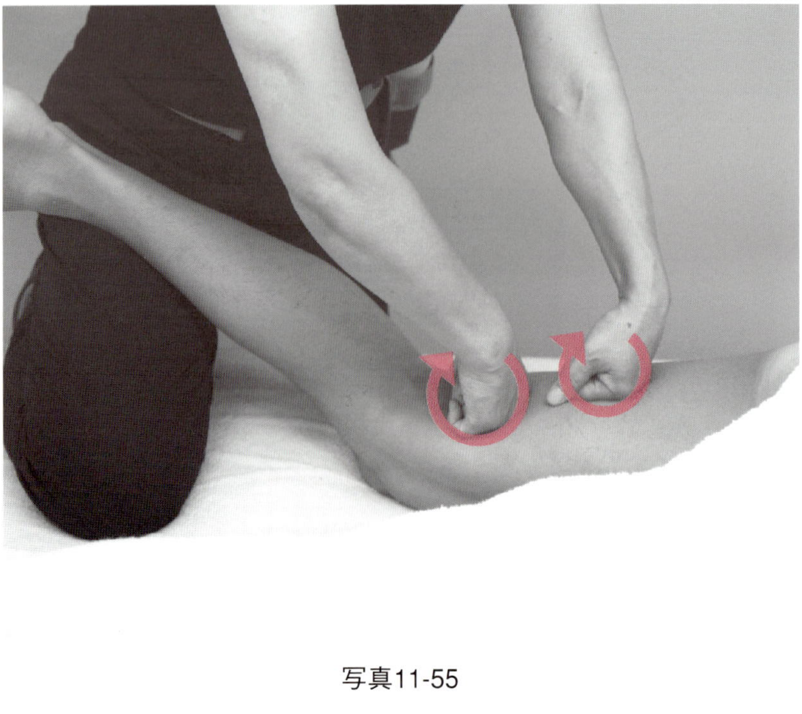

写真11-55

(20) 同肢位で大腿部に拳を交互に転がす。膝窩から坐骨結節に向う（写真11-55）。

(21) 大腿部を手根で圧迫（写真11-56、57）。

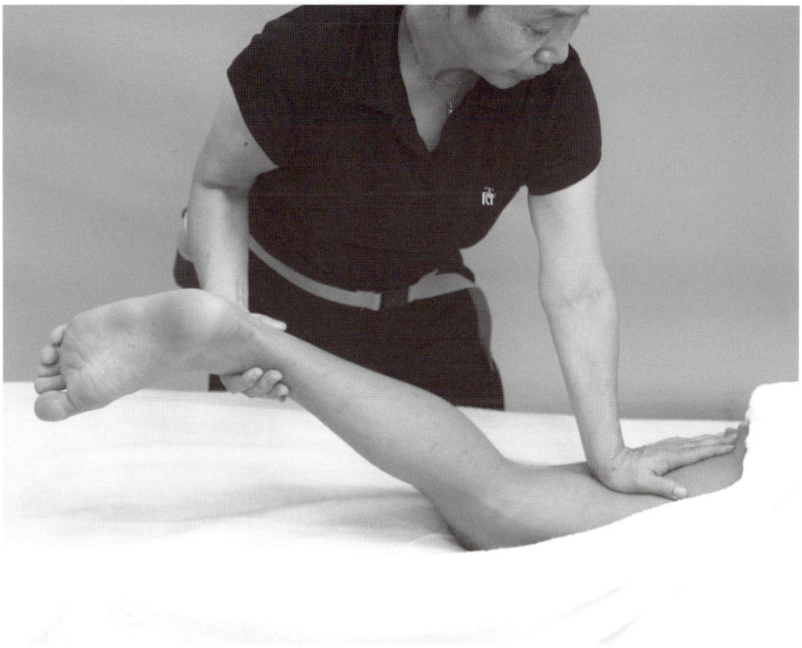

写真11-56

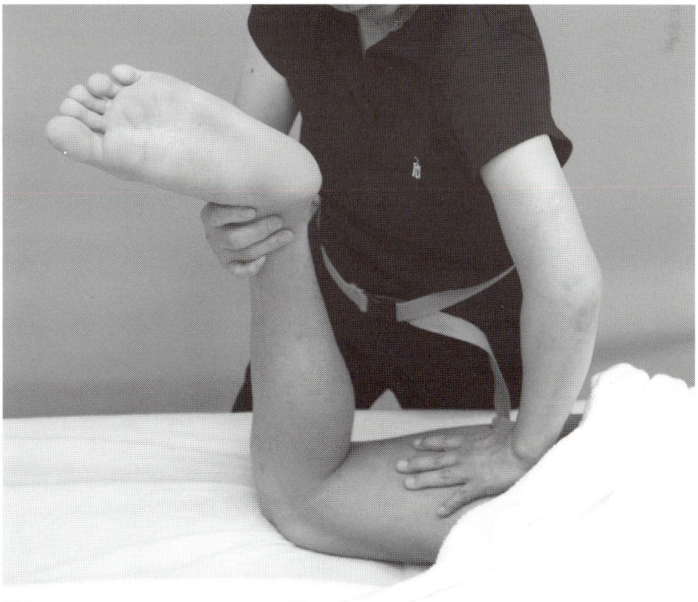

写真11-57

(22) 下肢全体に各種叩打法をする。タッピングは小指側で交互に素早く触れるような感じで行う（写真 11-58、59）。

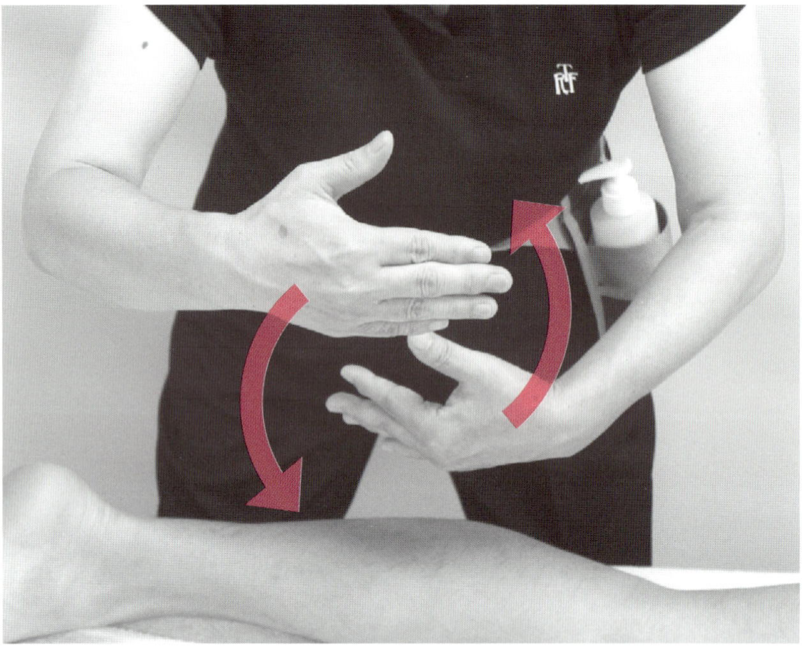

写真11-58

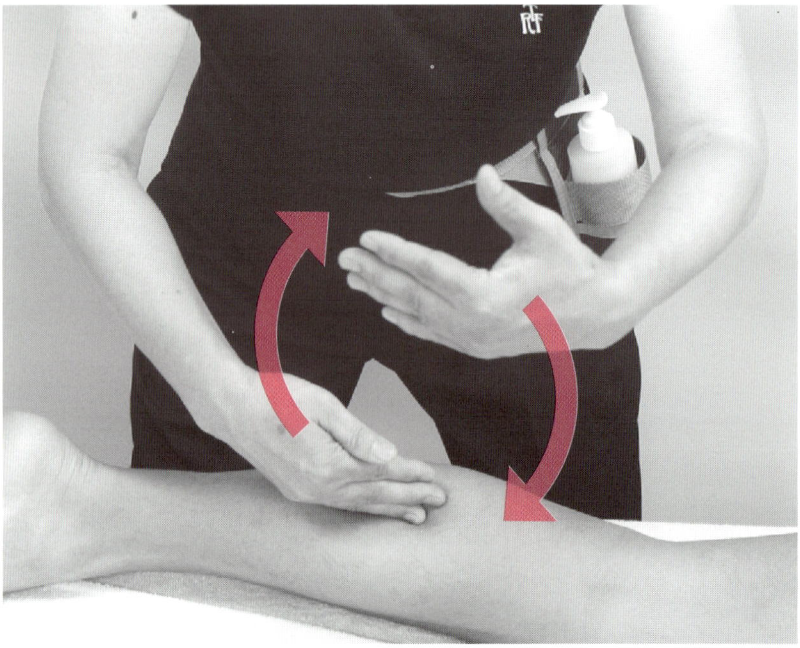

写真11-59

切打《せつだ》（写真 11-60、61）。

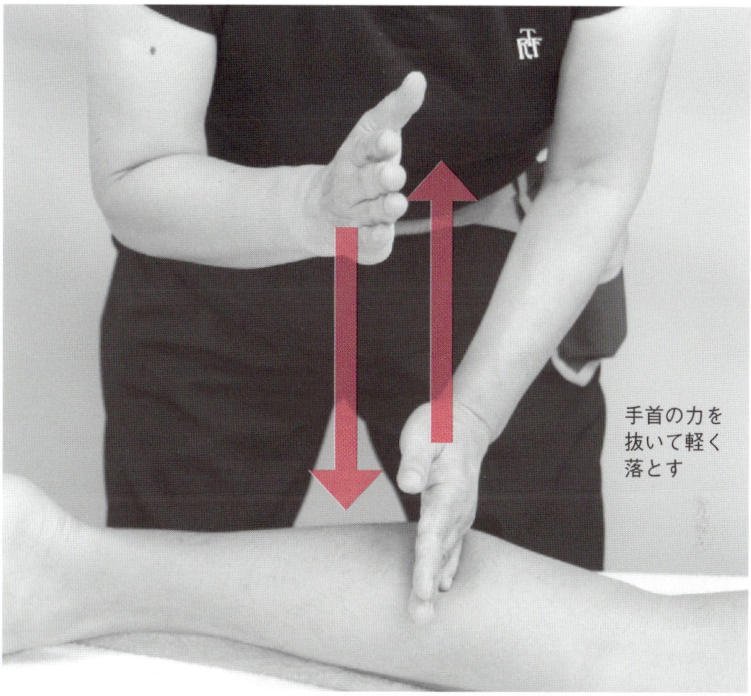

写真11-60

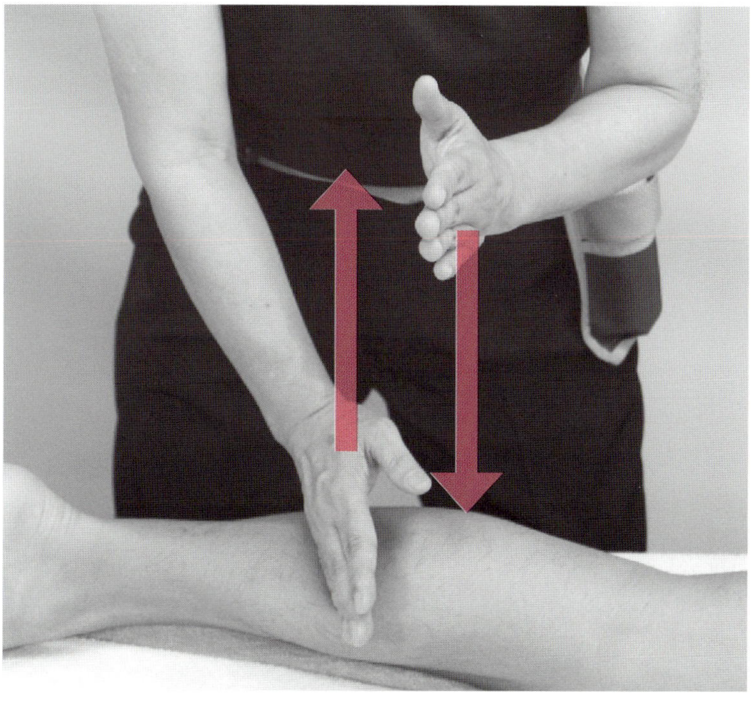

写真11-61

拍打《はくだ》（写真 11-62、63）。

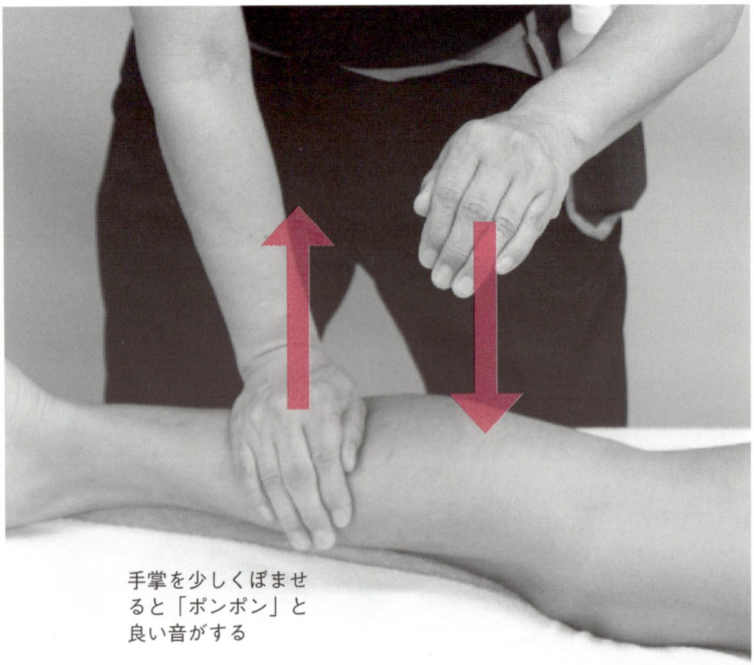
手掌を少しくぼませ
ると「ポンポン」と
良い音がする

写真11-62

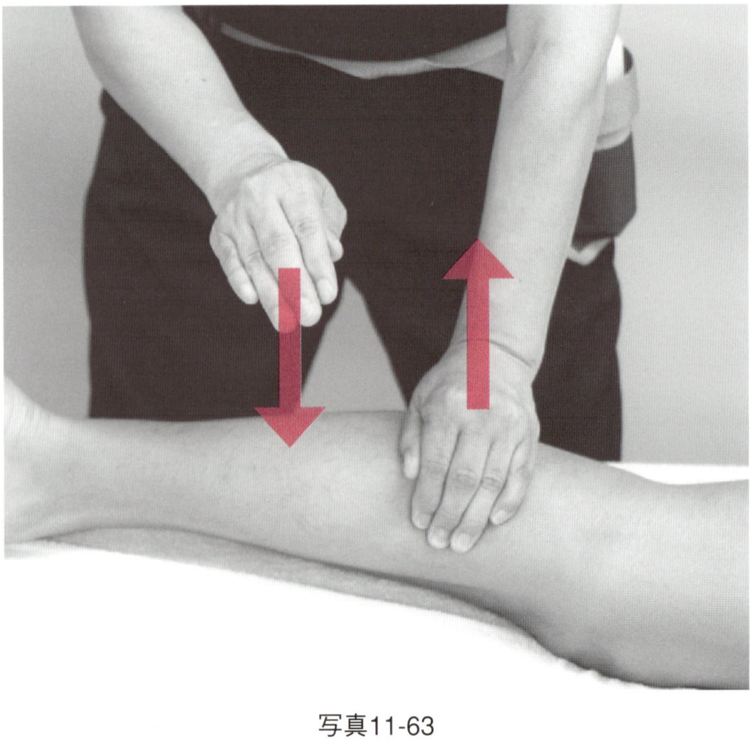

写真11-63

（23）下肢全体を手掌軽擦、螺旋状軽擦（写真 11-64）、母指示指間で軽擦（写真 11-65）。

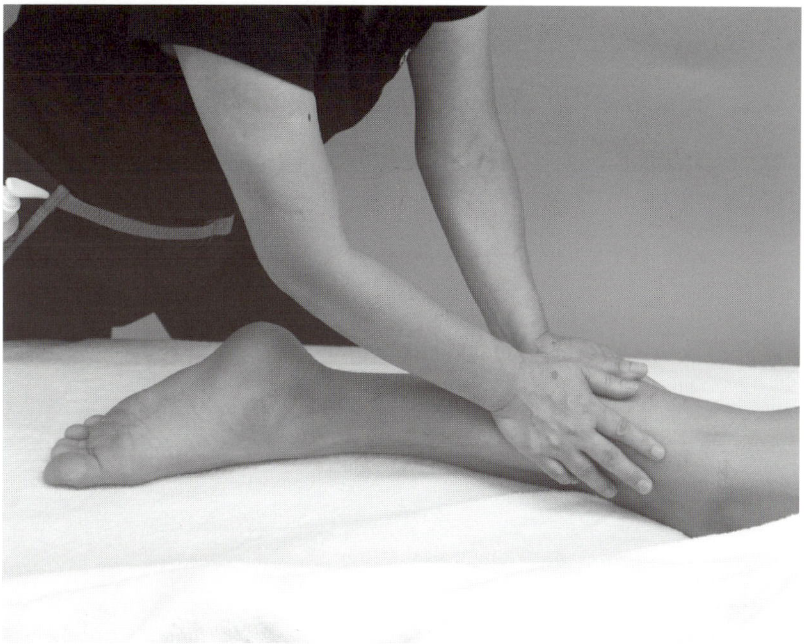

写真11-64

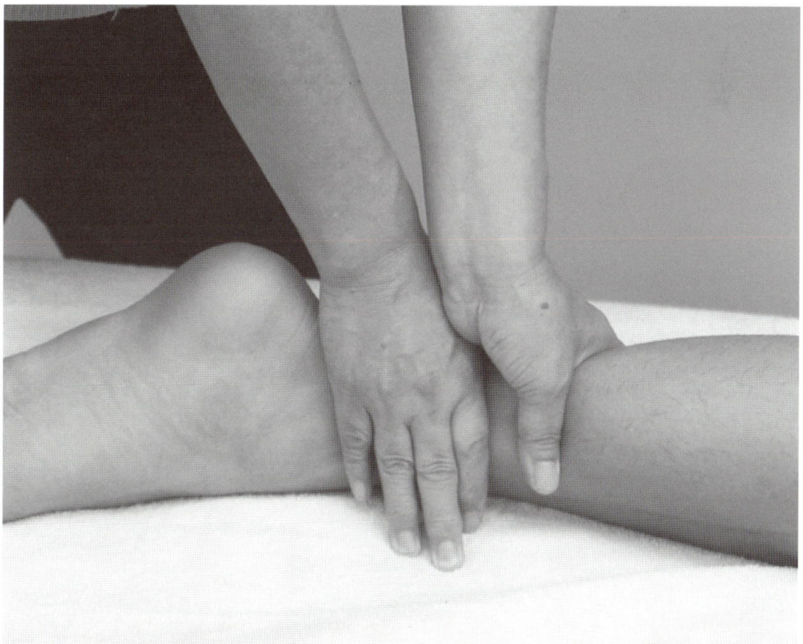

写真11-65

（24）両足首を持ち牽引を持続させたまま細かくふるわせる（写真 11-66）。

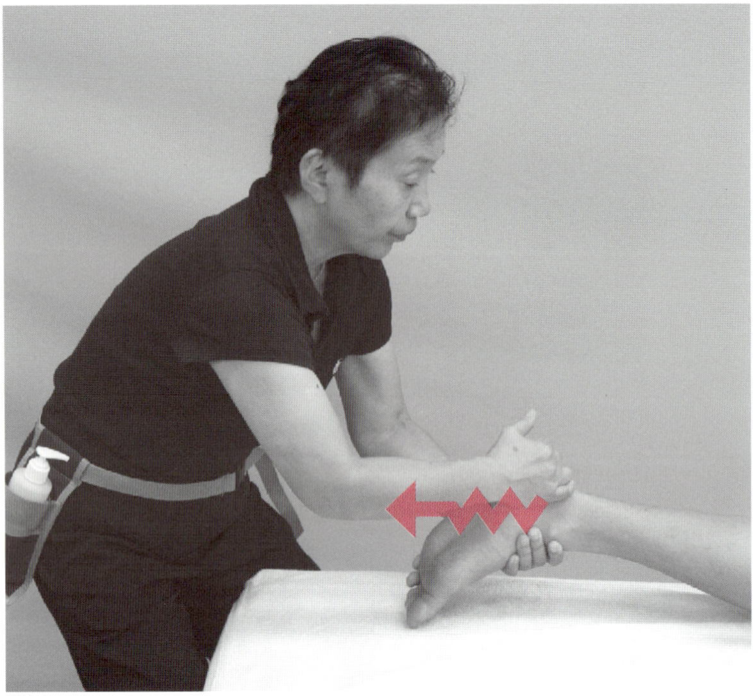

写真11-66

背臥位

5. 腹部のマッサージ

Ⓕ (1) 季肋部《きろくぶ》を両小指側で交互に擦る（写真 11-67）。

Ⓕ (2) 腹部全体を両手掌で時計回りに軽擦（写真 11-68）。

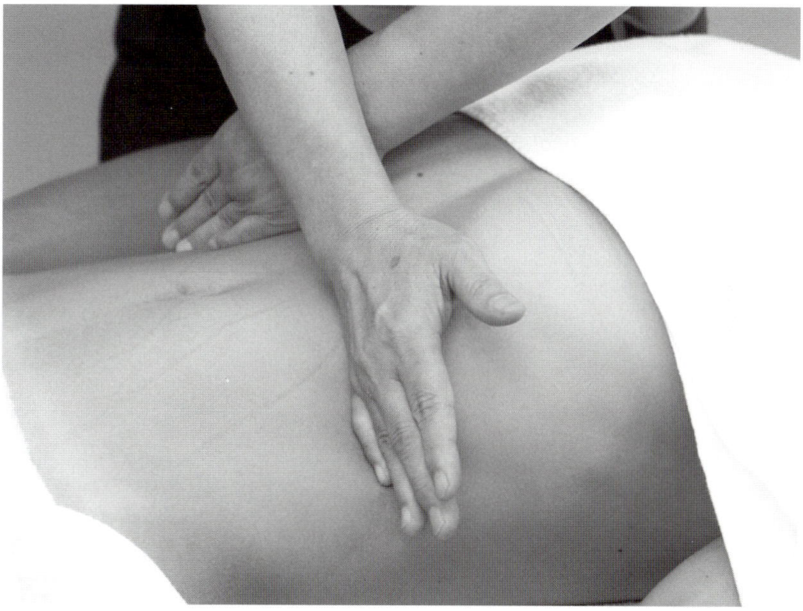

写真11-67

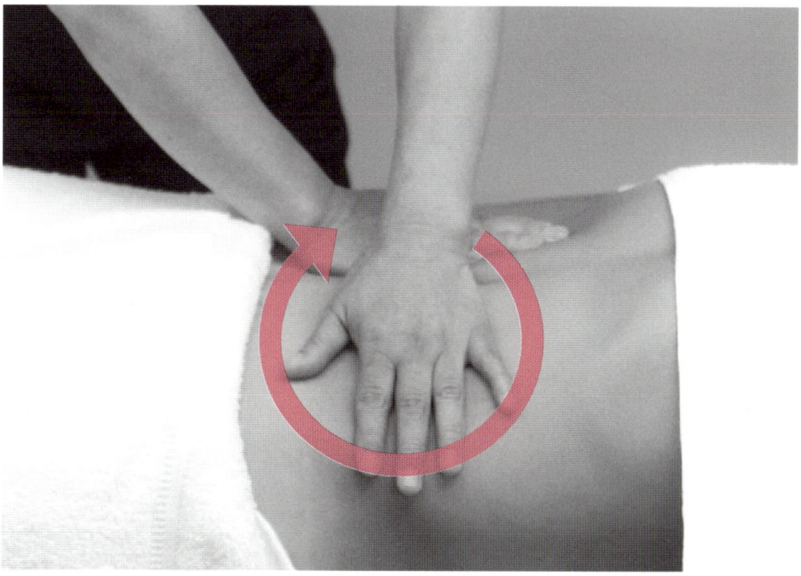

写真11-68

Ⓡ (3) 母指と四指で腹直筋を摘み上げる（写真 11-69）。

Ⓡ (4) 両母指をくっつけ、母指と四指の間に腹部の筋肉を集め、バナナの形を作る（バナナ・グリップ）（写真 11-70）。

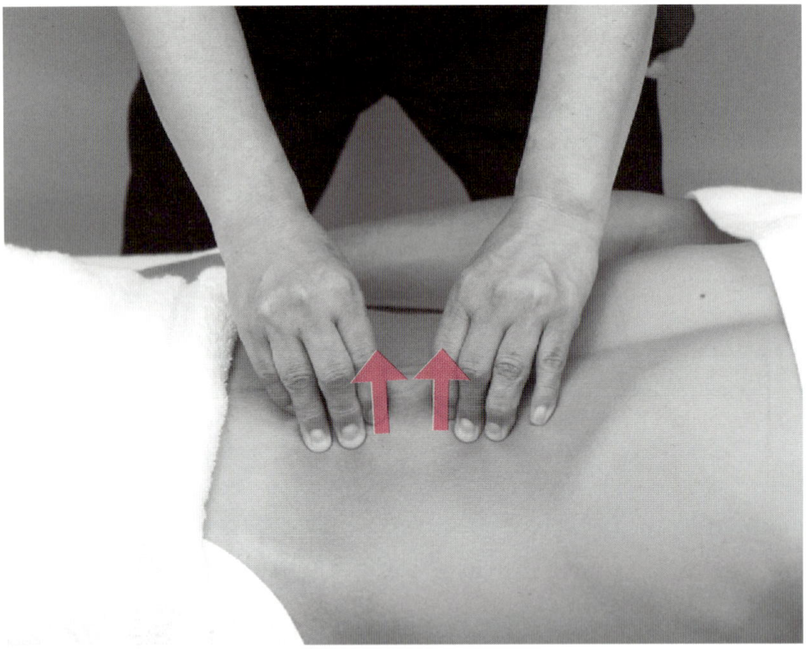

写真11-69

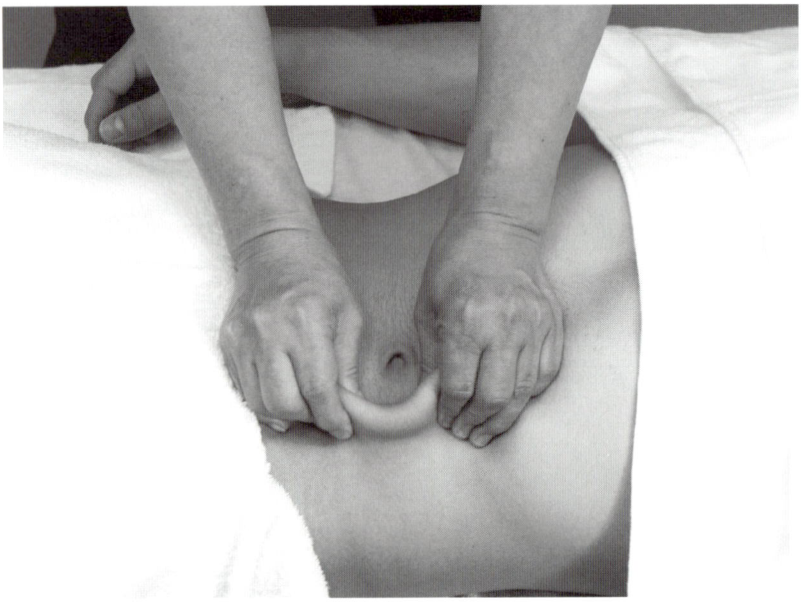

写真11-70

Ⓡ (5) 側方から臍に向って両手掌で交互に掻き上げる（写真 11-71、72）。

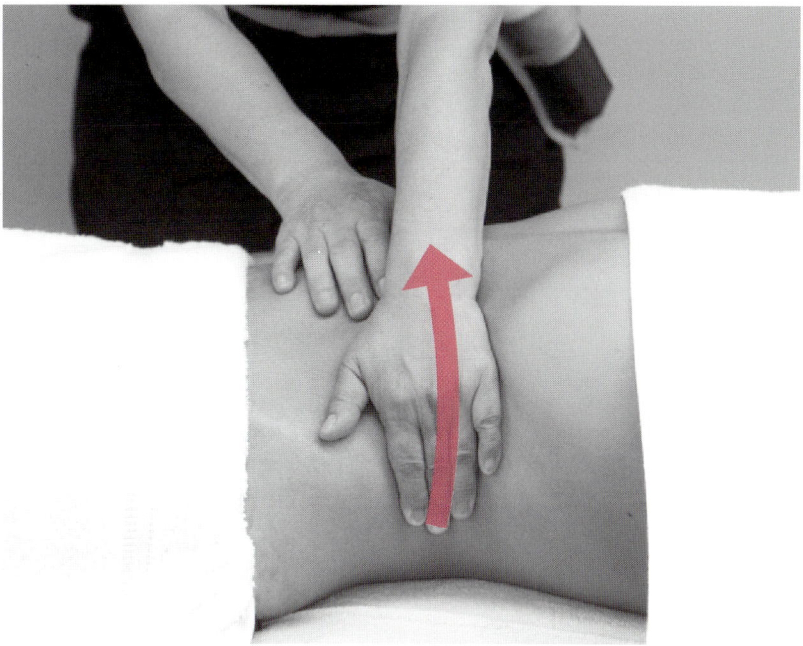

写真11-71

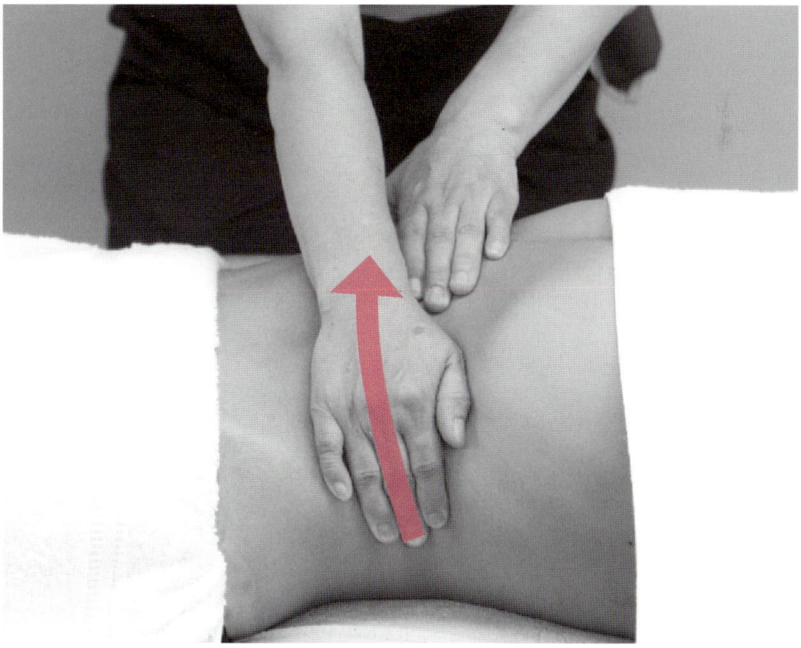

写真11-72

Ⓕ (6) 両四指を重ね、大腸の走行に腹部全体を時計回りに四指揉捏（写真11-73）。

Ⓕ (7) 患者の両膝を立て腹部を緩め、両四指頭を深くいれ、深部にある腸腰筋をマッサージ（写真 11-74）。

Ⓕ (8) 両手掌を交互に回し腹部全体を軽擦。

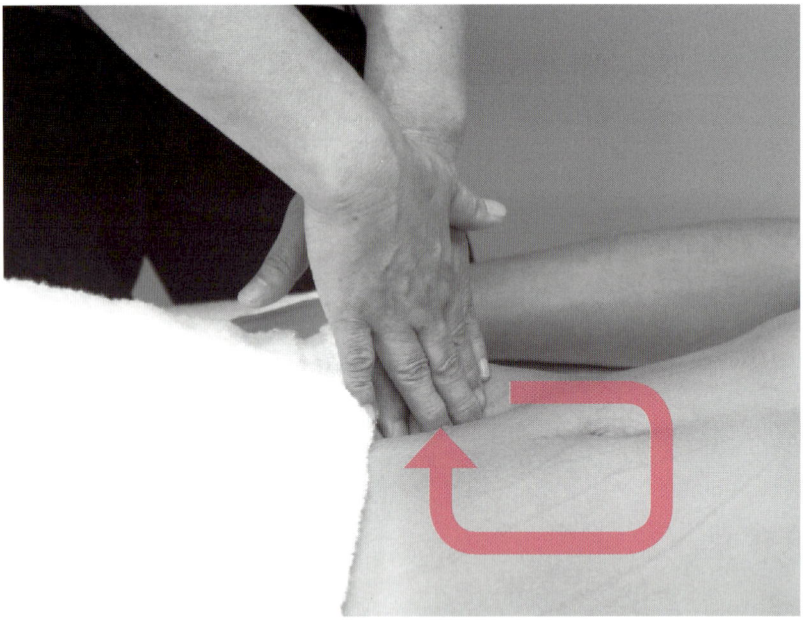

写真11-73

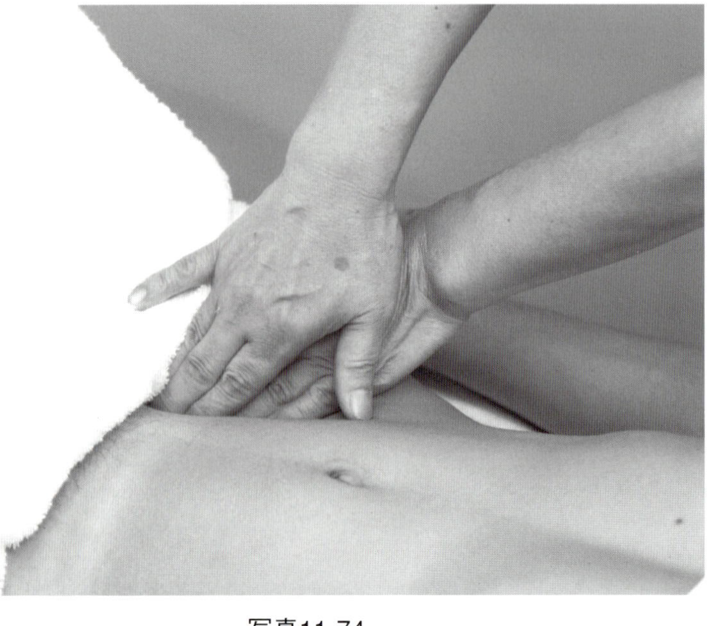

写真11-74

6. 上肢のマッサージ Ⓕ

(1) 手背を両母指で軽擦、揉捏（写真 11-75)。

(2) 母指球、小指球を両母指で強擦。手首から指先、指先から手首に繰り返す（写真 11-76)。次いで揉捏。

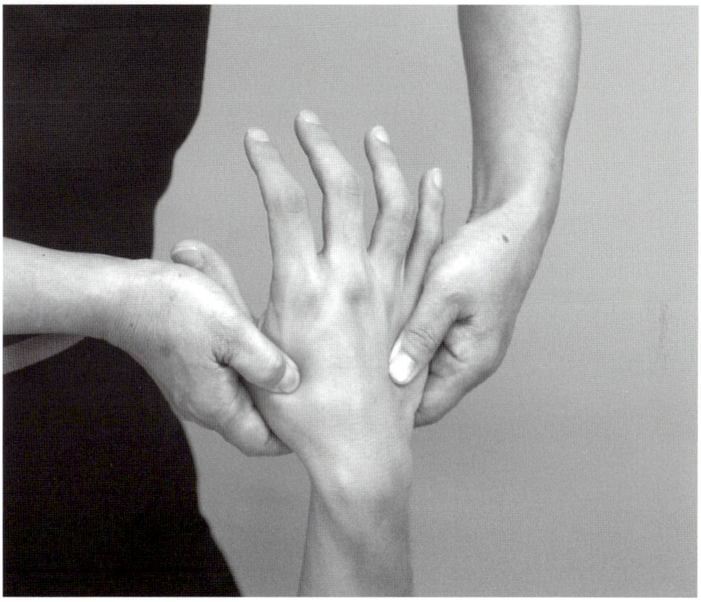

写真11-75

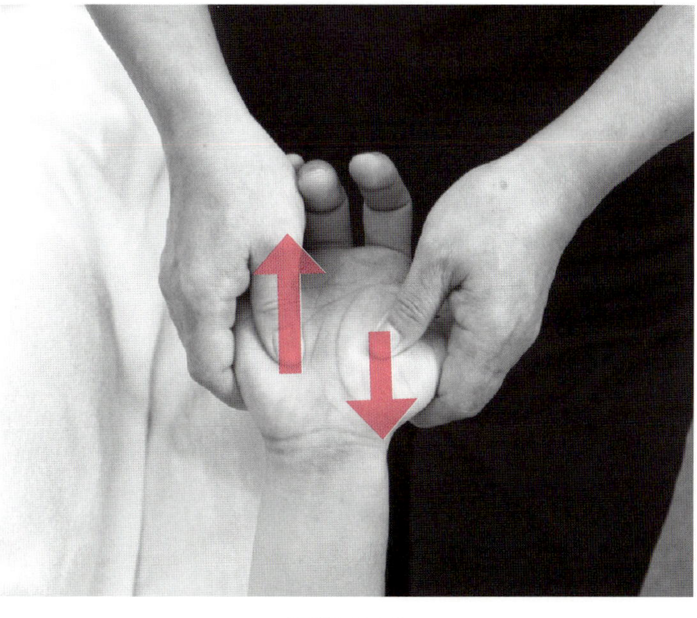

写真11-76

(3) 手掌を押し広げる（写真 11-77）。

(4) 手首を握ってクルクルと回しながら軽擦（写真 11-78）。

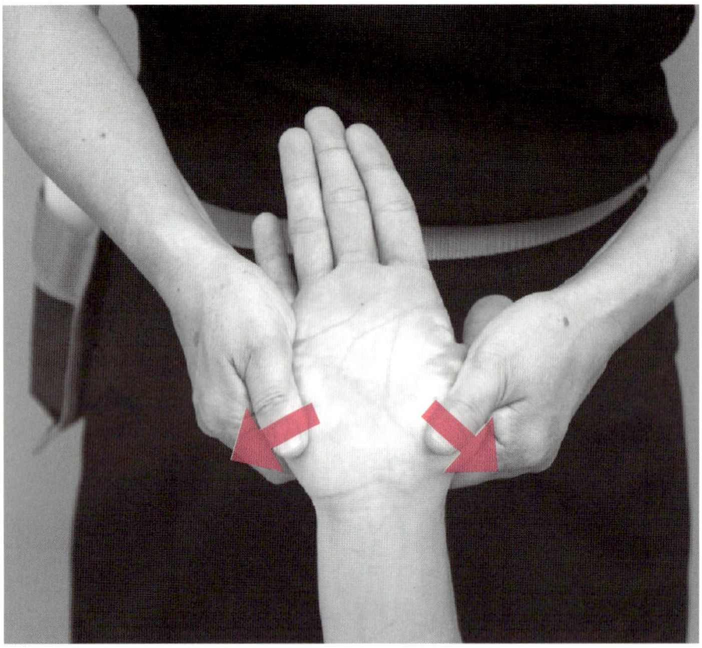

写真11-77

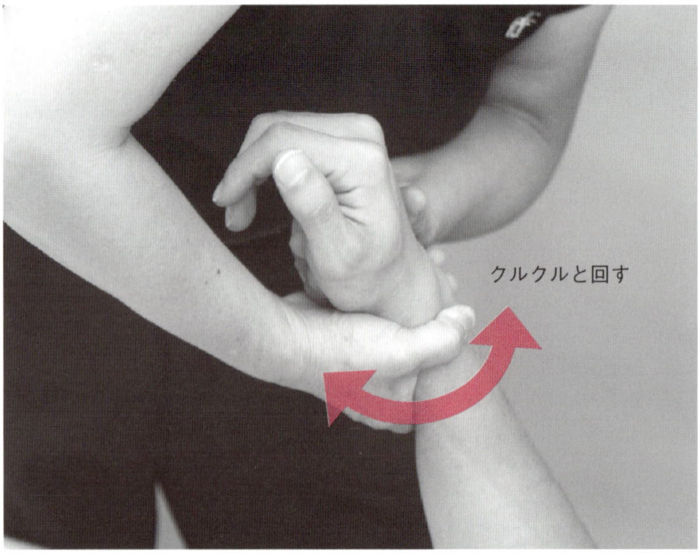

写真11-78

(5) 上肢全体を軽擦（写真 11-79）。

(6) 前腕屈筋群《ぜんわんくっきんぐん》を把握圧迫、次いで揉捏（写真 11-80）。

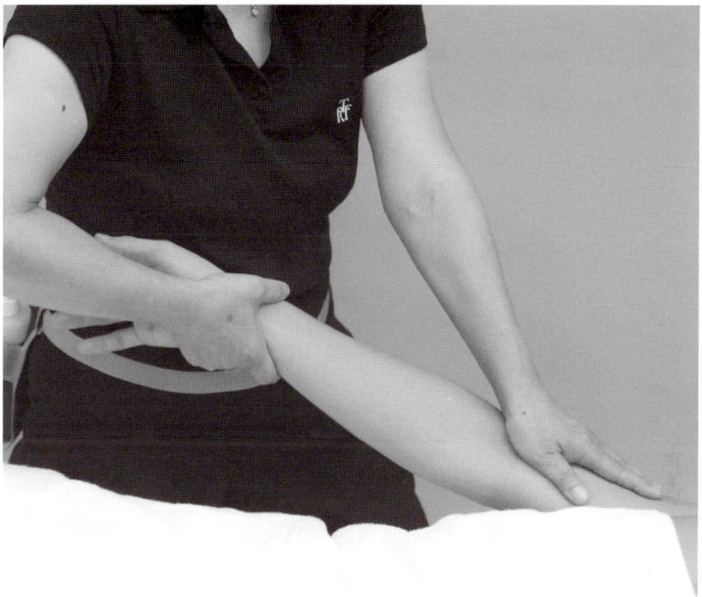

写真11-79

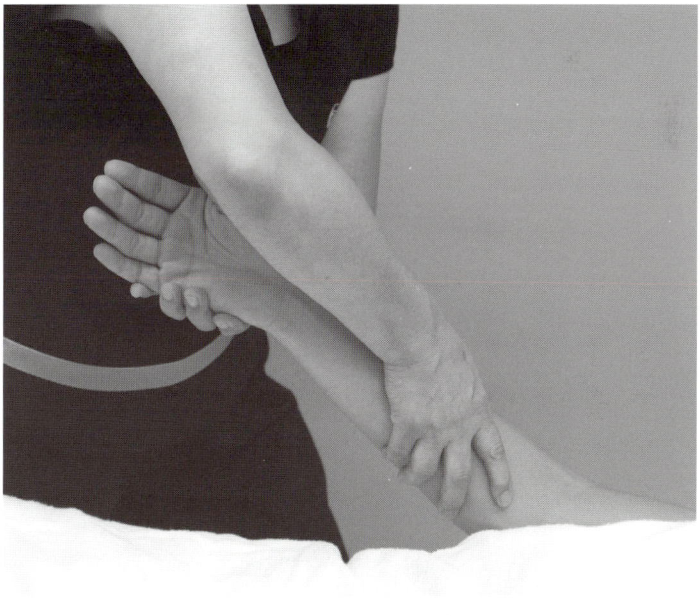

写真11-80

(7) 腕橈骨筋《わんとうこつきん》を二指圧迫、二指揉捏（写真 11-81）。

(8) 前腕伸筋群を手掌揉捏。

(9) 前腕伸筋群を両母指で輪状揉捏（写真 11-82）。

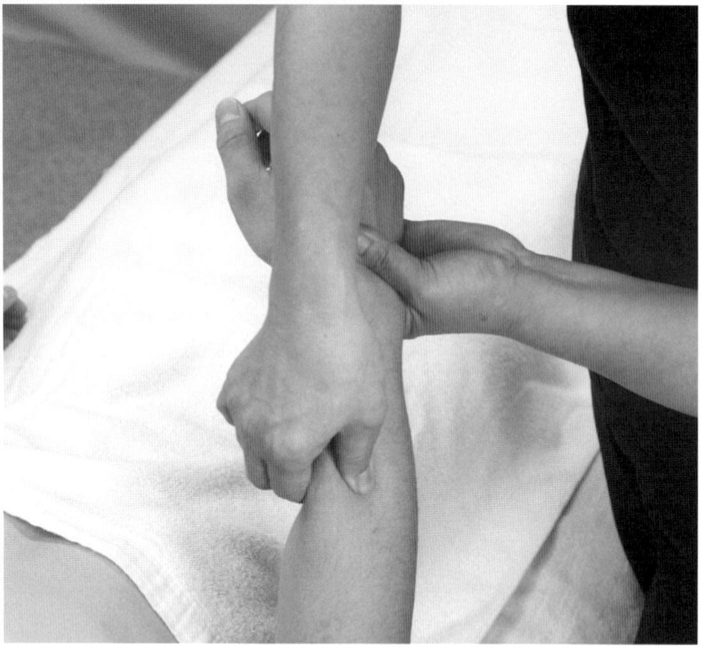

写真11-81

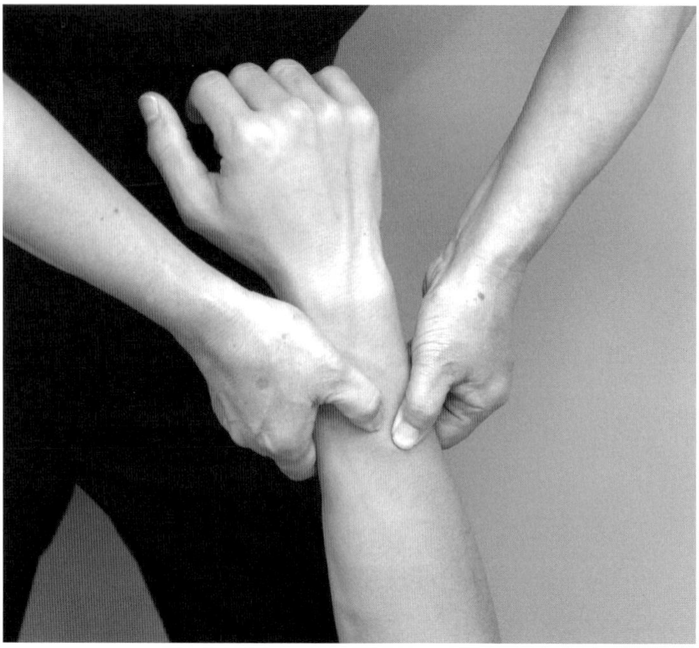

写真11-82

（10）患者の前腕をかかえこみ、肘《ちゅう》窩《か》を両母指揉捏（写真 11-83）。

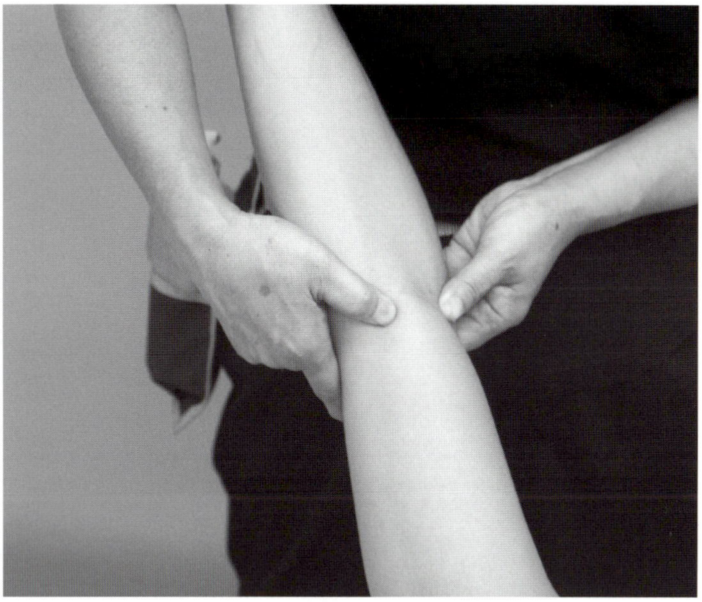

写真11-83

(11) 一方の手で前腕を把握し、もう一方の手で上腕二頭筋を軽く把握。肘をリズミカルに屈伸《くっしん》させる（写真 11-84、85）。同時に上腕二頭筋の把握を上方に順次移動。

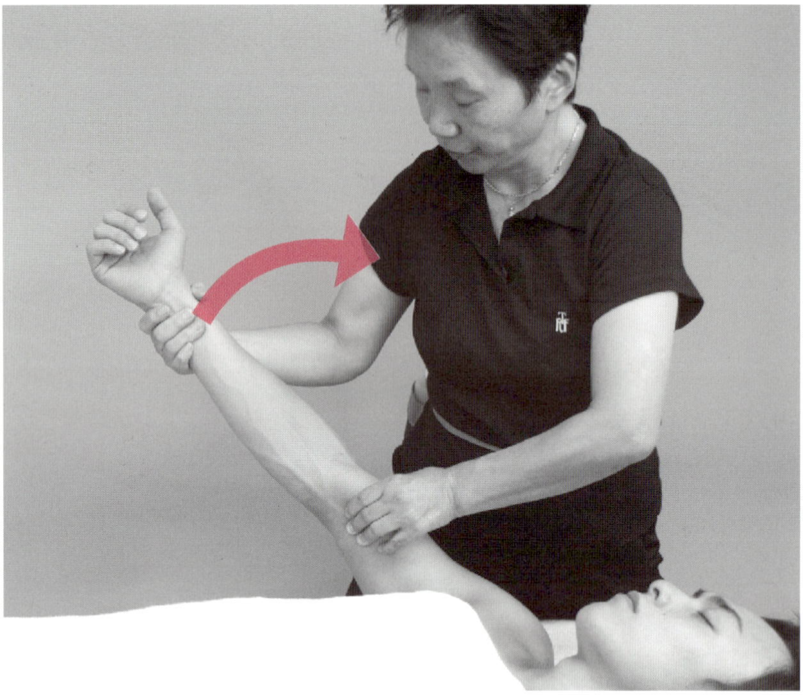

写真11-84

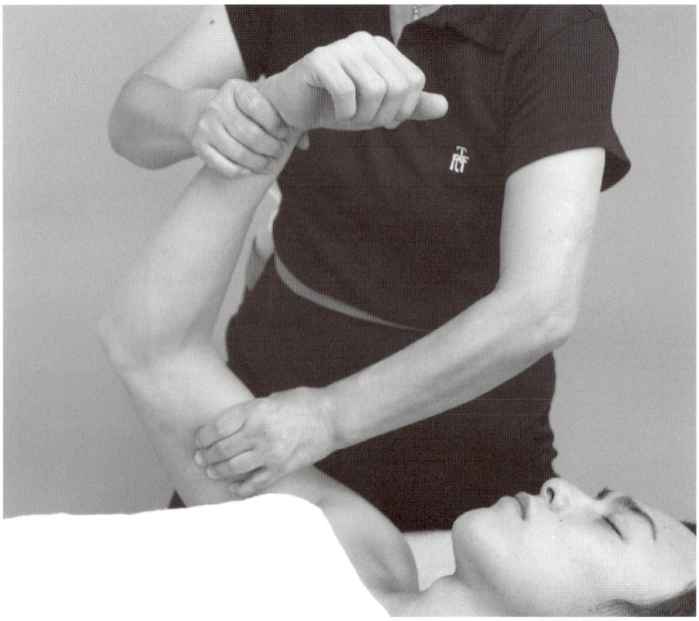

写真11-85

(12) 施術者の前腕で患者の上腕を抱え込み、上腕二頭筋を母指揉捏（写真11-86）。

(13) 上腕三頭筋《じょうわんさんとうきん》を手掌揉捏（写真11-87）、把握揉捏。

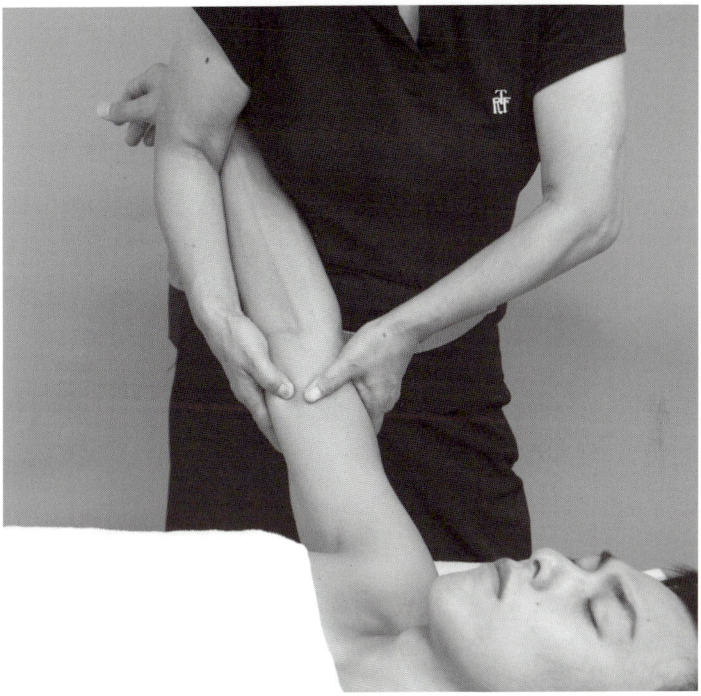

写真11-86

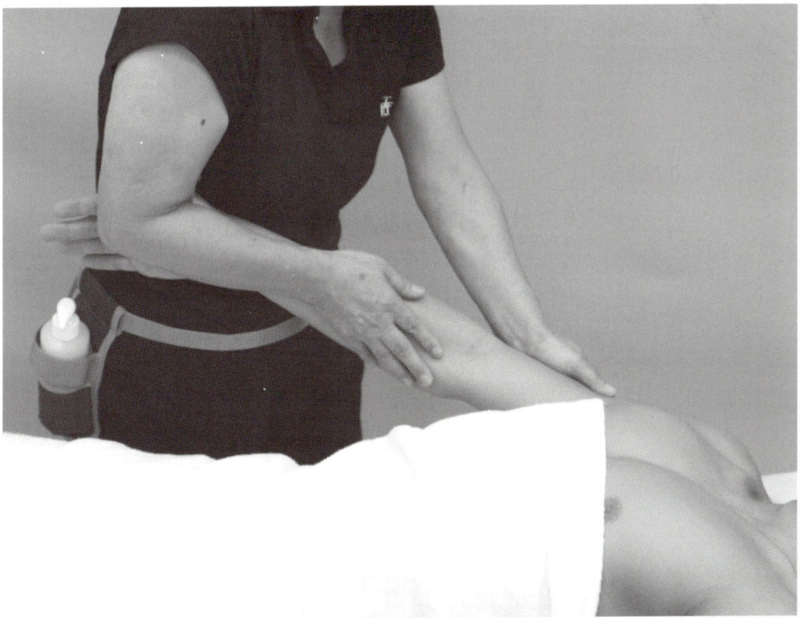

写真11-87

（14）三角筋を把握揉捏（写真 11-88）。

（15）上肢全体を軽擦。

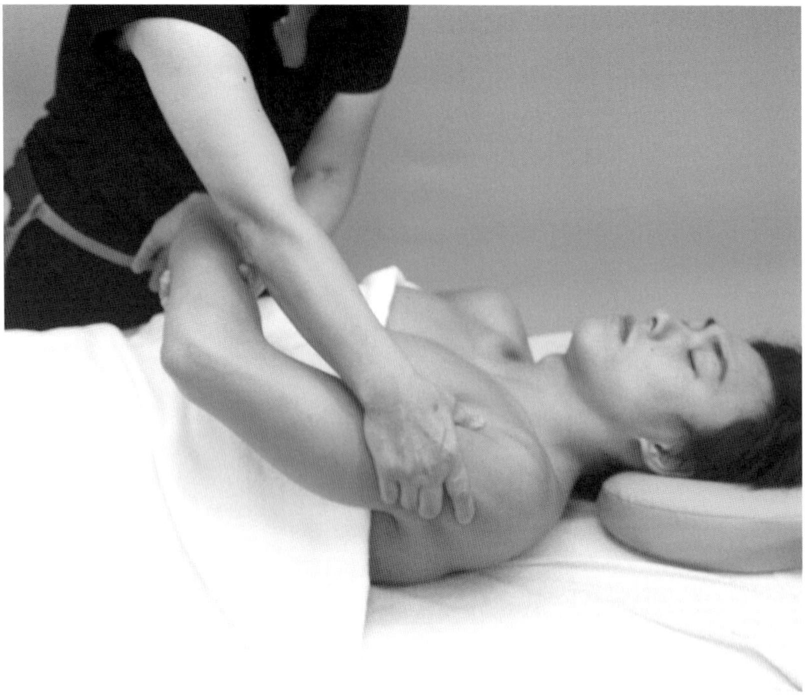

写真11-88

7. 下腿部のマッサージ Ⓕ

(1) 足背を手掌軽擦。

(2) 中足骨間を母指揉捏（写真 11-89）。

(3) 内外《ないがい》果《か》の四指強擦、次いで揉捏（写真 11-90）。

(4) 下腿全体を手掌軽擦、螺旋状軽擦、母指示指間で軽擦。

(5) 前脛骨筋《ぜんけいこつきん》を縦横に母指強擦、揉捏（写真 11-91）。

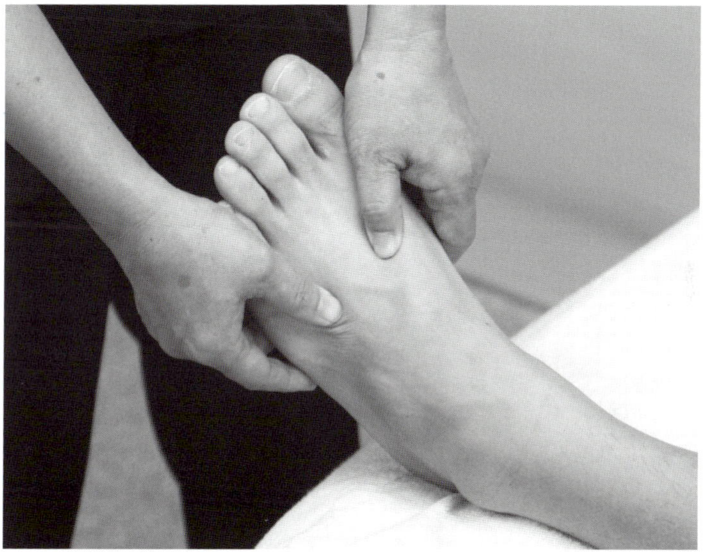

写真11-89

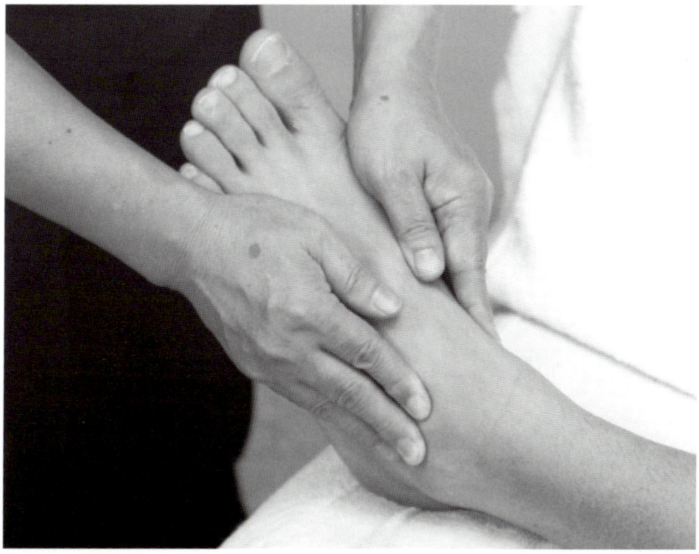

写真11-90

⑹ 前脛骨筋を母指揉捏。

⑺ 下腿を両手掌揉捏。

⑻ 下腿を両四指揉捏。

⑼ 患者の膝を屈曲させて、下腿三頭筋を手根圧迫しつつ、骨から筋肉を離すように、後下方に押す（写真 11-92）。

⑽ 同肢位で下腿後側を真ん中から左右両四指で、外側に交互に掻き分ける。

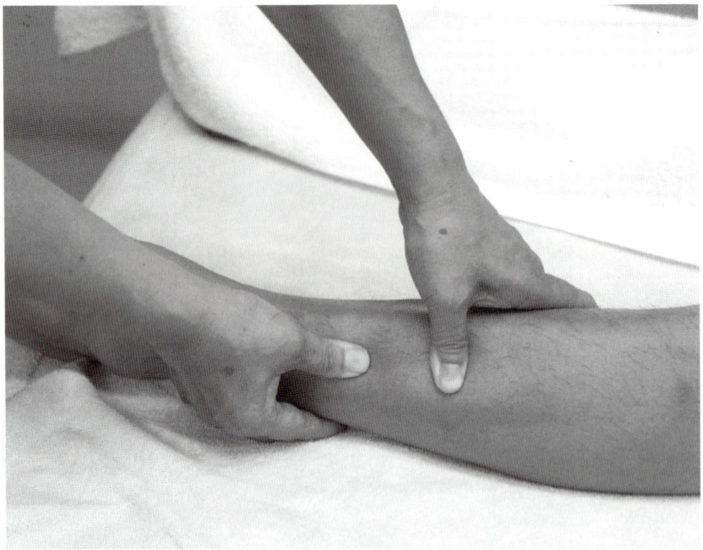

写真11-91

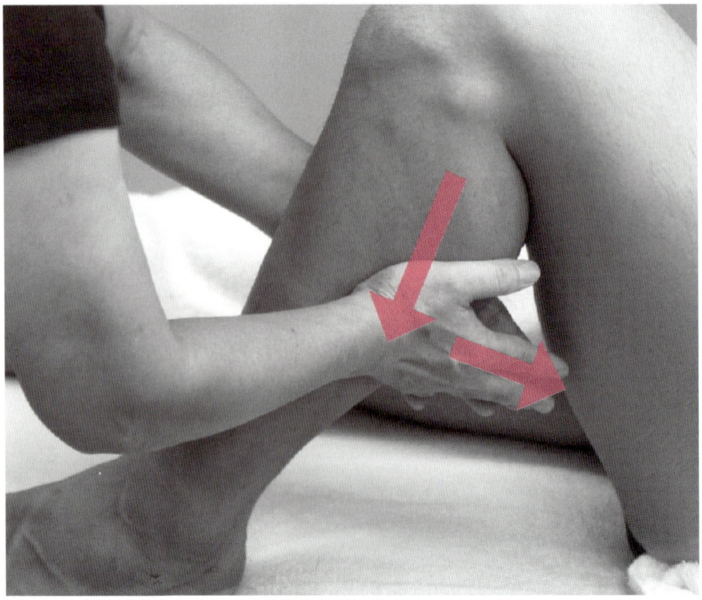

写真11-92

8. 膝のマッサージ Ⓕ

(1) 膝蓋大腿関節を四指頭揉捏（写真 11-93）。

(2) 膝蓋骨を両母指と四指で把握し、ぐるぐると動かす（写真 11-94）。痛みの出る場合は、行わないこと。

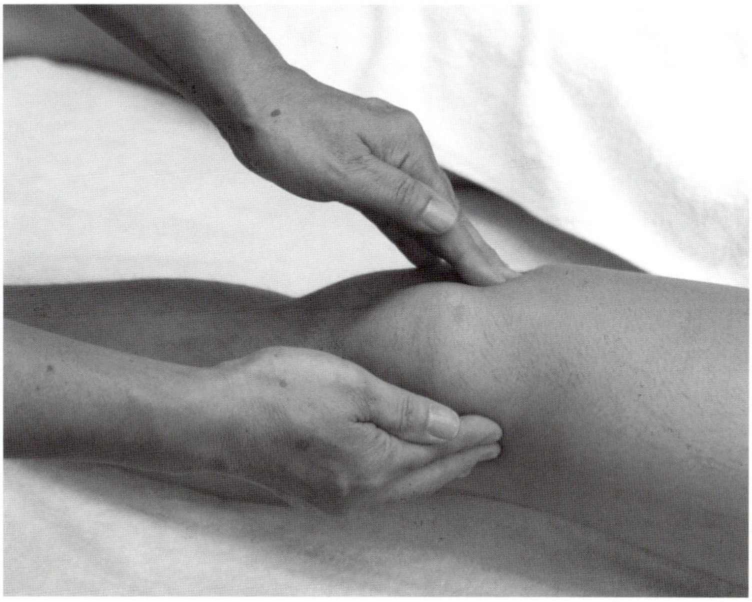

写真11-93

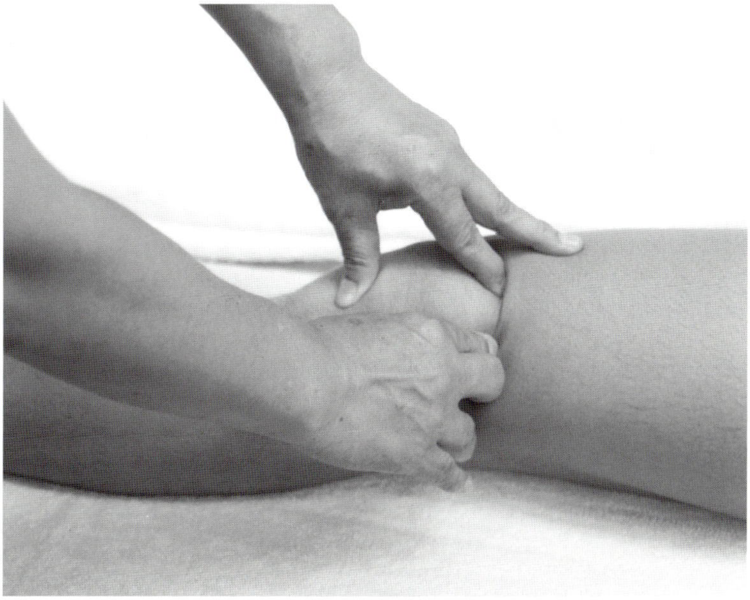

写真11-94

9. 大腿部のマッサージ

Ⓕ (1) 大腿全体を両手掌揉捏。

Ⓕ (2) 大腿全体を両手根揉捏（写真 11-95）。

Ⓕ (3) 大腿全体を両四指で輪状揉捏（写真 11-96）。

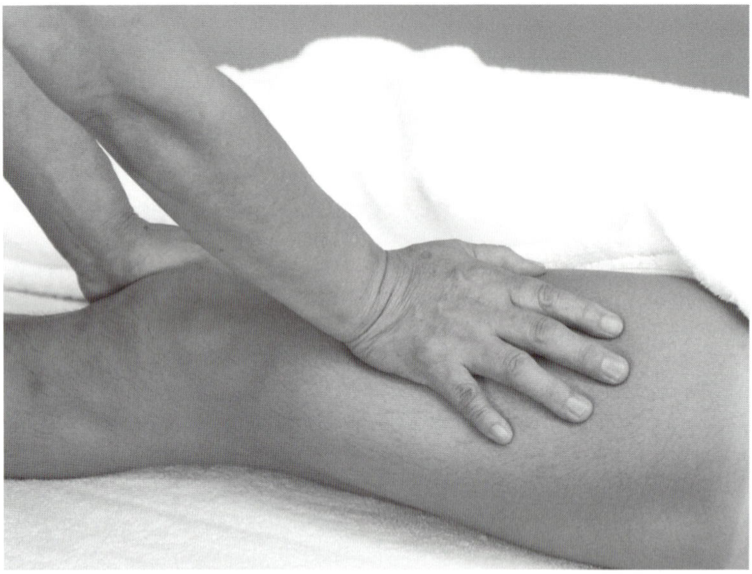

写真11-95

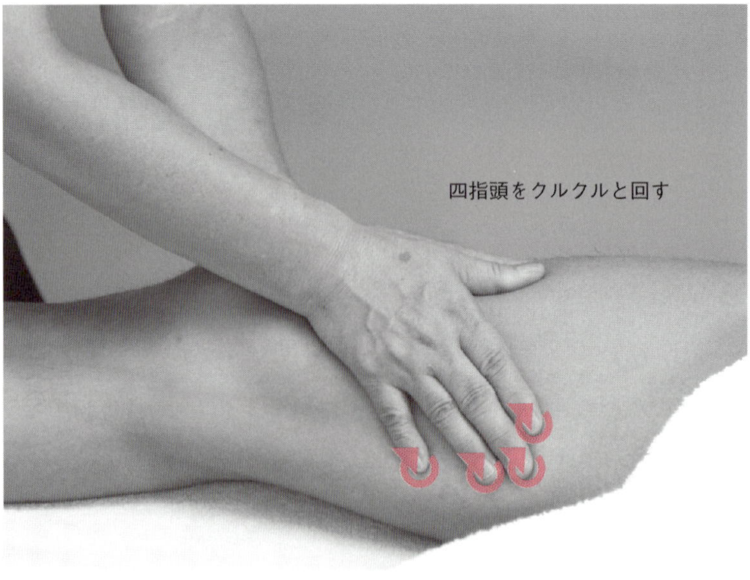

写真11-96

※写真 11-95、96 と写真上、片手で施術しているが本来は両手で行う

Ⓕ (4) 膝を屈曲させ、大腿四頭筋を把握し、大腿骨から剥がすように持ち上げ、円を描きながら、膝上から股関節に向かって移動（写真 11-97）。

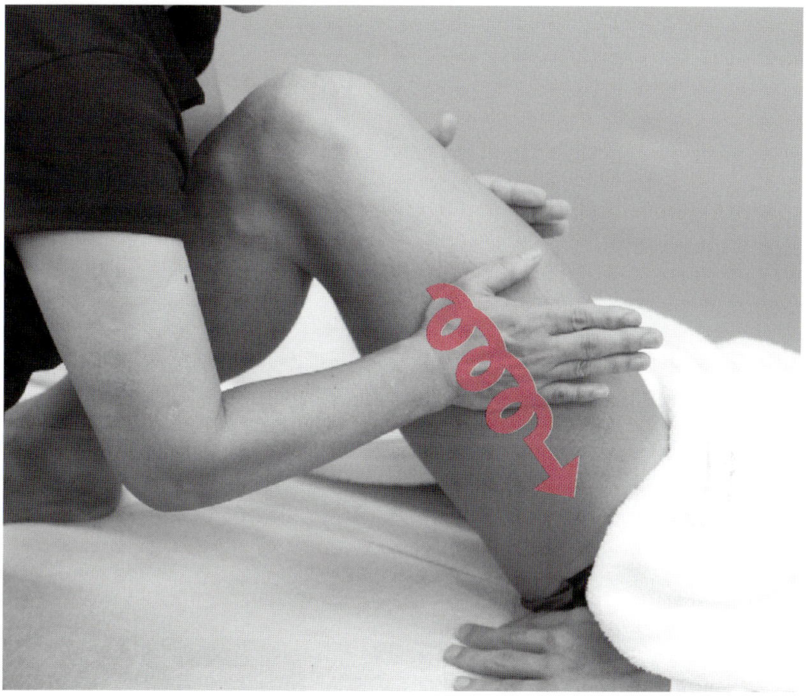

写真11-97

Ⓕ (5) 腸胫靭帯《ちょうけいじんたい》を母指と示指で挟み順次移動。同時に、下腿前面に置いたもう片方の手で、リズミカルに大腿を揺する（写真 11-98、99）。

Ⓕ (6) 腸胫靭帯を母指と示指で揉捏（写真 11-100）。

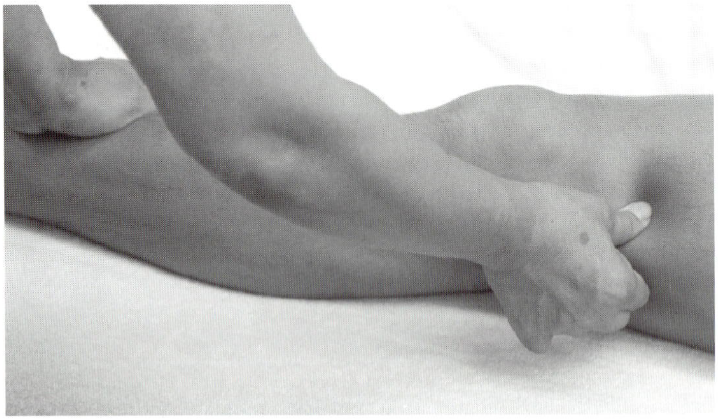

写真11-98

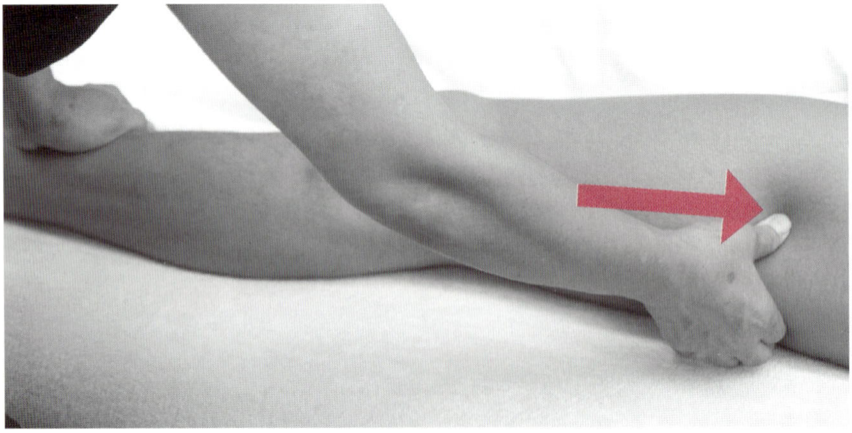

写真11-99

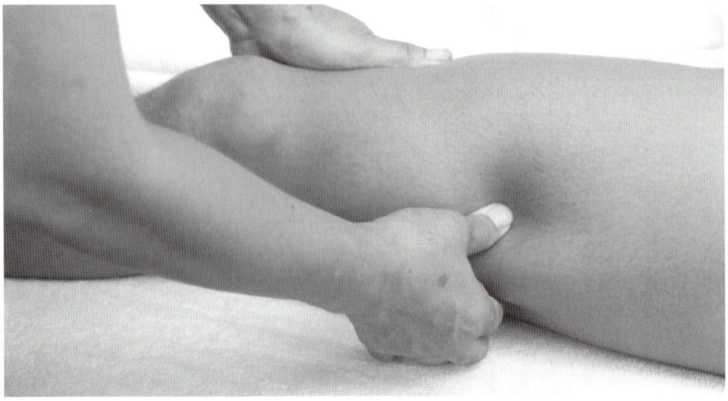

写真11-100

Ⓡ（7）大腿内側と外側を鋸切状揉捏（写真 11-101、102）。

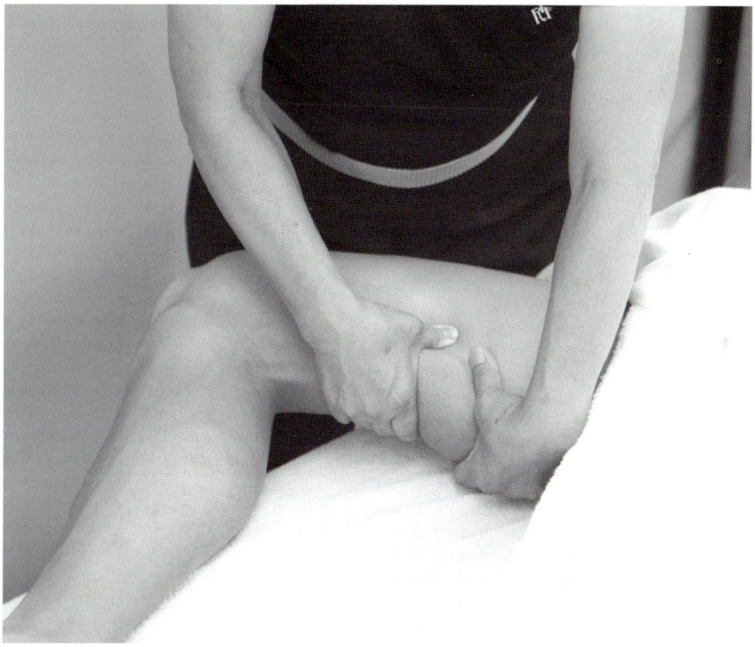

写真11-101

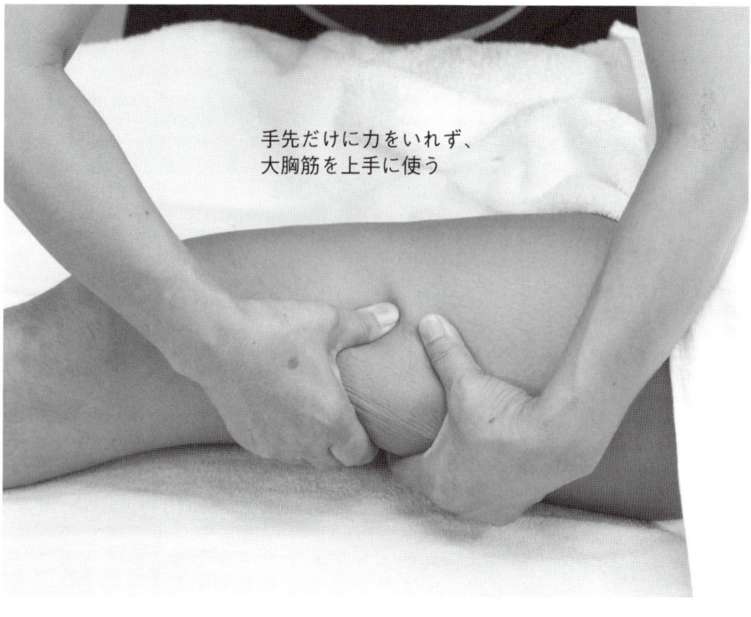

写真11-102

Ⓕ ⑻ 患者の大腿部を手根圧迫（写真 11-103）。

Ⓡ ⑼ 患者の股関節を屈曲させ、外転、外旋位で、内側を四指腹で交互に滑らす（写真 11-104）。

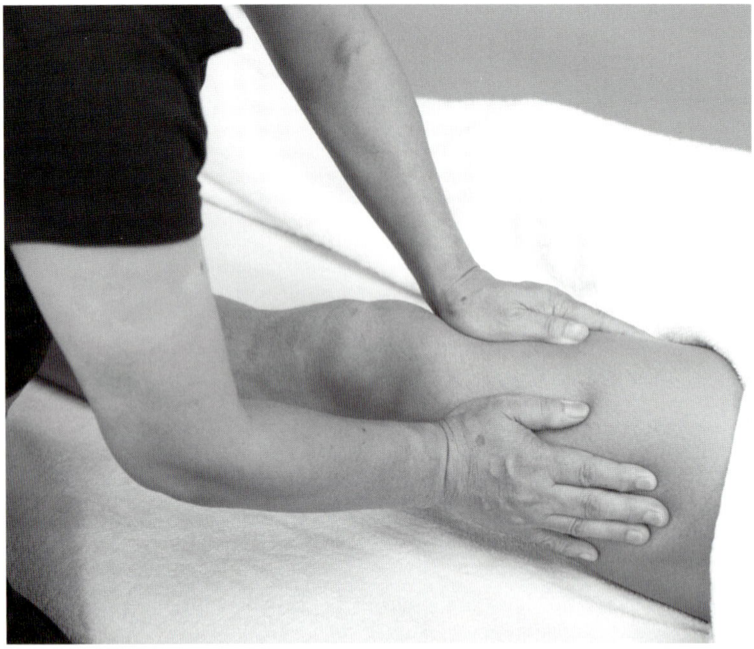

写真11-103

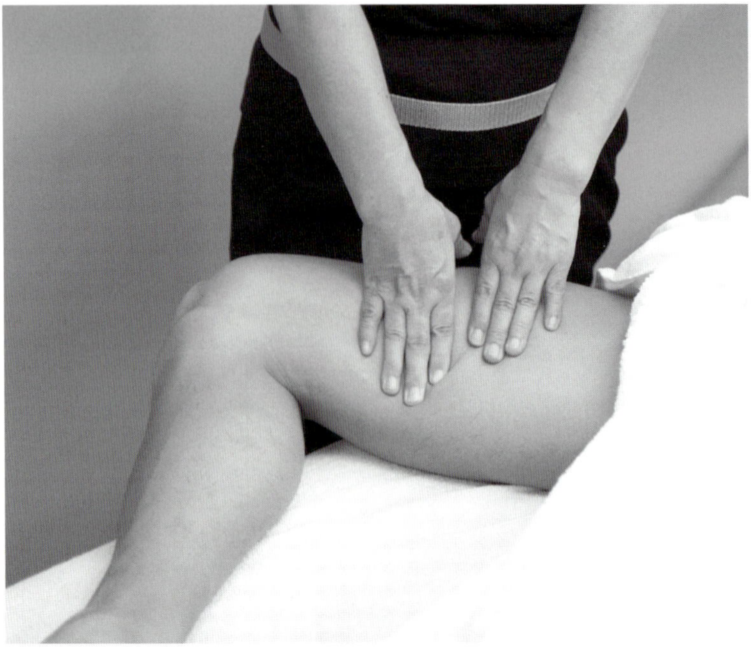

写真11-104

Ⓡ ⑽ 同肢位で、S 字テクニック（写真 11-105）。

Ⓕ ⑾ 同肢位で、バタフライハンドで両手根圧迫（写真 11-106）。

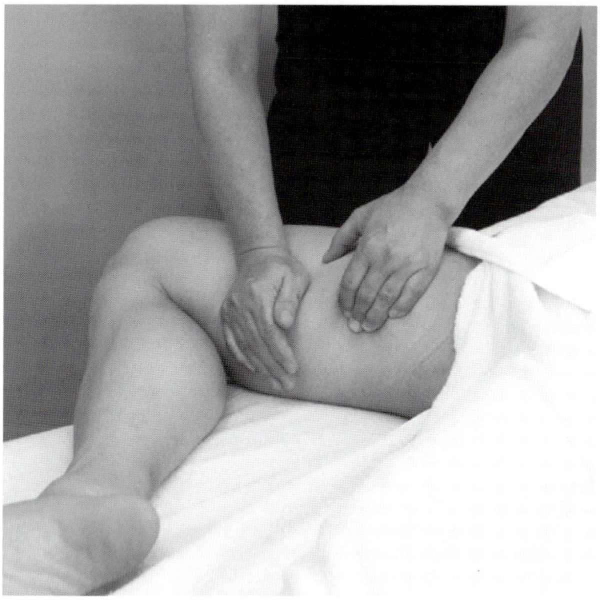

写真11-105

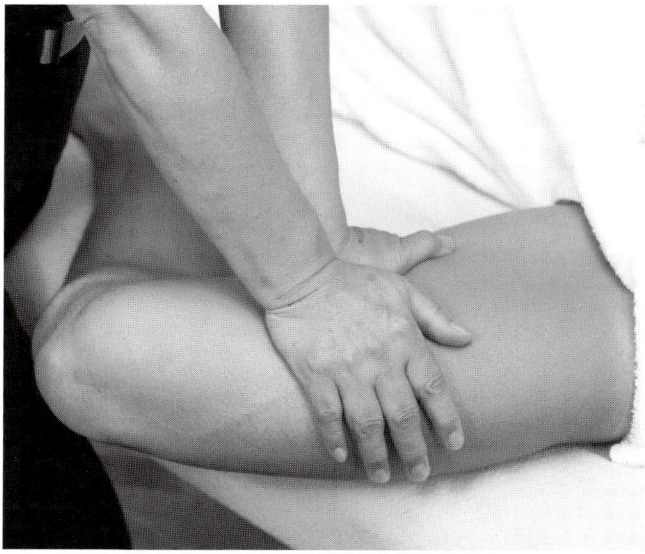

写真11-106

Ⓕ ⑿ 患者の股関節と膝を屈曲させ、施術者は一方の手で足首を持ち、もう一方の手の前腕を大腿後側に半回転させながら滑らす（写真 11-107）。

Ⓕ ⒀ 膝を元に戻し、下肢全体を軽擦。

Ⓡ ⒁ 下肢全体へ各種叩打法。

Ⓕ ⒂ 足首を持ち、牽引を掛けながら細かくふるわせる。終わったらゆっくりとベッドに足を戻す（写真 11-108）。

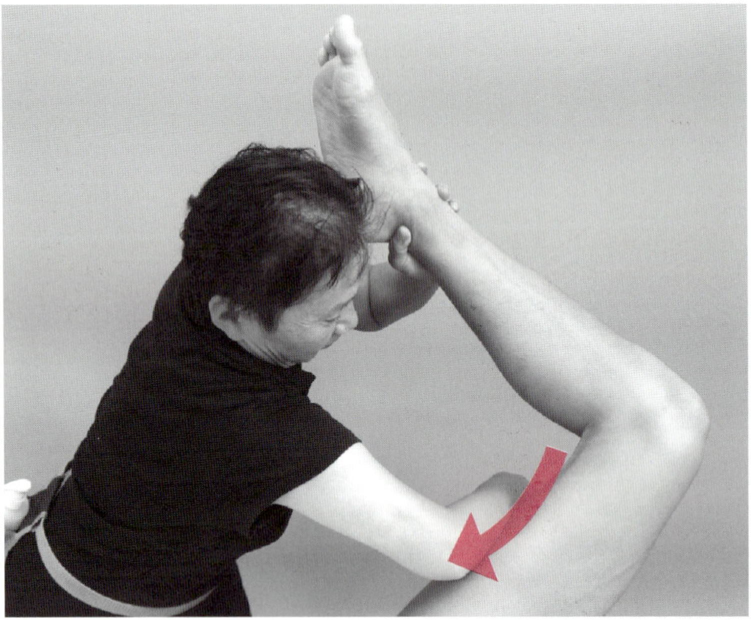

写真11-107

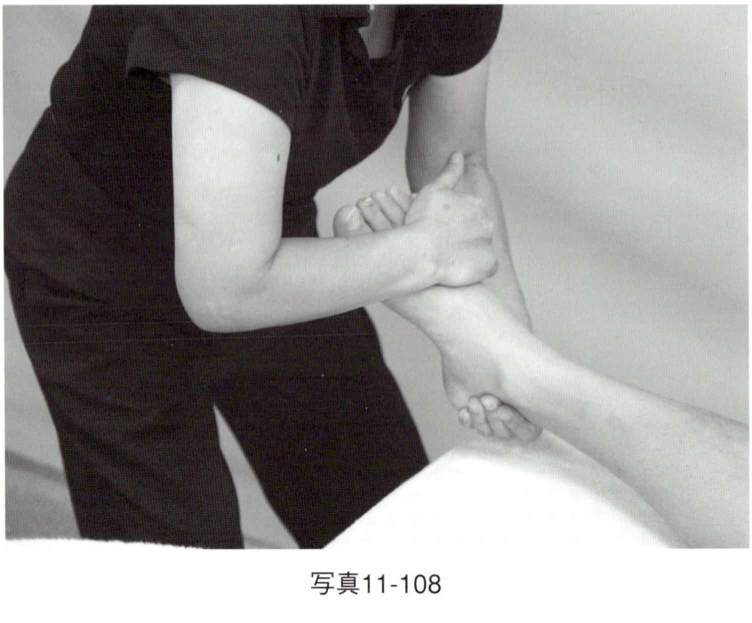

写真11-108

10. 胸部のマッサージ【(1) (2) (3) (6) のみⓇ】

(1) 左右鎖骨を二指軽擦（写真 11-109）。

(2) 左右鎖骨を二指揉捏。

(3) 大胸筋を手掌揉捏、手根揉捏。

(4) 一方の手を大胸筋の盛り上がっている部位に置く。もう一方の手で、患者の上肢を持ち上げ上下、前後に動かす。同時に、大胸筋上に置いた手掌の圧を適度に変化させる（写真 11-110）。

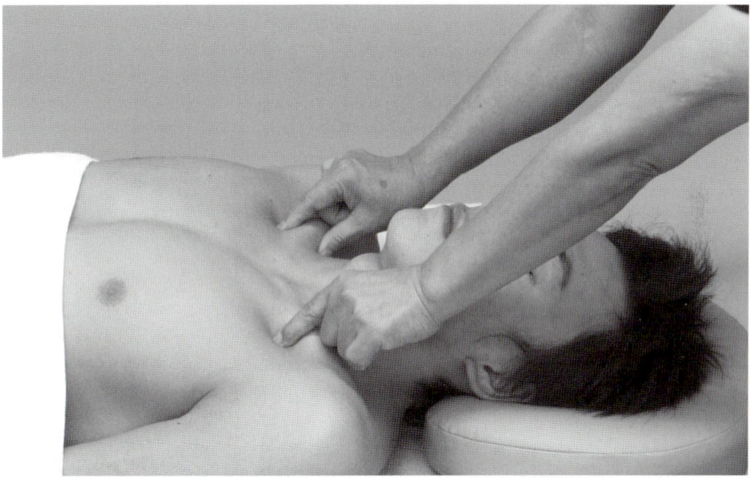

写真11-109

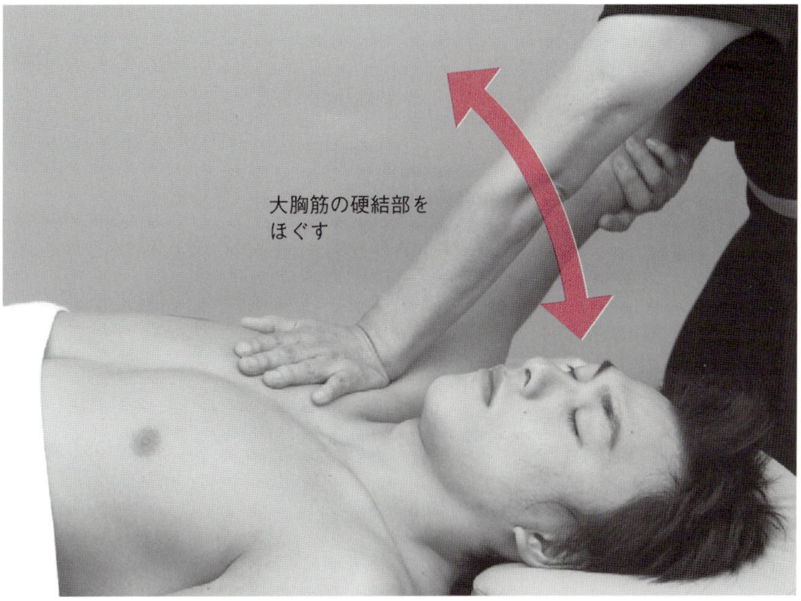

写真11-110

(5) 一方の手で患者の上肢を拳上させ、もう一方の手の母指と四指で大胸筋を挟む。上肢を上下させながら大胸筋上を何箇所か移動して挟む。痛みが出ないよう大きく掴む（写真 11-111）。

(6) 胸骨の外縁から左右肋骨に沿って、母指または四指揉捏（写真 11-112）。

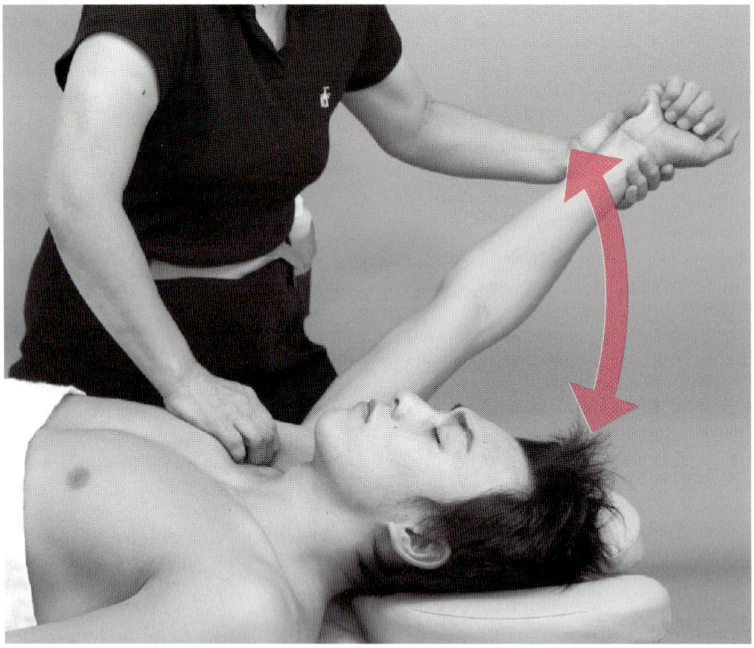

写真11-111

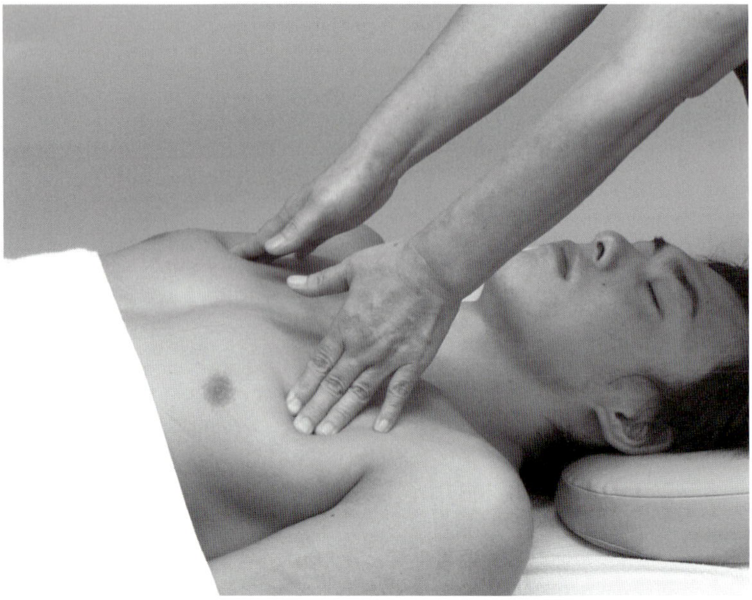

写真11-112

(7) 肩の前の関節部を軽擦、四指揉捏（写真 11-113）。

(8) 一方の手の手掌で大胸筋を軽く圧しながら、もう一方の手で前腕を持つ。上肢を牽引しながら保持した前腕部を上げ下げして肩関節のストレッチ（写真 11-114）。

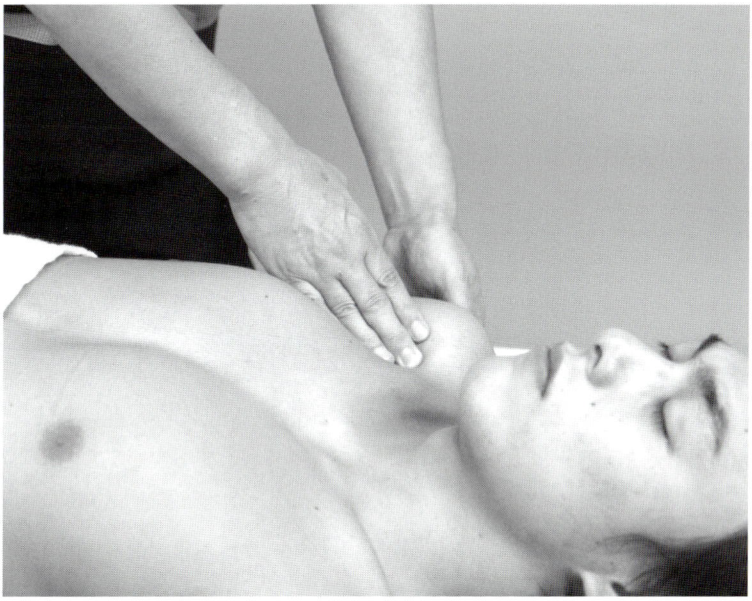

写真11-113

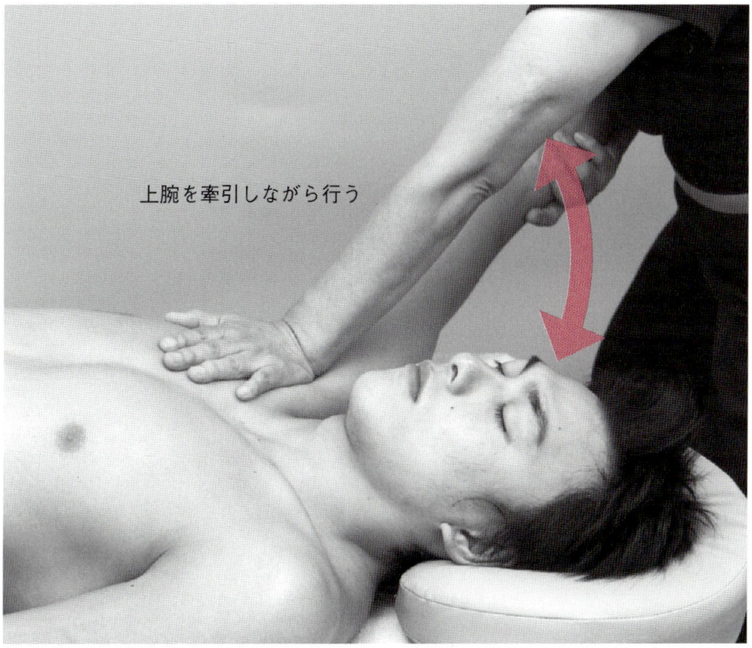

写真11-114

(9) 施術者の一方の手は患者の腋窩《えきか》に置き、もう一方の手は前腕を保持する。上肢を挙上させながら、腋窩を手根で圧迫（写真 11-115）。

(10) 患者の肘を屈曲させ手掌をベッドにつかせる。施術者は一方の手で、患者の肘を頭側に押してストレッチ。もう一方の手は、大腿部を固定する（写真 11-116）。

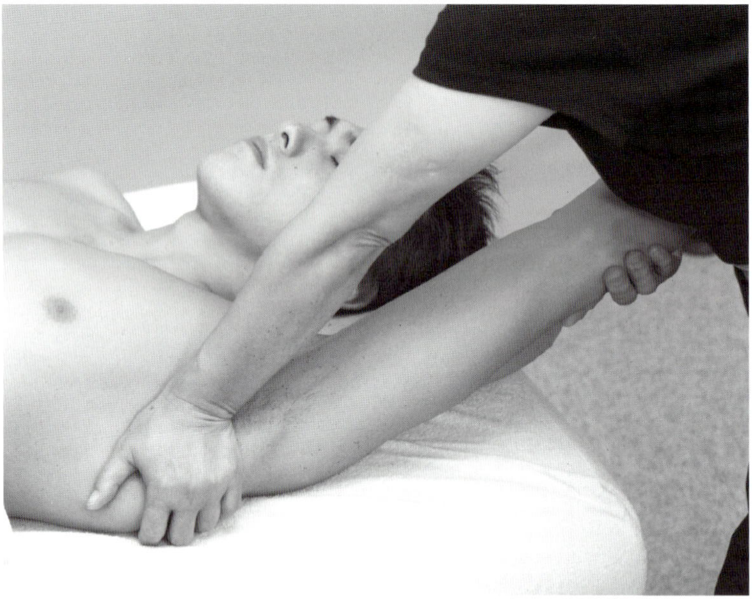

写真11-115

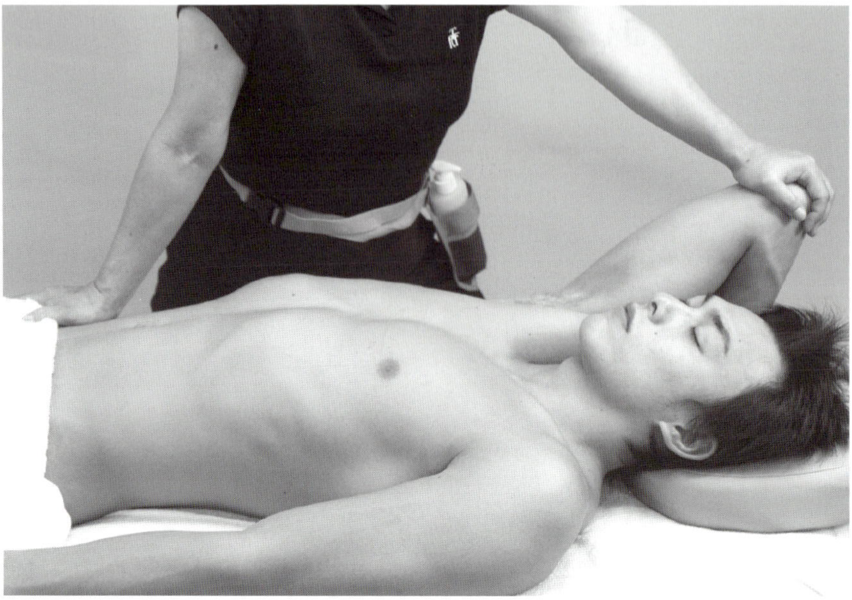

写真11-116

側臥位

11. 肩と背中のマッサージ

Ⓕ (1) 患者の手を施術者の肩に掛けさせ、一方の手を患者の肩の前に置き、もう一方の手は肩甲骨内側に置く。四指を伸ばして肩甲骨内側縁から下に滑り込ませ、肩甲骨下角から上に向かって移動（写真 11-117）。

Ⓕ (2) 患者の肘を屈曲させ、手背を患者自身の腰に置かせる。肩と肩甲骨内側縁をつかみ、肩甲骨を大きく回すように引っ張り上げながらふるわせる（写真 11-118）。

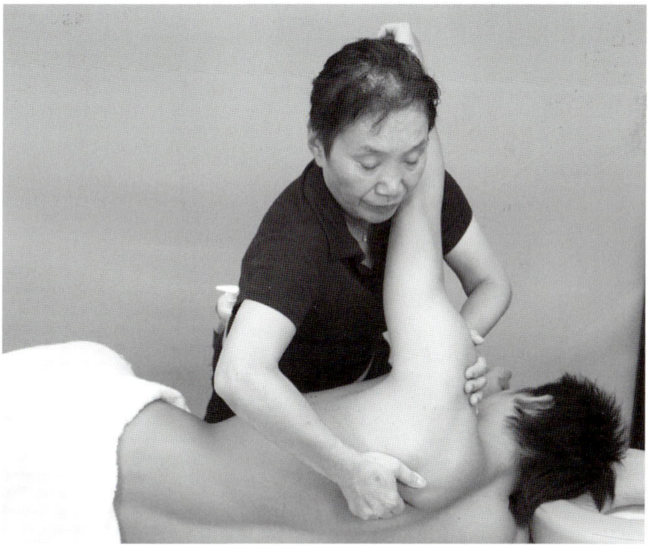

写真11-117

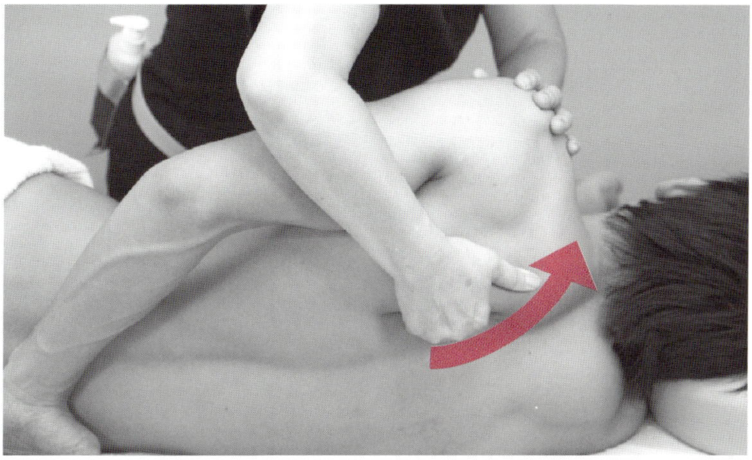

写真11-118

Ⓕ ⑶ 一方の手で上肢を抱え込み、もう一方の手で腋窩の下を手掌圧迫、ついで手掌揉捏（写真 11-119）。

Ⓕ ⑷ 脇腹を両手掌で上下に押し広げ、ストレッチ（写真 11-120）。

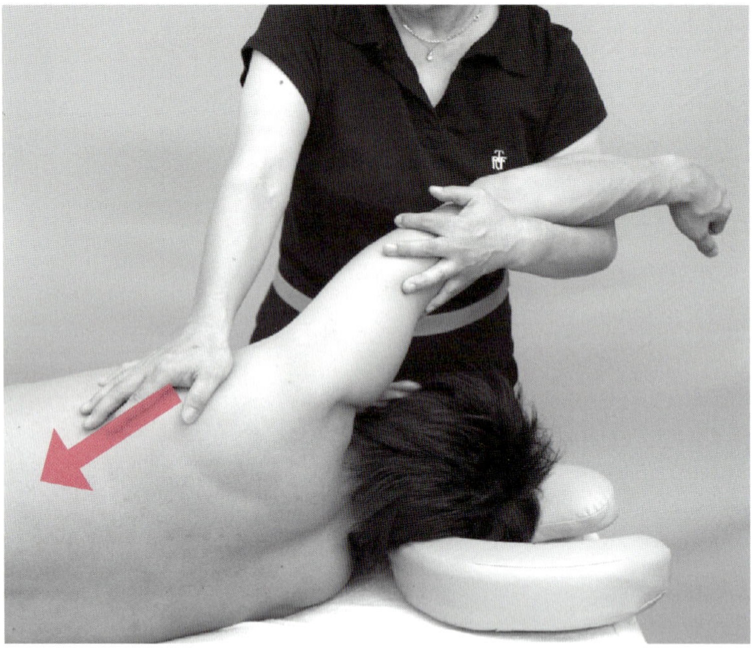

写真11-119

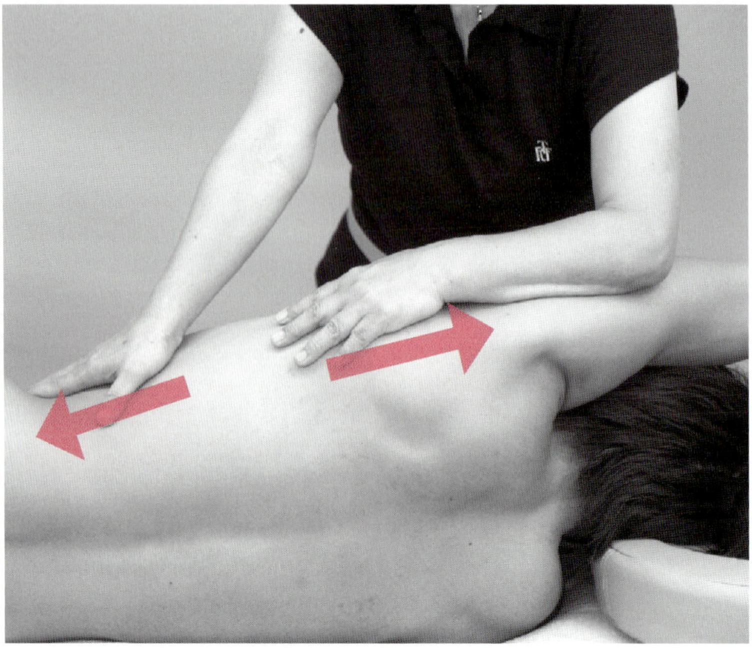

写真11-120

Ⓕ (5) 施術者の一方の手は患者の腋窩、もう一方の手は上腕を抱える。上腕を下げて、肩関節の動きをよくする（写真 11-121）。

Ⓡ (6) 側腹部を大きくつまみ、何カ所かつまみ上げる（写真 11-122）。

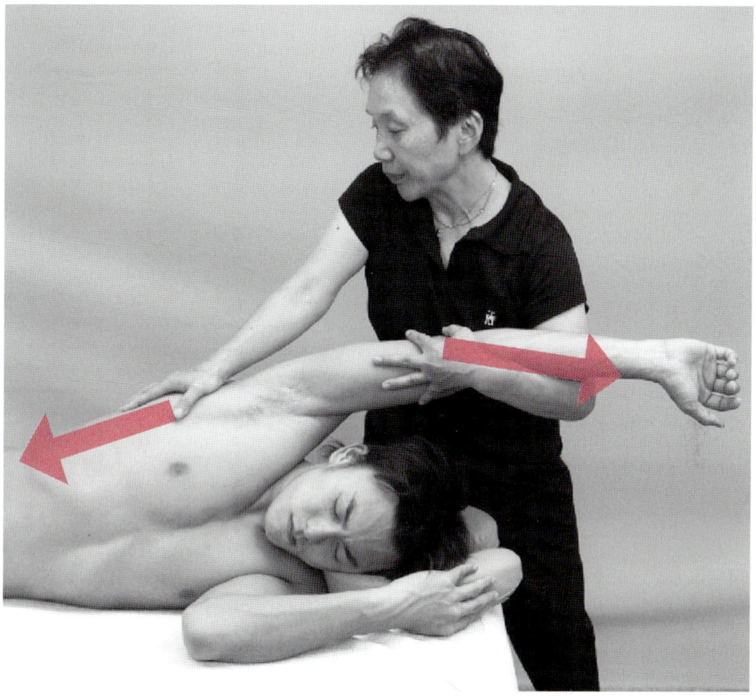

写真11-121

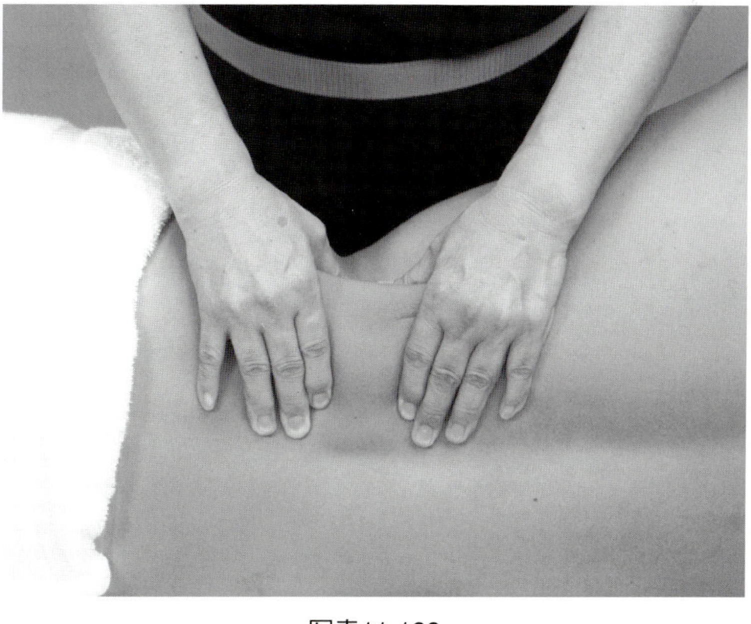

写真11-122

Ⓕ (7) 手首と上腕を持ち、牽引したまま細かくふるわせる。手だけで引っ張ると疲れるので、体重を利用して牽引を持続させる（写真 11-123）。

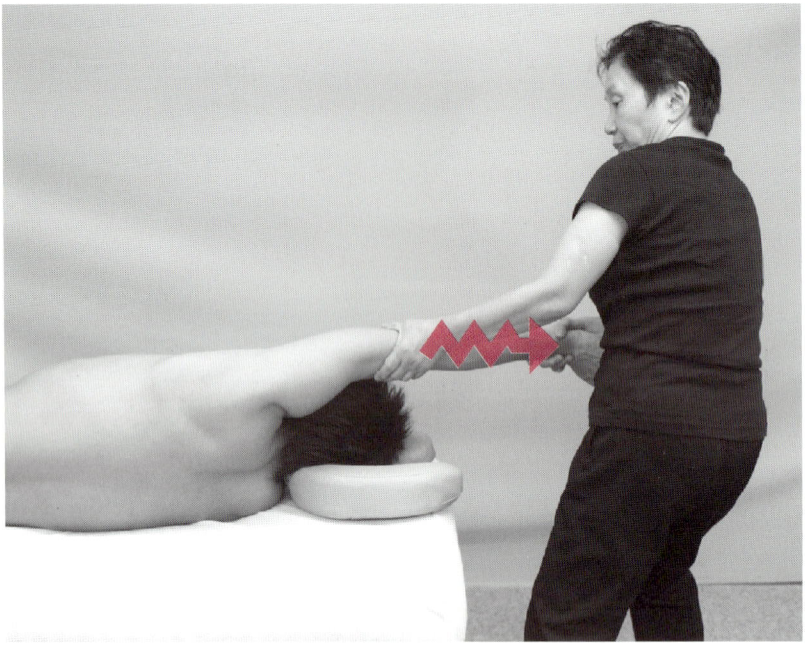

写真11-123

おわりに

私は午前中、学校で学生にマッサージを教えていますが、午後は自分の治療所で欠かさず臨床をするようにしています。マッサージは3日もしないとガクッと腕が落ちるからです。

それでも日常の忙しさにかまけて、なかなか自分自身の技術向上に時間を割けませんでした。そこで10年ほど前に「教壇に立って、教える立場にある以上、自分の知識、技術は常に向上させておかねばならない」と思い立ち、体力のあるうちにマッサージを学ぶため、毎年国外に行くことにしました。

当初は興味のあるマッサージの国に行ってマッサージをひたすら受けまくっていましたが、長年繰り返していると、いろいろなルートができ、最近は現地のマッサージ教員と一緒にマッサージを教えたり、また教えられりして、技術交換をするようになりました。マッサージは手つまり体で覚えるものです。みなさんもこの本を使って明日から臨床の現場に生かしてください。それで初めて技術を向上させることができるのです。

日本のマッサージ技術は、世界中を見回しても極めて高いレベルにあります。あん摩、マッサージの歴史が長く、教育制度もきちんとできています。そういう国は、世界でもまだ極めて少数です。またマッサージの学校があっても、教育に掛ける総時間数が日本の数分の一のところが多くあります。世界中どこの国の学校に行っても「日本のマッサージ学校の教員です」と胸を張って言えるのは、これまでの歴史を作ってくれた先達、先輩達のお陰です。

マッサージの受療者が増加している現在、マッサージが単なる慰安ではなく、しっかりとした「医療手段」として有効であることを社会に認識してもらうには、今が絶好の機会なのかもしれません。それには、高い技術レベルを持つマッサージ治療家がおのおのの治療院で活躍することが一番の近道です。本書がその一助となれば、著者にとってこれ以上の幸せはありません。

最後に、この本ができ上がったのは、勤務先である筑波技術大学や国立身体障害者リハビリテーションセンター、また東京医療専門学校の皆さん、治療所のスタッフの皆さん、ナノネットの降幡浩之さん、そして医道の日本社編集部の山口智史さんの多大なサポートのお陰だと感謝しています。

また、スウェーデンには、東京医療専門学校でマッサージを教えている娘の由香にも同行してもらい、2人で一緒に学び、この本の作成にも多大な協力をしてもらいました。最後に、スウェーデン滞在中、毎日7時間の実習で私をしごいてくれたパトリックや、いろいろと教えてくれたパブロ、ありがとう。

平成19年7月1日

広橋　憲子

■著者略歴

広橋憲子（ひろはし　のりこ）

1967年、淑徳短期大学栄養科卒業。1989年、東京医療専門学校柔道整復科卒業。1991年、同校本科卒業。1993年、同校鍼灸マッサージ教員養成科卒業後、臨床の傍ら大学や専門学校などで長年実技指導。北京、ロンドン両オリンピック競泳日本代表トレーナー（マッサージや鍼治療で選手をサポート）。日本マニュアルセラピー協会チーフインストラクター。メディカル和気院長。国立大学法人筑波技術大学非常勤講師（マッサージ実技）。東京医療専門学校鍼灸マッサージ教員養成科非常勤講師。〈E-mail：hirohashik425@gmail. com〉

ビジュアル教本　ゼッタイ身に付く
スウェーデンマッサージ入門

2007年7月31日　初版第1刷発行
2015年8月20日　初版第4刷発行

著　者　広橋憲子
発行者　戸部慎一郎
発行所　株式会社　医道の日本社
〒237-0068　神奈川県横須賀市追浜本町1-105
電話（046）865-2161　振替00180-0-880290
FAX（046）865-2707

印刷　図書印刷株式会社
ISBN 978-4-7529-3083-9 C3047　xxxy